FLORIAN MALICKE

Leben mit AuDHS

Wenn **Autismus** und **ADHS** zusammentreffen

Wichtiger Hinweis

Dieses Buch ist für Lernzwecke gedacht. Es stellt keinen Ersatz für eine individuelle medizinische Beratung dar und sollte auch nicht als solcher benutzt werden. Wenn du medizinischen Rat einholen willst, konsultiere bitte einen qualifizierten Arzt. Der Verlag und der Autor haften für keine nachteiligen Auswirkungen, die in einem direkten oder indirekten Zusammenhang mit den Informationen stehen, die in diesem Buch enthalten sind.

Originalausgabe
3. Auflage 2026

Türkenstraße 89, 80799 München
info@yes-publishing.de

Lektorat: Cornelia Rüping
Umschlaggestaltung: Marija Džafo
Layout, Satz und Illustrationen: Tobias Prießner
Druck: GGP Media GmbH, Pößneck
Printed in Germany

ISBN Print 978-3-96905-429-1
ISBN E-Book 978-3-96905-431-4

FLORIAN MALICKE

Leben mit AuDHS

Wenn **Autismus** und **ADHS** zusammentreffen

YES

Inhalt

Für meine Mutter.

Ich danke dir dafür, dass ich mit allem zu dir kommen kann, für dein Interesse an den Themen, die mich beschäftigen, und für die Bereitschaft, auch mit über 80 Jahren noch Neues über dich selbst zu entdecken. Du zeigst mir, dass Entwicklung kein Alter kennt.

VORWORT

Lieber Mensch, der du dieses Buch in Händen hältst, wahrscheinlich bist du auf der Suche. Vielleicht ist das so, weil bisher keine Erklärung und Ausführung dein Erleben im Alltag auf den Punkt gebracht hat. Vielleicht hast du auch eine ADHS-Diagnose bekommen und festgestellt, dass sie vieles trifft, aber nicht alles. Vielleicht wurdest du als autistisch diagnostiziert und wunderst dich über deine Impulsivität, deine Rastlosigkeit oder deinen starken Drang nach Neuem. Oder du stehst noch ganz am Anfang und versuchst, ein Lebensgefühl einzuordnen, das sich schon lange widersprüchlich und wenig alltagstauglich anfühlt.

Du brauchst Struktur und fühlst dich schnell eingeengt. Du liebst Routinen und langweilst dich darin. Du kannst dich stundenlang in ein Thema vertiefen und verlierst in anderen Situationen schnell den Faden. Du willst Sicherheit und sehnst dich gleichzeitig nach Bewegung und Veränderung. Klingt das bekannt für dich? Ich kenne das gut.

Mein AuDHS und ich

Ich bin Autist mit ADHS, zudem mittelgradig gesichtsblind. Das heißt, mein näheres Umfeld und Menschen, mit denen ich regelmäßig Kontakt habe, erkenne ich gut. Bei Nachbarn oder Personen, die ich nicht häufig sehe, wird es für mich schon schwierig. Bis ich das für mich so konkret benennen konnte, vergingen Jahrzehnte. Bis dahin war es ein langer Weg mit unzähligen Gesprächen, unterschiedlichsten Einordnungen, vielen Arztbesuchen, Therapien und Fragen. Erst nach meiner Autismusdiagnose, die ich 2020 im Alter von 46 Jahren bekam, fügten sich Stationen und Situationen meines Lebens zu einem stimmigen Bild. Noch klarer wurde es, als mit 50 Jahren die ADHS-Diagnose hinzukam.

Mittlerweile sehe ich vieles in einem anderen Licht: Als Kind konnte ich zum Beispiel Regeln nur akzeptieren, wenn ich deren Sinn verstand. Ungenaue Erklärungen wollte ich nicht annehmen. Wenn meine Eltern eine Regel formulierten und dabei unscharf wurden oder sich widersprachen, fragte ich weiter nach. Oder ich verbesserte sie, wenn mir Unstimmigkeiten auffielen. Ich wollte ganz genau wissen, wie das, was sie mir vorgeben wollten, gemeint war. Manchmal hakte ich so lange nach, bis alle Geduld aufgebraucht war. Mir ging es dabei um Klarheit, nicht um Trotz oder Bockigkeit. Ohne ausreichendes Verständnis fühlte sich eine Regel willkürlich an. Und daran verzweifelte ich oft.

Gleichzeitig kam mein Körper selten zur Ruhe. In der Grundschule saß meine Lehrerin einmal mir gegenüber am Tisch und sprach mit mir. Ich hörte aufmerksam zu und war ganz bei der Sache. Erst als sie freundlich sagte, ich müsse sie nicht die ganze Zeit treten, bemerkte ich, dass sich mein Bein unaufhörlich hin und her bewegte und sie bei jedem Schwung nach vorne traf. Mir war das bis dahin nicht bewusst gewesen.

Situationen wie diese erlebte ich während meiner Kindheit, Jugend und im Erwachsenenalter. Das Bedürfnis nach Klarheit ist bis heute stark ausgeprägt. Früher war die äußere Unruhe sehr präsent, jetzt spüre ich sie eher im Inneren. Beides gehört zu mir. Ebenso ziehen sich durch mein Leben Phasen intensiver Vertiefung in Themen, die mich interessieren. Ich kann mich stundenlang konzentrieren und alles um mich herum ausblenden. Zu anderen Zeiten fällt es mir schwer, einfache Aufgaben zu beginnen oder abzuschließen. Diese Schwankungen interpretierte ich selbst lange als persönliche Inkonsequenz und in besonders schwierigen Momenten als Dummheit. Das ist zum Glück heute anders, denn ich weiß, dass ich AuDHS habe.

Im Rückblick finde ich interessant, dass ich mich schon in der Schulzeit mit Autismus beschäftigte. Vieles, was ich darüber las und hörte, faszinierte mich. Irgendetwas sprach mich an, das ich aber nicht in Worte fassen konnte. Erste Kontakte zu autistischen Menschen hatte ich im Rahmen meines freiwilligen sozialen Jahres im Schwerbehindertenbereich einer Werkstatt für Menschen mit Behinderung. Hier begann meine Arbeit mit neurodivergenten Menschen.

Ein anderer wichtiger Teil meines Lebens war damals die Musik. Sie erfüllte mich mit echter Freude und so gründete ich erst einmal ein Plattenlabel, organisierte Musikprojekte in der Jugendpsychiatrie und für junge Menschen mit Migrationshintergrund. Als absehbar war, dass dieses Geschäftsmodell nicht tragfähig sein würde, griff ich auf mein Diplom in Sozialpädagogik zurück. Mein Studium hatte ich ja abgeschlossen. Zunächst arbeitete ich in einer Einrichtung für mehrfach abhängigkeitskranke Menschen. Das war eine intensive und lehrreiche Zeit. Nach zwei Jahren dort wechselte ich zu einem freien Träger der Jugend- und Familienhilfe, wo ich für Themen wie Teilhabe und für Beratung zum Autismusspektrum für Schulen, Unternehmen und Familien zuständig war.

In dieser Zeit, um das Jahr 2014 herum, erlebte ich einen totalen Schock. Mir fiel auf, wie viel ich mit den Menschen, mit denen ich arbeitete, gemein hatte. Ich fühlte mich völlig aus der Bahn geworfen, schämte mich und wusste nicht, wohin ich mich wenden sollte. Plötzlich sah ich es: Über viele Jahre hinweg waren mir immer wieder bestimmte Muster begegnet, die ich von mir selbst so gut kannte. Ich hatte Personen getroffen, die sich selbst als widersprüchlich beschrieben. Die im Leben und Beruf ihre Leistungsfähigkeit immer wieder neu beweisen wollten und gleichzeitig mit starker innerer Überlastung und Erschöpfung kämpften. Dynamiken wie diese konnte ich schon erkennen, bevor ich meine Diagnosen und das, was bei mir los war, einen Namen bekam. Ich kannte die Abläufe und die damit verbundenen Emotionen.

Meine beiden Diagnosen Autismus (2020) und ADHS (2023) erlebte ich als Befreiung. Sie waren ein Meilenstein auf dem Weg hin zur Selbstakzeptanz. Ich machte Therapien, sortierte mich innerlich und nahm am Ende meine Erfahrung aus den 16 Jahren bei der Fachstelle Autismusspektrum das seit meiner Jugend angesammelte Wissen und mein eigenes Erleben zusammen und entwickelte Coaching-Angebote für Erwachsene mit Autismus, später kam ADHS hinzu. Damit machte ich mich im November 2023 selbstständig, wurde Content Creator bei LinkedIn und Instagram und erweiterte meine Expertise immer weiter. Heute arbeite ich als Coach und Berater mit neurodivergenten Menschen sowie mit Unternehmen, die neuroinklusiver werden wollen. In dieses Buch eingeflossen sind sowohl meine persönlichen Erfahrungen als auch die aus meiner beruflichen Praxis.

Warum dieses Buch?

In meinem Alltag erlebe ich, dass sehr viele Menschen mehr über Neurodiversität wissen wollen und Unterstützung im Umgang mit den unterschiedlichen Ausprägungen suchen. Darunter finden sich Betroffene, Angehörige, Freunde, Personen aus dem Arbeitsumfeld und andere, die mit dem Thema konfrontiert sind. Auch deshalb habe ich dieses Buch geschrieben. Es richtet sich in erster Linie an diejenigen, die wie ich mit AuDHS leben. An diejenigen, bei denen Autismus und ADHS gleichzeitig wirken. An Menschen, die bereits eine Einzeldiagnose haben, und an jene, die sich im Geschilderten wiedererkennen und dazu bereit sind, ihre eigene Geschichte neu zu sortieren. Darüber hinaus werden Angehörige und Fachpersonen hier Orientierung finden und hoffentlich beim Lesen den einen oder anderen Impuls für das Miteinander entdecken.

Während du liest, lade ich dich ein, dich selbst mit deinem Erleben mitzudenken. Nicht jede Beschreibung wird zu dir passen. Nicht jede Dynamik wird dich betreffen. AuDHS zeigt sich in individuellen Ausprägungen. Dennoch gibt es wiederkehrende Muster: Vielleicht erkennst du dich in bestimmten Spannungsfeldern wieder. Vielleicht verstehst du rückblickend Situationen neu. Oder du bemerkst, dass dein vermeintliches Chaos einer inneren Ordnung folgt, die dir nur noch nicht bewusst war. Das Buch ist in drei Teile unterteilt. Der erste liefert theoretische und wissenschaftliche Hintergründe zu AuDHS. Im zweiten findest du Erfahrungsberichte und Lösungsansätze aus meinen Coachings.

Der dritte zeigt auf, was für den Alltag mit AuDHS hilfreich und förderlich sein kann. Meine Empfehlung: Lass dir Zeit. Markiere Stellen im Text, die dir wichtig erscheinen. Leg das Buch weg und nimm es später wieder zur Hand. Selbstreflexion braucht keine Eile.

Leben mit AuDHS

Was ich schon an dieser Stelle in aller Klarheit sagen möchte: AuDHS verschwindet nicht. Es ist keine Phase. Vielmehr handelt es sich um eine Form neurologischer Organisation. Diese Erkenntnis kann entlastend sein und gleichzeitig herausfordernd. Und hier liegt eine Chance für dich: Mit wachsender Klarheit eröffnen sich neue Möglichkeiten. Du kannst bewusster entscheiden, wie du mit deiner Energie umgehst. Herausfinden, welche Umgebungen dir guttun. Erkennen, welche Anforderungen für dich realistisch sind. Du wirst lernen, wo du Grenzen brauchst und wie du dies kommunizierst. Und wann und in welchen Situationen es dir hilft, Dinge anders zu gestalten als bisher.

Mit meinem Buch möchte ich dich ermutigen, deinen eigenen Weg mit AuDHS zu finden und zu gehen. Nicht verstanden als Optimierungsprojekt, sondern als Annäherung an dich und deine eigenen Strukturen, an dein eigenes Alltagsleben. Menschen mit AuDHS brauchen Beständigkeit und Abwechslung. Beides darf Raum haben, und zwar in der Form, die für dich genau richtig ist.

Inspiration und hilfreiche Erkenntnisse

wünscht dir

Florian Malicke

EINLEITUNG

Bevor wir uns detaillierter mit AuDHS beschäftigen, möchte ich mehrere grundlegende Begriffe zum Thema einführen. Sie beschreiben Wissen, das in den letzten Jahrzehnten für viel Aufregung und zum Teil echte Veränderung in der Gesellschaft gesorgt hat. Manche dieser Wörter werden mit neuen Inhalten gefüllt, anders zugeordnet, verschwinden wieder oder entwickeln sich weiter. Nicht für alle Phänomene gibt es wissenschaftlich ausgereifte Definitionen. Mein Anliegen ist es, dass du verstehst, wie ich die Begriffe in diesem Buch einsetze, und weißt, wovon die Rede ist, wenn sie in deinem Umfeld benutzt werden.

Was Neurodiversität und Neurodivergenz bedeuten

Neurodiversität beschreibt die Vielfalt menschlicher Nervensysteme. Geprägt wurde dieser Begriff in den 1990er Jahren, als Autist:innen begannen, ihre Erfahrungen öffentlich zu teilen und sich in Communitys zu verbinden. Zu erwähnen ist hier vor allem die australische Soziologin **Judy Singer**, die sich selbst im autistischen Spektrum verortet. In ihrer Arbeit *Odd People in* von 1998 ordnete sie von der Norm abweichende neurologische Ausprägungen der menschlichen Vielfalt zu und betrachtete sie nicht ausschließlich als Defizit.[1]

Der Titel ist nicht zufällig gewählt. »Odd People in« spielt mit der englischen Redewendung *odd one out*, die sich auf Personen bezieht, die außen vor bleiben oder nicht dazugehören. Singer dreht die Blickrichtung um. Menschen, die als »seltsam« betrachtet werden, gehören damit zur Gemeinschaft. Sie gelten nicht mehr als Außenseiter, sondern sind Teil einer übergreifenden neurologischen Realität. Judy Singer betrachtet Neurodiversität nicht als Diagnose, sondern als Perspektive. Sie geht davon aus, dass Unterschiede bei der Gehirnorganisation zur normalen Bandbreite menschlicher Entwicklung gehören. Die Unterschiede zeigen sich unter anderem darin, wie Menschen

- Reize wahrnehmen und filtern,
- Informationen verarbeiten,
- Aufmerksamkeit steuern,
- Impulse regulieren,
- soziale Situationen interpretieren,
- Beziehungen gestalten oder
- mit Struktur und Veränderung umgehen.

Zeitgleich griff der US-amerikanische Journalist **Harvey Blume** diesen Gedanken auf und machte ihn einer breiteren Öffentlichkeit bekannt. In einem Beitrag im US-Magazin *The Atlantic* formulierte er Ende der 1990er Jahre die Idee, neurologische Unterschiede ähnlich zu betrachten wie kulturelle oder biologische Vielfalt.[2] Dadurch wurde die gesamte Thematik auch außerhalb der Selbstvertretungsbewegung stärker wahrgenommen.

Neurodiversität

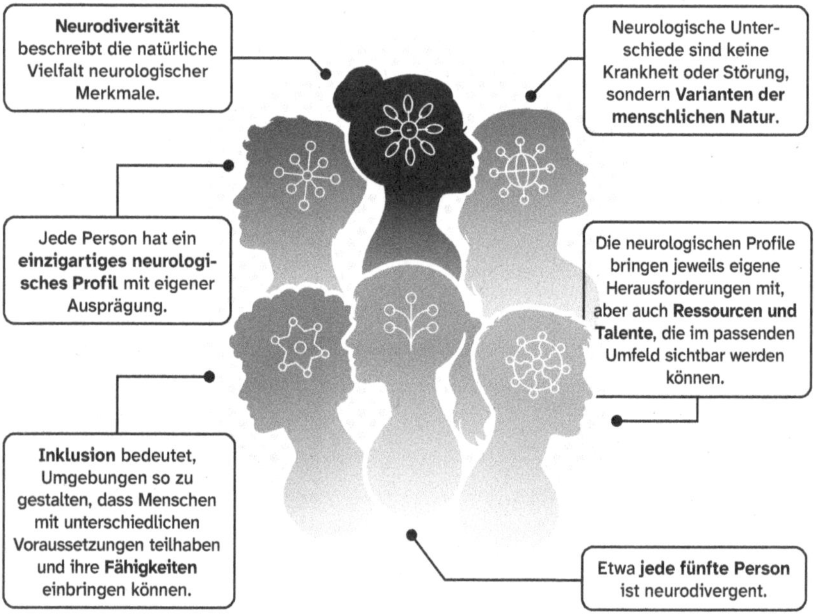

Der Begriff **Neurodivergenz** beschreibt Unterschiede bei Wahrnehmung, Aufmerksamkeit, Bewegung und Selbstregulation. Was er im Einzelnen beinhaltet, ergibt sich aus dem Zusammenspiel medizinischer, wissenschaftlicher und gesellschaftlicher Aspekte und Ansichten. Denn was als abweichend eingeschätzt wird, hängt davon ab, welche Norm gerade gilt und wie eng oder weit diese gefasst ist. Das bedeutet: Als abweichend wird bezeichnet, was in der Bevölkerung, relativ gesehen, weniger häufig vorkommt.

WISSEN+

Zu den Neurodivergenzen zählen beispielsweise Autismus, Aufmerksamkeitsdefizit-/Hyperaktivitätsstörung (ADHS), Dyslexie (betrifft das Verarbeiten von Buchstaben, Wörtern und ganzen Texten beim Lesen und Schreiben), Dyskalkulie (betrifft die Rechenfähigkeit), Dyspraxie (betrifft das Planen und Ausführen von Handlungen und Bewegungen) oder das Tourette-Syndrom (ein neurologisches Profil, bei dem motorische oder vokale Tics, zum Teil sehr komplexer Art, zum Ausdruck gehören). Diagnosesysteme wie das *Diagnostic and Statistical Manual of Mental Disorders* (DSM)[3] oder die *International Classification of Diseases* (ICD)[4] legen fest, welche Merkmale jeweils betrachtet und kategorisiert werden, um eine Diagnose zu stellen.

Die Kriterien, die in der Diagnostik angesetzt werden, spiegeln nicht nur jeweils aktuelle wissenschaftliche Erkenntnisse wider, sondern auch gesellschaftliche Perspektiven. Deshalb verändern sie sich im Lauf der Zeit. Ein Beispiel dafür ist die Homosexualität. Sie wurde bis 1973 im DSM-II als psychische Störung geführt und erst 1987 komplett aus der folgenden Auflage, dem DSM-III-R, herausgenommen. Die Homosexualität an sich hatte sich nicht verändert, aber der gesellschaftliche Blick darauf. Auch bei Autismus und ADHS wurden die Kriterien mehrfach angepasst. So war die gleichzeitige Diagnose beider Profile im DSM-IV noch ausgeschlossen und wurde erst mit dem DSM-5 im Jahr 2013 offiziell möglich. Was heute als abweichend gilt, kann morgen selbstverständlicher Teil menschlicher Vielfalt sein. Damit ist Neurodivergenz ein fluider Begriff. Er soll vor allem dazu beitragen, unterschiedliche neurologische Merkmale als nebeneinander bestehend zu akzeptieren und sie nicht den Kategorien »krankhaft« und »gesund« zuzuordnen.

Neurodivergenz ist kein Randphänomen

Eine Frage, die sich stellt und immer wieder aufkommt: Wie viele Menschen sind neurodivergent? Internationale Studien gehen davon aus, dass etwa 1 bis 2 % der Bevölkerung autistisch sind,[5] bei ADHS liegt der Wert bei etwa 5 %.[6] Neurodivergente Lese-Rechtschreib-Profile finden sich je nach Definition bei 5 bis 10 %.[7] Vorsichtige Schätzungen kommen insgesamt auf etwa 15 bis 20 % der Bevölkerung, wenn alle Spielarten zusammengezählt werden, also etwa jede fünfte Person.[8] Es ist nicht einfach, eine genaue Zahl zu ermitteln, da die Grenzen dieser sogenannten Abweichungen fließend sind und bei einigen Menschen mehrere Ausprägungen gleichzeitig auftreten. Zahlen konkret zu Deutschland liegen nicht vor. Bemerkenswert ist, dass hier zwischen 2015 und 2024 die Diagnose ADHS bei Erwachsenen um 199 % gestiegen ist.[9] Diese Zahlen sind auf jeden Fall ein deutlicher Fingerzeig, dass Neurodivergenz kein Randphänomen ist.

Als Gegensatz wird oft die Bezeichnung **neurotypisch** verwendet. Gemeint sind damit die Personen, deren Wahrnehmung und Regulation dem entsprechen, was bei Menschen aktuell am häufigsten vorkommt. Doch wenn Neurodivergenz nicht so selten vorkommt, stellt sich die Frage: Worauf beruht diese Einordnung? Was ist »normal«?

An dieser Stelle kommt ein weiterer Begriff ins Spiel, der dabei hilft zu verstehen, worum es geht. **Neuronormativ** beschreibt die stillen, oft nicht klar bestimmbaren und selten deutlich sichtbaren Standards, auf die viele gesellschaftliche Strukturen ausgerichtet sind und nach denen das Zusammenleben der Menschen funktioniert. Dabei geht es nicht darum, was einzelne Menschen denken und für richtig halten, sondern darum, was in bestimmten Situationen – in Schule, Ausbildung, Arbeitswelt und sozialen Situationen – als üblich gilt. Die sich daraus ergebenden Erwartungen wirken oft unterschwellig mit im Alltag. Sie stecken hinter dem, wovon ganz selbstverständlich ausgegangen wird, oft unausgesprochen. Zum Beispiel dann, wenn es als normal gilt, sich auch ohne besonderes Interesse konzentrieren zu können, soziale Signale sofort zu verstehen oder mit Hintergrundgeräuschen oder visuellen Reizen mühelos umgehen zu können.

Gesellschaftlicher Hintergrund und Vorurteile

Die Unterschiede zwischen neurodivergent und neurotypisch werden besonders im alltäglichen menschlichen Miteinander spürbar. Die eine Person nimmt an, dass sie sich klar ausgedrückt hat, doch beim Gegenüber kommt etwas ganz anderes an. Direktheit wird als unhöflich betrachtet oder Schweigen als Desinteresse gewertet. In solchen Situationen wird schnell nur bei einer der beiden Person ein individuelles Problem ausgemacht, obwohl Missverständnisse und Konflikte deshalb entstehen, weil bei den Beteiligten verschiedene Wahrnehmungs- und Kommunikationsstile wirksam sind.

Es ist noch nicht so lange her, dass die Annahme galt, die »Probleme« lägen vor allem bei denen, die »anders« sind. Inzwischen haben mehr Menschen verstanden, dass das Miteinander von allen getragen wird. Wenn Tempo, Ausdruck oder unausgesprochene Erwartungen stark voneinander abweichen, verstehen sich die Beteiligten schlechter. In der Autismusforschung wird diese wechselseitige Dynamik zwischen autistischen und nicht autistischen Menschen als **Double-Empathy-Problem** bezeichnet.[10] Es zeigt auf, dass Kommunikation nicht scheitert, weil autistischen Menschen Empathie und Kompetenz fehlen – was lange Zeit das vorherrschende Bild von ihnen war, inzwischen aber widerlegt wurde. Vielmehr entstehen Missverständnisse, weil zwei unterschiedliche Arten, die Welt zu erleben und sich in ihr auszudrücken, aufeinandertreffen. Neurotypische Menschen verstehen die Gefühlswelt von Autisten oft genauso wenig wie umgekehrt.

Hinzu kommt, dass viele Menschen sehr schnell urteilen. Wenige Sekunden reichen aus, um Kompetenz, Sympathie oder Zugehörigkeit einzuschätzen. Ein Blick, eine Geste, ein Tonfall genügen. Dieses schnelle Einordnen wird als **Thin-Slice-Judgement** bezeichnet.[11] Wer bei Mimik, Gestik oder in der Sprechweise von vertrauten Mustern abweicht, wird leichter falsch eingeschätzt, schon bevor ein Gespräch überhaupt begonnen hat.

Manche Erfahrungen wirken auf einer noch tieferen Ebene. Wenn deine Wahrnehmung immer wieder relativiert und angezweifelt wird, wenn dir gesagt wird, du seist zu empfindlich oder würdest übertreiben, kann das Vertrauen in die eigene Einschätzung und Intuition bröckeln. Für Prozesse dieser Art wird häufig der Begriff **Gaslighting** verwendet. Er bezeichnet die wiederholte Infragestellung der eigenen Realität.

Dies alles steht in einem größeren Zusammenhang. Gesellschaftliche Strukturen sind auf bestimmte Fähigkeiten und Ausdrucksformen ausgerichtet. Wer diesen Normen entspricht, tut sich meist leichter in Schule, Ausbildung und Arbeitswelt. Wer anders funktioniert, muss sich häufiger erklären, anpassen oder zusätzliche Energie investieren. Diese Bevorzugung gängiger körperlicher und kognitiver Eigenschaften, die in einer Gesellschaft als Standard gelten, wird als **Ableismus** bezeichnet. Sichtbar wird er einerseits in Form offener Abwertung, andererseits als stille Erwartungen und Strukturen, die für manche selbstverständlich funktionieren – für andere jedoch nicht.

All diese Faktoren wirken zusammen. Gemeinsam bilden sie den Rahmen dafür, wie wir Menschen in unserer Gesamtheit wahrgenommen werden. Dies wiederum bestimmt, was nötig ist, um im Alltag einfach so zu sein, wie wir sind. Und wie viel Kraft ein Mensch braucht, um mitzukommen, sich anzupassen und Teil der Gesellschaft zu sein. Diese Sichtweise ist vergleichsweise jung. In Deutschland tritt sie zum Glück zunehmend in das Bewusstsein, ist jedoch noch längst nicht flächendeckend etabliert. Vor wenigen Jahrzehnten war nicht nur die Sprache eine andere, auch der gesellschaftliche Blick auf Autismus und ADHS war anders als heute. Doch nach und nach veränderte er sich. Es begann ein Perspektivwechsel weg von rein medizinischen Begriffen und Diagnosen hin zu dem, was wir heute als »Neurodiversität« bezeichnen und diskutieren.

Ein Blick zurück

Den Begriff »Autismus« führte bereits 1911 der Schweizer Psychiater **Eugen Bleuler** ein.[12] Er verwendete ihn im Zusammenhang mit Schizophrenie und beschrieb damit einen starken inneren Rückzug. Mit dem heutigen Verständnis hatte das nur teilweise zu tun, doch war die Bezeichnung damit in der psychiatrischen Sprache verankert.

Leo Kanner griff sie 1943 auf und definierte »frühkindlichen Autismus« als eigenständiges klinisches Bild.[13] 1944 veröffentlichte **Hans Asperger** in Wien seine Arbeit über »autistische Psychopathie«.[14] Der Begriff »Psychopathie« hatte damals eine andere Bedeutung als heute. Er bezeichnete eine Persönlichkeitsabweichung, die nicht mit der heutigen Vorstellung einer antisozialen Persönlichkeitsstörung gleichzusetzen ist. Dennoch weist die Wortwahl darauf hin, wie stark Autismus in dieser Zeit im Rahmen von Abweichung und Pathologie verankert wurde.

Kanners Veröffentlichung setzte sich international durch. Er publizierte in den USA, auf Englisch, in einem wissenschaftlichen Umfeld mit großer Reichweite. Aspergers[15] Arbeit erschien 1944 im deutschsprachigen Raum während des Zweiten Weltkriegs und blieb außerhalb Europas zunächst weitgehend unbeachtet.[16] Erst 1981 griff die britische Psychiaterin **Lorna Wing** Aspergers Veröffentlichungen wieder auf und machte sie im englischsprachigen Raum bekannt. Mit ihrem Fachartikel über das »Asperger-Syndrom« verbreiteten sich seine Erkenntnisse international und gingen in den folgenden Jahren in die Diagnosesysteme ein.[17]

Was lange kaum beachtet wurde: Bereits in den 1920er Jahren hatte die ukrainisch-russische Psychiaterin **Grunya Sukhareva** Kinder beschrieben, deren Merkmale wir heute dem Autismusspektrum zuordnen würden.[18] Ihre Texte waren differenziert und bemerkenswert zugewandt. Sie beschrieb nicht nur Auffälligkeiten, sondern auch Interessen, Fähigkeiten und individuelle Denkweisen. Sprachbarrieren, politische Umbrüche und die Dominanz englischsprachiger Fachliteratur trugen dazu bei, dass ihre Arbeit im westlichen Diskurs über Jahrzehnte kaum vorkam. Erst in den letzten Jahren wird ihre Rolle stärker gewürdigt. Sukhareva war es auch, die als erste Forschende überhaupt Autismus bei Mädchen systematisch untersuchte und beschrieb.[19]

Auch das, was wir heute ADHS nennen, wurde über viele Jahre unterschiedlich dargestellt und bewertet. Anfang des 20. Jahrhunderts sprach man von hyperkinetischen Kindern[20], später von minimaler Hirnfunktionsstörung[21]. Die Erklärungsmodelle wechselten. Mal standen Erziehung und Disziplin im Vordergrund, mal biologische Faktoren. Erst in den 1980er und 1990er Jahren setzte sich der Begriff ADHS schrittweise durch.[22]

Wie erwähnt: Autismus und ADHS galten in diagnostischen Systemen lange Zeit als getrennte und sich ausschließende Phänomene. Wer Merkmale von beidem zeigte, passte nicht in das vorgesehene Raster. Seitdem das DSM-5 offiziell beide Diagnosen gleichzeitig zulässt, wurde formalisiert, was viele Menschen tagtäglich erleben.

Wo stehen wir heute?

Das parallele Bestehen von Autismus und ADHS ist mit der ICD-11 weltweit wissenschaftlich anerkannt, es gibt aber noch keine offizielle neue Bezeichnung dafür. Das heißt, die beiden Diagnosen werden weiterhin einzeln erfasst und wie zwei eigenständige neurobiologische Profile mit jeweils definierten Kriterien behandelt. Oftmals fehlt genaues Wissen, wie sie zusammenspielen und sich gegenseitig beeinflussen, hier besteht noch Forschungsbedarf. Bekannt ist bisher, dass Autismus und ADHS manche Entwicklungswege gemeinsam haben, sie behalten aber jeweils ihre eigenen Merkmale.[23] Auch genetische Analysen bestätigen dieses Bild: Es gibt gemeinsame Varianten und sich überlappende biologische Mechanismen, zugleich bleiben eigenständige Aspekte bestehen.[24] Aktuelle bildgebende Studien zeigen ebenfalls, dass sich bestimmte Muster im Gehirn ähneln, während andere klar unterscheidbar bleiben.

Diese Erkenntnisse und die beschriebenen Entwicklungen – mehr Bewusstsein für unterschiedliche Ausprägungen des Menschseins und ein veränderter Diskurs in Gesellschaft und Wissenschaft – sind große Fortschritte. Für Menschen mit AuDHS haben sie zudem individuelle Bedeutung, da sie die Basis für eine veränderte Selbstwahrnehmung legen. Dennoch bleibt viel zu tun, um Bewusstsein, Verständnis und ein inklusives Miteinander zu fördern. Diagnostische Prozesse unterscheiden sich regional. Unterstützungssysteme sind unterschiedlich zugänglich. Und weiterhin orientieren sich gesellschaftliche Strukturen häufig an Maßstäben, die nicht für jedes Nervensystem passen. Neue Erkenntnisse finden nicht automatisch ihren Weg in Ausbildungsorte, Schulen oder Arbeitswelt, sondern müssen aktiv dort hineingetragen werden. Auch wenn wir heute differenzierter über Autismus, ADHS und ihr gemeinsames Auftreten sprechen als noch vor wenigen Jahrzehnten, sind noch längst nicht alle Fragen geklärt. Aber die ersten Schritte sind getan und ich finde, es lohnt sich, diesen Weg weiterzuverfolgen – im besten Fall gemeinsam.

Teil 1

Was ist AuDHS?

In Teil 1 stehen die neuronalen, emotionalen und hormonellen Mechanismen, die bei AuDHS wirken, im Fokus. Du erfährst unter anderem,

- was Autismus und ADHS gemeinsam haben, was sie unterscheidet und wie sie bei AuDHS zusammenwirken,
- wie die Wahrnehmung bei AuDHS funktioniert,
- was im Gehirn passiert,
- wie das Nervensystem auf Reize reagiert,
- wie Aktivierung entsteht,
- wie Struktur und Impuls ineinandergreifen und
- wie Kommunikation und soziales Miteinander durch unterschiedliche Wahrnehmungs- und Ausdrucksweisen geprägt werden.

Vielleicht erkennst du dich und dein Erleben an der einen oder anderen Stelle wieder, vielleicht kommen Déjà-vu-artige Gefühle auf, wenn Erinnerungen aus deiner Kindheit oder Jugend aufsteigen. Nimm dir Zeit für dich und deine Entdeckungsreise.

Anmerken möchte ich, dass die wissenschaftlichen Ausführungen auf zahlreichen Quellen beruhen, die du in den Fußnoten und im Quellenverzeichnis findest. Aktuell steht das Thema Neurodivergenz und speziell die Kombination von Autismus und ADHS mehr im Fokus der Forschung und auch des gesellschaftlichen Interesses als noch vor wenigen Jahren. Wenn du dich also weiter in die Hintergründe und aktuellen Erkenntnisse vertiefen möchtest, kannst du den Angaben im Buch folgen und dich durch weiterführende Recherchen auf dem Laufenden halten.

1. AUDHS ≠ AUTISMUS + ADHS

Von **AuDHS** wird gesprochen, wenn Autismus und ADHS bei einer Person zusammenkommen. Dieser Begriff ist (noch) kein medizinischer Fachbegriff. Durch das gemeinsame Auftreten entstehen besondere Spannungsfelder, Wechselwirkungen und Herausforderungen, da sehr unterschiedliche, teils widersprüchliche Merkmale zweier Profile aufeinandertreffen. Sie unterscheiden sich zum Beispiel darin, wie die betreffenden Personen Reize wahrnehmen, wie schnell sie erschöpft sind oder aufdrehen, wie sie sich organisieren und mit anderen Kontakt aufnehmen. Viele Menschen mit AuDHS erleben ihr Innenleben als widersprüchlich, als ein ständiges Pendeln zwischen Rückzug und Reizsuche, zwischen Detailtiefe und Impuls, zwischen dem Bedürfnis nach Beständigkeit und dem Wunsch nach Veränderung. Ohne eine Einordnung dessen, was in den Betroffenen geschieht, entwickeln sich oft Selbstkritik, Orientierungslosigkeit und das Gefühl, nirgendwo dazuzugehören, niemals den Ansprüchen von außen zu genügen, einfach nie zu passen.

Menschen mit AuDHS haben oft das Gefühl, nirgendwo dazuzugehören.

Doch was nach Widerspruch und Gegensatz aussieht, folgt einer gewissen Logik. Um das zu verstehen, schauen wir uns die beiden Profile genauer an.

Gemeinsamkeiten und Unterschiede von Autismus und ADHS

Sowohl Autismus als auch ADHS wurden seit ihrer Entdeckung als Störungen beschrieben, die in der frühen Kindheit auftreten. Heute ist mehr darüber bekannt, wie die beiden Profile auch im Erwachsenenalter sichtbar werden und was das für die betreffenden Personen bedeutet. Grundlegende Unterschiede bestehen bei der Reizwahrnehmung, der körperlichen Aktivierung, der sozialen Interaktion und dem Verständnis verbaler und nonverbaler Signale.

Viele Menschen mit Autismus und ADHS entwickeln im Lauf ihres Lebens eigene Strategien, um mit Anforderungen, Reizen und Erwartungen besser umzugehen. Dem liegt oft das Bestreben zugrunde, sich an die gängigen Lebensvorstellungen anzupassen und Dinge, die »normal« sind, zu erlernen. Das erfordert häufig einen überdurchschnittlich hohen Energieaufwand, um den Alltag zu bewältigen. Die Lebensqualität sinkt dadurch und manche brauchen Unterstützung von anderen.

Schätzungen gehen davon aus, dass unter den von Autismus Betroffenen etwa 40 bis 60 % Merkmale von ADHS aufweisen und bei ADHS 20 bis 50 % Merkmale von Autismus. Diese Zahlen stehen auch damit im Zusammenhang, dass die Erblichkeit beider Phänomene bei 70 bis 90 % liegt.[25]

Welche Merkmale bei beiden Profilen auftreten und wie sie zusammenwirken, zeigt die folgende Übersicht.

Wie Autismus und ADHS bei AuDHS zusammenspielen

Autismus	ADHS	AuDHS
Es besteht häufig ein starkes Bedürfnis nach Vorhersehbarkeit, Routinen und Stabilität.	Es besteht häufig ein starkes Bedürfnis nach Stimulation, Neuheit oder Dringlichkeit.	Es besteht ein starkes Bedürfnis nach Struktur, gleichzeitig kommt schnell der Wunsch nach Abwechslung auf.
Veränderungen werden eher vorsichtig verarbeitet, das braucht oft Zeit.	Veränderungen können aktivierend wirken, manchmal werden sie impulsiv angestoßen.	Veränderungen können gleichzeitig stressen und anziehend wirken.
Aufmerksamkeit kann über längere Zeit konstant auf ein Thema gerichtet bleiben, besonders bei starkem Interesse.	Aufmerksamkeit hängt stark mit Interesse, Aktivierung und unmittelbarer Relevanz zusammen.	Tiefer Fokus und schneller Themenwechsel können sich abwechseln.
Details, Muster und Abweichungen werden oft sehr genau wahrgenommen.	Aufmerksamkeit springt schneller zwischen Reizen, Gedanken und Aufgaben.	Sehr viel wird wahrgenommen, aber es fällt schwer, die Eindrücke zu sortieren.

Wie Autismus und ADHS bei AuDHS zusammenspielen		
Autismus	**ADHS**	**AuDHS**
Struktur, klare Abläufe und eindeutige Erwartungen wirken entlastend.	Struktur hilft, muss aber häufig aktiv hergestellt oder von außen gestützt werden.	Struktur wird sehr gebraucht, kann aber schwer dauerhaft selbst aufrechterhalten werden.
Aufgaben können leichter zugänglich werden, wenn Ablauf, Erwartung und Ziel klar sind.	Starten, Priorisieren, Dranbleiben und Wechseln zwischen Aufgaben können schwerfallen.	Eine Aufgabe wird klar verstanden, trotzdem kostet der Einstieg Mühe. Oder sie wird begonnen, aber der Übergang zum nächsten Schritt fällt schwer.
Sensorische Reize wie Geräusche, Licht, Gerüche oder Berührungen können sehr intensiv verarbeitet werden.	Reize können schnell ablenken, aktivieren oder die Aufmerksamkeit unterbrechen.	Reize können intensiv verarbeitet werden und gleichzeitig schwer ausblendbar sein.
Soziale Situationen werden oft bewusst analysiert und können viel Energie kosten.	Soziale Situationen können impulsiver, schneller oder sprunghafter verlaufen.	Soziale Situationen können nach außen lebendig wirken, innerlich muss aber viel Energie aufgewendet werden.
Nonverbale Kommunikation, implizite Erwartungen oder unausgesprochene Regeln lassen sich schwer einordnen.	Impulsives Sprechen, Unterbrechen oder gedankliches Abschweifen können Gespräche beeinflussen.	Gespräche können doppelt anstrengend werden, weil unausgesprochene Signale aktiv erschlossen und gleichzeitig Impulse reguliert werden müssen.
Rückzug kann wichtig sein, um Reize und soziale Anforderungen zu verarbeiten.	Bewegung, Wechsel oder äußere Aktivierung können helfen, Spannung zu regulieren.	Rückzug wird gebraucht, während Kopf oder Körper weiter nach Bewegung suchen.
Spezialinteressen können lange, intensiv und detailreich verfolgt werden.	Interessen können anfangs sehr intensiv wirken, aber auch schneller wechseln.	Interessen können sehr tief sein und dennoch phasenhaft wechseln.

Durch das gleichzeitige Auftreten von Autismus und ADHS verändert sich die Dynamik der Merkmale. Was in der Gegenüberstellung zunächst getrennt beschrieben wird, kann bei AuDHS gleichzeitig, abwechselnd oder scheinbar widersprüchlich auftreten.

Die Zuordnung zu Autismus oder ADHS dient hier der Orientierung. In der gelebten Erfahrung sind die Merkmale oft miteinander verwoben und lassen sich nicht immer eindeutig trennen.

WISSEN+

Bewusst wird hier von Merkmalen gesprochen, nicht von Stärken und Schwächen. Wenn eine Person beispielsweise sehr genau wahrnimmt, was in ihrem Umfeld vor sich geht, spürt sie selbst kleinste Veränderungen in der Kommunikation oder im Miteinander früher als andere. Wer ein starkes Interesse für ein Thema entwickelt und sich gründlich einarbeitet, kann eine Wissenstiefe erreichen, die anderen nicht zugänglich ist. Das impulsive Aufgreifen neuer Ideen kann Prozesse anschieben, die sonst im Sande verlaufen würden. Die genaue Ausrichtung an Regeln und Absprachen ermöglicht dort Verlässlichkeit, wo sie gebraucht wird. Das Profil eines Menschen mit seiner individuellen Wahrnehmung, Reizverarbeitung und Verhaltenssteuerung kann in bestimmten Zusammenhängen Nachteile mit sich bringen und in anderen Situationen vorteilhaft sein.

Neurobiologische Grundlagen

Bei ADHS und Autismus funktioniert das Gehirn auf andere Art als bei neurotypischen Menschen. Im komplexen Zusammenspiel von Botenstoffen, Hirnstrukturen sowie bestimmten Vorgängen und Aktivitäten im Gehirn lassen sich deutliche Unterschiede erkennen. So reift bei ADHS der **präfrontale Kortex**, der Teil des Gehirns hinter der Stirn, der für Planung, Impulskontrolle und das Abwägen von Konsequenzen zuständig ist, langsamer und funktioniert anders. Das wirkt sich auf die exekutiven Funktionen aus. Hierzu zählen unter anderem: Impulse steuern, Aufgaben anfangen, Prioritäten vergeben, die Zeit einschätzen.

Bei beiden Profilen reagiert zudem die **Amygdala**, die emotionale Eindrücke und die Gefährlichkeit einer Situation abschätzt, oft empfindlicher als bei neurotypischen Menschen. Das ist der Grund dafür, dass emotionale Reaktionen bei AuDHS oft stärker ausfallen, intensiver wahrgenommen werden und länger aktiv bleiben. Hier geht es vor allem um das Verständnis sozialer Signale, Unsicherheit und Zurückweisung.

Die **Konnektivität**, also die Kommunikation verschiedener Hirnregionen untereinander, verläuft ebenfalls auf andere Art. Bei Autismus lassen sich oft ausgeprägtere lokale Verbindungen erkennen. Die Folge davon ist, dass der Gesamtüberblick fehlt, während in einzelnen Bereichen eine hohe Aktivität herrscht. Bei ADHS schaltet das Default Mode Network – jenes Netzwerk aus Gehirnregionen, das beim Tagträumen, Grübeln und Abschweifen aktiv ist – nicht zuverlässig ab, wenn Konzentration gefragt ist. Es bleibt im Hintergrund aktiv und konkurriert mit der nach außen gerichteten Aufmerksamkeit. Da bei AuDHS beide Profile wirken, muss das Gehirn sehr viel auf einmal verarbeiten, kann aber die Ergebnisse nicht einordnen und deshalb auch keine passende Reaktion oder Handlung auslösen.

Großen Einfluss auf diese Abläufe im Gehirn haben drei Botenstoffe, die bei ADHS gut erforscht sind und bei AuDHS vermutlich ebenfalls eine Rolle spielen: **Dopamin** steht mit Motivation, Belohnung und dem Beginn von Handlungen in Verbindung. Es wird freigesetzt, wenn etwas als bedeutsam, neu oder unmittelbar relevant erlebt wird. Bei ADHS liegt dieser Schwellenwert höher als üblich – was andere Menschen bereits in Bewegung setzt, reicht oft nicht aus, um eine Handlung anzustoßen. **Noradrenalin** ist dafür zuständig, die Aufmerksamkeit auszurichten und zu halten. Steht es nicht in ausreichender Menge zur Verfügung, fällt es schwer, eine Aufgabe oder Aktivität konsequent zu verfolgen – selbst wenn der Wille dazu vorhanden ist. **Serotonin** beeinflusst die Stimmungsstabilität, den Schlaf und emotionale Reaktionen. Viele der Muster, die den Alltag mit AuDHS prägen, entstehen durch Schwankungen in der Verfügbarkeit dieses Botenstoffs.

Das Zusammenspiel dieser Botenstoffe im Gehirn ist bei AuDHS besonders fragil und kann leicht aus dem Takt geraten. Das ist ein Grund dafür, dass sich die Herausforderungen im Alltag so oft überlagern und gegenseitig verstärken.

Diagnostik, Fehldiagnosen und Komorbiditäten

Autismus und ADHS dürfen nur von Fachpersonen mit entsprechender Spezialisierung diagnostiziert werden. Dazu gehören Fachärzt:innen für Psychiatrie oder Neurologie, psychologische Psychotherapeut:innen sowie spezialisierte Ambulanzen und Kliniken. Los geht es bei Erwachsenen in der Regel mit einem Erstgespräch und einer biografischen Anamnese. Hinzu kommen im weiteren Verlauf Selbsteinschätzungen und unterschiedliche Tests, bei denen das Verhalten beobachtet, abgefragt und bewertet wird. Manchmal finden auch Gespräche mit wichtigen Personen aus dem Umfeld statt oder es werden Fragebögen eingesetzt.

Der Weg zur Diagnose verläuft selten geradlinig. Manche Betroffene gehen zuerst zu ihrer Hausärztin oder ihrem Hausarzt und werden von dort überwiesen, andere wenden sich gezielt an spezialisierte Stellen. Manche erhalten eine ADHS-Diagnose und merken später, dass damit noch nicht alle Phänomene erklärt sind. Andere werden zunächst dem Autismusspektrum zugeordnet und stellen dann fest, dass auch ADHS bei ihnen mitspielt. Oft wird erst einmal nur in eine Richtung untersucht, ein Gesamtbild ergibt sich erst später.

REFLEXION ZUR DIAGNOSTIK

Wenn du das Gefühl hast, zu den Menschen mit AuDHS zu gehören, kannst du erst einmal Informationen sammeln, Kontaktadressen und Ansprechpersonen recherchieren oder ein ärztliches Vorgespräch führen. Dabei helfen folgende Impulse:

- Notiere für dich, was du dir von einer Diagnose konkret erhoffst.
- Mach dir klar, was eine Diagnose leisten kann und was nicht.
- Informiere dich über Ablauf, Kosten, Wartezeiten und Voraussetzungen von Therapie und Behandlung.
- Sprich mit Menschen, die diesen Weg schon gegangen sind.
- Gib dir die Zeit, die du brauchst, um Zweifel und Fragen zu klären.

Wenn du dich informiert hast und die Entscheidung für oder gegen Diagnostik ansteht, können die folgenden Fragen für mehr Klarheit sorgen:

- Was soll sich durch eine Diagnose verändern?
- Wofür brauche ich sie jetzt am meisten?
- Was wäre konkret anders, wenn ich sie hätte?

Für manche steht eher im Vordergrund, sich selbst besser zu verstehen. Andere suchen nach Unterstützung oder einer offiziellen Einordnung. Schreib zwei kurze Listen, um herauszufinden, worum es dir vor allem geht:

- Was verspreche ich mir innerlich davon, wenn ich eine AuDHS-Diagnose erhalte?
- Was verspreche ich mir im Alltag oder von außen davon?

Berichte von anderen können sehr hilfreich sein, ersetzen aber nicht deine eigene Entscheidung. Achte daher beim Austausch auf Folgendes:

- Was hilft mir, wenn ich es höre?
- Was gehört eher zur Situation der anderen?
- Was fühlt sich für mich ähnlich an?

Was ist bei mir anders?

Wird bei Menschen mit AuDHS das besondere neurologische Profil nicht erkannt, werden ihre Symptome und Begleiterscheinungen häufig isoliert betrachtet. So kann es zu **Fehldiagnosen** kommen. Die Betroffenen suchen Hilfe, weil sie erschöpft sind, sich überfordert fühlen oder immer wieder an ähnlichen Punkten im Alltag feststecken. Benannt und untersucht wird dann das, was am deutlichsten hervortritt. Oft wirkt eine Zuordnung schon entlastend und ermöglicht erste Ansätze für echte Unterstützung. Auffällig ist auch, dass bestimmte Erkrankungen oder Diagnosen häufig zusammen mit Autismus und ADHS auftreten (in der Fachsprache **Komorbiditäten** genannt): Bei Autismus weisen Untersuchungen darauf hin, dass etwa 70 % der Menschen im Lauf ihres Lebens mindestens eine zusätzliche psychische Diagnose erhalten, rund 40 % sogar zwei oder mehr.[26] Bei ADHS zeigt sich ein ähnliches Bild: Hier sind es etwa 60 bis 80 % der betroffenen Menschen.[27]

Bei vielen Menschen mit AuDHS werden zunächst **Depressionen** diagnostiziert. Das ist nachvollziehbar. Wer über lange Zeit tagtäglich damit beschäftigt ist, Reizüberflutung auszuhalten, Erwartungen zu erfüllen und soziale Situationen zu bewältigen, verbraucht viel Energie. Sind die Reserven ausgeschöpft, entsteht ein Zustand, der sich wie eine Depression anfühlen kann, vielleicht sind depressive Symptome vorhanden. Hier spielt die dauerhafte Überlastung des Nervensystems eine Rolle. Depressionen können auch als eigenständige zusätzliche Diagnose auftreten, sie sind nicht zwingend Folge von AuDHS.

Auch **Angststörungen** werden oft angenommen, insbesondere die soziale Angststörung. Situationen mit vielen Reizen, unklaren Erwartungen oder sozialen Unsicherheiten können eine starke Anspannung auslösen.[28] Für Außenstehende wirkt das schnell, als würde eine klassische Angstreaktion ablaufen. Viele neurodivergente Menschen beschreiben jedoch eher eine Überforderung durch erlebte Reizdichte, Unvorhersehbarkeit oder die Anstrengung in sozialen Situationen.

Bei Frauen wird im diagnostischen Prozess häufig zunächst eine Persönlichkeitsstörung diagnostiziert, zum Beispiel **Borderline**.[29] Intensive emotionale Reaktionen, Schwierigkeiten mit Zurückweisung oder wiederkehrende Konflikte in Beziehungen können in diese Richtung weisen. Gleichzeitig berichten viele Menschen mit AuDHS von ähnlichen Erfahrungen, etwa im Zusammenhang mit emotionaler Reizverarbeitung, Zurückweisungssensibilität oder langjährigem Masking.

Häufig werden auch **Essstörungen** diagnostiziert. Das hat damit zu tun, dass bei einigen Menschen mit AuDHS sensorische Empfindlichkeiten eine Rolle spielen. Bestimmte Konsistenzen, Gerüche oder Texturen werden intensiv wahrgenommen. Andere erleben die Struktur von Nahrungsmitteln als eine Form von Orientierung oder Kontrolle. Ohne Einordnung der neurodivergenten Hintergründe wird das Essverhalten manchmal ausschließlich unter dem Blickwinkel einer Essstörung betrachtet, was jedoch dem tatsächlichen Erleben der betreffenden Personen nicht in Gänze entspricht.

Im Verlauf der Diagnostik taucht auch öfter der Verdacht auf eine **bipolare Störung** auf. Phasen intensiver Aktivität, Hyperfokus oder starke emotionale Ausschläge können darauf hindeuten. Doch viele Menschen mit AuDHS beschreiben eher ein Wechselspiel zwischen Überforderung, Reizüberlastung und Phasen hoher Energie, das sich von klassischen bipolaren Verläufen unterscheiden kann. Auch hier stimmt also das Bild nicht vollständig mit den eigenen Empfindungen überein.

Viele spät diagnostizierte Menschen mit AuDHS berichten außerdem von Phasen tiefer Erschöpfung, die als **Burnout** interpretiert wurden. Das ständige Bemühen um Anpassung und der starke Druck von außen können zu einem solchen Erschöpfungszustand führen. Die Einordnung als Burnout beschreibt in diesen Fällen eine reale Belastungssituation, ohne jedoch die dahinterliegenden neurodivergenten Hintergründe abzubilden.

Auf ihrem Weg stoßen viele Menschen auch auf den Begriff **Hochsensibilität**. Mit ihm ist keine Diagnose verbunden, sondern er wird häufig verwendet, um intensive Sinneswahrnehmungen und emotionale Reaktionen zu beschreiben. Die Aufmerksamkeitsdynamik, die Impulsregulation und die sozialen Muster von Autismus und ADHS erfasst er nur begrenzt.

Wichtig ist es, Symptome oder Phänomene, die im Einzelfall auftreten, sorgfältig zu prüfen und einzuordnen. Diagnosen wie Depression, Angststörungen, Persönlichkeitsstörungen, bipolare Störungen oder Essstörungen sind zusätzlich zu AuDHS möglich. Manchmal werden sie aber gestellt, weil Autismus und ADHS noch nicht erkannt wurden. Erst wenn der Befund AuDHS im Raum steht, ergibt sich für Betroffene das Gesamtbild, das ihr Erleben wirklich erklärt.

Dabei spielt Masking eine besondere Rolle. Wer das eigene Erleben lange zurückgedrängt hat, wirkt in ärztlichen Gesprächen häufig stabiler, als es der inneren Realität entspricht. Alltägliche Schwierigkeiten bleiben unerwähnt, weil sie als normal gelten. Deshalb wäre es hilfreich, wenn Fachpersonen gezielt nachfragen – auch so entstehen Diagnosen, die zwar zutreffen, aber nicht tief genug greifen.

Eine Betrachtung des gesamten Lebenswegs und der aktuellen Lebensumstände ist deshalb unerlässlich. Sind Komorbiditäten vorhanden, sollte es nicht darum gehen, sie auf AuDHS zurückzuführen. Vielmehr ist das Ziel, den gesamten Menschen mit all seinen Facetten zu betrachten und mitzudenken. Mit einer korrekten Diagnose können die betreffenden Personen ihren Alltag für sich passender gestalten.

WISSEN+

Viele fragen sich, ob AuDHS, rechtlich gesehen, als Behinderung gilt. Das ist der Fall, wenn die Teilhabe am gesellschaftlichen Leben dauerhaft und erheblich eingeschränkt ist. Entscheidend ist dabei nicht allein eine Diagnose, sondern die konkrete Auswirkung im Alltag. AuDHS kann in bestimmten Lebensbereichen mit deutlichen Schwierigkeiten verbunden sein, etwa durch

- sensorische Überlastung,
- Schwierigkeiten bei Organisation und Selbststeuerung,
- soziale Missverständnisse,
- hohe Erschöpfung durch anhaltende Anpassung oder
- Zusammenbrüche bei chronischer Überforderung.

Wie stark diese Auswirkungen ins Gewicht fallen, hängt wesentlich von den Rahmenbedingungen ab. In unterstützenden Strukturen können viele Belastungen geringer ausfallen, unter dauerhafter Überforderung nehmen sie zu.

Ob du als betroffene Person dein AuDHS als Behinderung betrachtest, lässt sich nicht von außen bestimmen, sondern zeigt sich im Alltag. Entscheidend ist, wie stark deine Selbstbestimmung und deine Teilhabe tatsächlich eingeschränkt sind, zudem wie viel Kraft dich bestimmte Situationen kosten und wie oft dein Nervensystem an Grenzen gerät.[30]

Begleitende körperliche und psychosomatische Beschwerden

Viele Menschen mit AuDHS berichten zudem von körperlichen Phänomenen, die ihren Alltag deutlich beeinflussen, darunter Reizdarm, Unverträglichkeiten, Neurodermitis, Allergien, Asthma, Schmerzen, Erschöpfung oder eine ausgeprägte Geräuschempfindlichkeit. Diese werden nicht als Kernmerkmale von AuDHS betrachtet, doch Studien zeigen, dass verschiedene Begleitbeschwerden bei Autismus und ADHS häufiger beschrieben werden.[31]

Bei **Magen-Darm-Themen** bestehen vielschichtige Zusammenhänge. Manche Beschwerden gehen auf medizinische Ursachen zurück, andere hängen mit Stress, Schlaf, Ernährung, Medikamenten, autonomer Aktivierung oder sensorischer Empfindlichkeit zusammen. Beim Essen spielen zusätzlich Geruch, Konsistenz, Temperatur oder Mundgefühl eine große Rolle. Das bedeutet umgekehrt nicht, dass jede Unverträglichkeit sensorisch bedingt ist. Körperliche Beschwerden und die Verarbeitung von Reizen können bei AuDHS stark ineinandergreifen.

WISSEN+

Im Darm findet sich ein Nervensystem aus rund 100 Millionen Nervenzellen. Hier werden ebenfalls körpereigene Botenstoffe produziert, unter anderem ein Großteil des Serotonins. Hirn und Darm tauschen sich über die Darm-Hirn-Achse ständig aus, in diesem Zusammenhang wird vom Darm als „zweitem Gehirn" gesprochen. In Studien hat sich gezeigt, dass bei Autismus und ADHS die Zusammensetzung der Bakterien im Darm häufig anders aussieht als bei neurotypischen Menschen.[32] Ob dies durch neurologische Unterschiede ausgelöst wird oder als Folge auftritt, ist noch nicht klar. Gerät das Darmmikrobiom durcheinander, werden Entzündungsprozesse verstärkt, was sich auf die Produktion der körpereigenen Botenstoffe und damit auf die neuronale Signalverarbeitung auswirkt.

Die Bereiche **Haut, Atmung** und **Allergien** können ebenfalls betroffen sein. Neurodermitis, Heuschnupfen, Asthma und generell allergische Beschwerden werden in Studien[33] vor allem bei ADHS, aber auch im Zusammenhang mit Autismus beschrieben. Für den Alltag ist daran vor allem wichtig, dass sie zusätzliche Reize und Belastungen erzeugen können, zum Beispiel durch Jucken, sehr trockene Haut, Atembeschwerden, Müdigkeit nach schlechtem Schlaf, Medikamente, Gerüche, Cremes, Kleidung auf empfindlicher Haut oder eine dauerhaft erhöhte Grundanspannung. Das alles kann Reizverarbeitung, Energie und Selbstregulation zusätzlich beeinflussen.

Ein weiteres Phänomen ist **Hyperakusis**, also eine deutlich verringerte Toleranz gegenüber alltäglichen Geräuschen. Diese werden dann nicht nur als störend erlebt, sondern können körperlich unangenehm, schmerzhaft oder kaum auszuhalten sein. Bei autistischen Menschen ist eine erhöhte Geräuschempfindlichkeit gut beschrieben.[34] Für ADHS gibt es Hinweise auf sensorische Besonderheiten.[35]

Für den Alltag gilt: Körperliche Symptome sollten ernst genommen und medizinisch abgeklärt werden. Zugleich empfiehlt sich bei AuDHS ein Blick darauf, wie Beschwerden mit Reizen, Stress, Übergängen, Schlaf, Essen, sozialer Belastung oder Erschöpfung zusammenhängen. Manchmal wird erst dadurch sichtbar, warum bestimmte Dynamiken entstehen, obwohl kein offensichtlicher Grund im Außen erkennbar ist.

Zusammenfassung

- AuDHS ist kein medizinischer Fachbegriff.
- Die Merkmale von Autismus und ADHS wirken zusammen und verursachen vielfältige Spannungsfelder und widersprüchliche Empfindungen.
- Die Lebensqualität von Menschen mit Autismus und ADHS ist häufig stark eingeschränkt.
- Die Diagnostik für ADHS und Autismus dürfen nur Fachleute durchführen, dafür gibt es spezielle Verfahren.

- AuDHS wird meist erst durch die Gesamtschau der Symptome und den Rückblick auf Kindheit und Jugend erkennbar, die doppelte Diagnose erfolgt oft spät im Leben.
- Bei Autismus und ADHS kommen bestimmte Fehldiagnosen, Komorbiditäten und psychosomatische Beschwerden häufig vor. Sie gilt es abzuklären.

IMPULSE FÜR DICH

Eine Diagnose kann in mancherlei Hinsicht vorteilhaft sein, zum Beispiel indem sie

- deinem eigenen Erleben einen nachvollziehbaren Rahmen gibt,
- alte Selbstzuschreibungen relativiert,
- den Zugang zu Behandlung, Beratung oder Nachteilsausgleich eröffnet,
- Gespräche mit Fachpersonen, im Arbeits- oder im privaten Umfeld erleichtert,
- dazu beiträgt, deinen eigenen Alltag passender zu gestalten.

Allerdings gibt es auch Dinge, die eine Diagnose nicht lösen kann:

- Dein Umfeld versteht dadurch nicht automatisch besser, was AuDHS bedeutet.
- Alte Muster aus Selbstzweifel, Anpassung oder Erschöpfung verschwinden nicht sofort.
- Auch mit Diagnose musst du oft Erklärungsarbeit leisten.
- Nicht jede Fachperson geht automatisch gut mit AuDHS um.

Eine Diagnose ersetzt weder passende Unterstützung noch gute Rahmenbedingungen.

2. WAHRNEHMUNG UND REIZVERARBEITUNG

Du betrittst einen Raum. Menschen reden durcheinander. Geschirr klappert und von irgendwo weht dich ein starker Parfumgeruch an. Das Licht ist heller, als es sein müsste. Während andere sich scheinbar mühelos unterhalten, bist du mit all dem beschäftigt, was gleichzeitig auf dich einwirkt. Vielleicht spürst du es nicht sofort. Erst nach einigen Minuten nimmst du Unruhe und Gereiztheit in dir wahr. Oder du ziehst dich innerlich ein Stück zurück.

Reizüberflutung

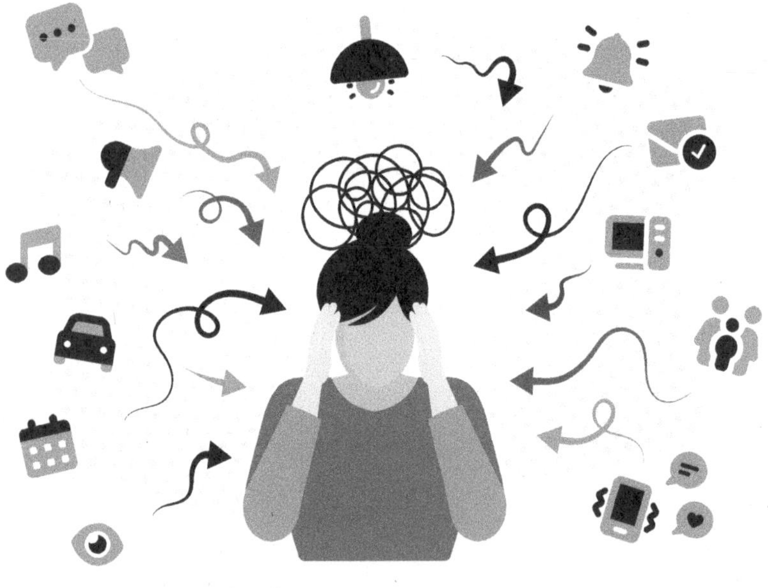

Das innere Sortiersystem

Unsere Wahrnehmung bezieht alle Sinnes- und emotionalen Reize ein, die bei uns eintreffen, in jeder Sekunde sind das bis zu elf Millionen – nur ein Bruchteil davon erreicht unser Bewusstsein.

In unserem Gehirn werden sie weiterverarbeitet. Eine wichtige Rolle spielen dabei die Amygdala, der Hippocampus und der präfrontale Kortex. Diese drei Strukturen im Gehirn arbeiten eng zusammen und beeinflussen sich gegenseitig.

- Zunächst reagiert die Amygdala. Sie bewertet, ob eine Situation gefährlich für dich ist oder emotional oder auf andere Art wichtig. Das geschieht, bevor du bewusst einordnen kannst, was gerade los ist. In unsicheren oder schwer kontrollierbaren Situationen wird der Körper aktiviert. Typische Anzeichen dafür sind erhöhte Spannung, eingeengtes Denken oder stärkere emotionale Reaktionen. Die Amygdala kann den präfrontalen Kortex durch starken Stress ausschalten.
- Der Hippocampus arbeitet parallel, aber langsamer und gleicht auf Basis deiner bisherigen Erfahrungen ab, ob ein Reiz Gefahr für dich bedeutet oder harmlos ist. Diese Informationen helfen auch der Amygdala bei der Einsortierung der Eindrücke.
- Der präfrontale Kortex bewertet die Situation rational, dämpft oder verstärkt die Reaktion der Amygdala und entscheidet, wie wir handeln. Den Hippocampus unterstützt er bei der Auswahl der Informationen, die ins Langzeitgedächtnis gelangen.

Reizverarbeitung im Gehirn

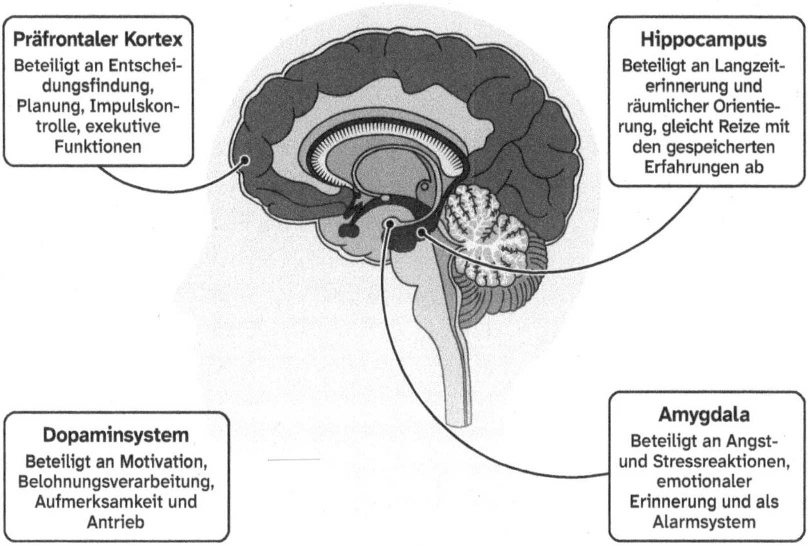

Dieser Ablauf erklärt auch, warum wir in Panik verfallen oder vor Angst praktisch wie gelähmt sind. Erst wenn Hippocampus und präfrontaler Kortex Entwarnung geben, kann die Aktivierung sich wieder lösen.

Bei Menschen mit AuDHS funktioniert die Reizverarbeitung oft anders. Bei ihnen bleiben manche Reize stärker im Vordergrund. Geräusche dringen tiefer ein. Ein flackerndes Licht zieht den Blick immer wieder auf sich. Dabei geht es nicht allein um das Hören und Sehen. Auch Berührungen, Gerüche, Temperatur, Hunger, Geschmack, Textur des Essens, Textur der Kleidung, Schmerz oder Gleichgewicht kommen als Sinneseindrücke stark an. Manche Menschen mit AuDHS nehmen oft sehr fein wahr, wenn zum Beispiel der Hosenstoff kratzt oder eine Naht drückt. Eine sehr intensive Wahrnehmung wird als Hypersensibilität bezeichnet. Das Gegenteil davon ist Hyposensibilität. Manche spüren erst spät, dass sie frieren, Durst haben oder müde sind. Abhängig von Sinneskanal und Tagesform, kann die Intensität der Wahrnehmung auch variieren.

Parallel sind sie mit Gedanken, Erinnerungen oder Ideen beschäftigt, denn die Informationen, die das Gehirn sortiert, werden sofort weiterverarbeitet. Ein einzelnes Wort springt ins Auge und der Kopf bleibt hängen. Eine Assoziation jagt die nächste. Ein Nebensatz löst eine ganze Gedankenkette aus. Das kann bereichernd sein, aber auch dazu führen, dass die eigene Aufnahmekapazität schnell erschöpft ist.

Hast du in solchen Situationen auch schon zu hören bekommen, dass du dich nicht so anstellen sollst oder wohl weniger aushältst als andere? Dabei geht es einfach nur darum, wie dein Nervensystem Reize verarbeitet. Wenn viele Eindrücke gleichzeitig aktiv sind, verringert sich die Fähigkeit, Wichtiges von Unwichtigem zu unterscheiden. In solchen Momenten wird selbst eine simple Entscheidung zur Anstrengung. Vielleicht wirbeln dann deine Gedanken durcheinander, die passenden Wörter kommen langsamer oder gar nicht. Manchmal wird dein Ton schärfer, als du es willst. Manchmal verstummst du ganz, obwohl du eigentlich etwas zu sagen hättest.

Dieses Zögern und Zurücknehmen kann, von außen betrachtet, irritierend wirken. Für dich fühlt es sich wahrscheinlich mehr nach Erschöpfung an, vielleicht so, als hätte sich über längere Zeit etwas aufgebaut, das du nun nicht mehr weitertragen kannst. Das liegt daran, dass mehrere Signale gleichzeitig Aufmerksamkeit von dir verlangen. Ein Teil deiner Energie fließt dann in das fortlaufende Einordnen und Gewichten. **Reizdichte** entsteht häufig durch eine Kombination aus

- sensorischen Eindrücken,
- sozialen Informationen,
- inneren Gedankenprozessen,
- offenen Aufgaben im Hintergrund und
- unerwarteten Veränderungen.

Jede Anforderung für sich genommen lässt sich meist bewältigen. Solange die Menge an Reizen für dich überschaubar bleibt, kannst du damit gut umgehen. Doch irgendwann ist die Grenze der Aufnahmefähigkeit erreicht. Das geschieht nicht plötzlich, sondern Schritt für Schritt. Irgendwann spürst du, dass es dir zu viel wird. Die Schultern spannen sich an. Der Atem wird flacher. Ungeduld kommt auf und die Konzentration lässt nach.

Gleichzeitig bewegen sich viele Menschen mit AuDHS in dem Spannungsfeld zwischen der **Reizsuche** aus dem ADHS-Profil und der **Reizvermeidung** aus dem Autismusprofil (auch Sensory Seeking und Sensory Avoiding). Es gibt Tage, an denen intensive Musik, Bewegung oder Gespräche guttun. An anderen Tagen sind dieselben Dinge kaum auszuhalten. Dieser Wechsel fühlt sich manchmal nicht stimmig an, weil du nicht verstehst, was jeweils anders ist. Das Suchen nach Reizen wird von außen leicht als ein bewusster Wunsch nach Adrenalinkicks missverstanden. Vielmehr geht es aber darum, dass sich das Gehirn unbewusst beschäftigt halten will, damit es etwas zu tun hat. Dies hat mit Selbstregulation, Stressabbau und sensorischer Stimulation zu tun.

WISSEN+

Autistische Anteile sorgen oft für eine sehr genaue Wahrnehmung von Details. Veränderungen fallen früh auf und kleine Unterschiede, die anderen entgehen, werden bemerkt. ADHS-Anteile zeigen sich häufig in einer schnellen Reaktion auf Neues. Die Aufmerksamkeit springt weiter und Impulse werden sofort ausgelebt. Kommt bei einer Person beides zusammen, nimmt sie viel wahr und reagiert zugleich schnell. Das kann anregend sein, aber ebenso dazu führen, dass wenig Ruhe entsteht und Erschöpfung schneller eintritt.

Reizverarbeitung jeder Art und die damit verbundenen Reaktionen fordern reichlich Energie, auch wenn dieser Prozess größtenteils automatisch abläuft. Und wenn zu viel auf dich einwirkt, summiert sich der Aufwand. Oft wird erst später klar, was eine Situation dich gekostet hat. Das erklärt, warum du dich am Abend durchaus erschöpft fühlen kannst, obwohl du denkst, dass du nicht viel gemacht hast.[36]

Reizüberflutung durch soziale Kontakte

Nicht nur Geräusche, Gerüche oder Lichtquellen wirken auf uns ein. Auch von Menschen gehen Reize aus, genauer durch ihre Stimmen, ihre Mimik, ihre Bewegungen, ihre Laune. Wenn eine Person den Raum betritt, bewegt sich etwas. Die Atmosphäre kann dichter oder entspannter wirken, Gespräche bekommen ein anderes Tempo. Du nimmst solche Verschiebungen oft früh wahr oder spürst, dass sich etwas verändert, bevor es für andere greifbar wird. Ein Wechsel beim Blickkontakt, eine leicht verzögerte Antwort oder ein Lächeln, das nicht ganz stimmig wirkt, reichen aus, um deine Aufmerksamkeit dorthin zu lenken.

Im sozialen Umfeld wirken ebenfalls viele kleine Signale, die gleichzeitig verarbeitet werden. Während gesprochen wird, läuft im Hintergrund ein stiller Abgleich: Passt der Ton zur Aussage? Ist das ernst gemeint oder ironisch? Soll ich weiterreden oder war das gerade eher ein Signal zum Innehalten? Diese

Fragen tauchen nicht unbedingt als klare Gedanken auf, sie laufen nebenher und fordern Energie. In Gruppen verdichtet sich diese Informationsmenge. Stimmen überlagern sich, Blickrichtungen wechseln, Gespräche verzweigen sich. Gleichzeitig geht es um die eigene Rolle: Wie bin ich hier gemeint? Was wird von mir erwartet? Auch wenn alles freundlich und entspannt wirkt, kann die Fülle an sozialen Signalen Anstrengung auslösen, weil alles fortlaufend eingeordnet werden muss.[37]

Manche Menschen mit AuDHS beschreiben, dass sie eine solch feine Wahrnehmung für Stimmungen haben. Vielleicht bemerkst du, dass Spannung im Raum liegt, obwohl die Worte freundlich klingen. Ein Lächeln wirkt etwas schmaler oder eine Antwort kommt etwas verzögert. Oft kannst du gar nicht genau benennen, woran du die Veränderung festmachst. Und doch registrierst du es deutlich. Diese Feinfühligkeit kann das Gefühl von Nähe erzeugen und gleichzeitig verunsichern.

Soziale Signale wirken oft lange über den Moment hinaus und binden Energie, selbst wenn der eigentliche Kontakt bereits vorbei ist.

Hast du viele Reize empfangen, enden soziale Begegnungen für dich möglicherweise nicht mit der Verabschiedung. Ein Gespräch taucht später wieder in deinem Kopf auf. Du gehst einzelne Momente noch einmal durch und prüfst, ob dein Ton passend war oder ob du dich hättest anders ausdrücken wollen. Manchmal geschieht das ganz automatisch, während du längst in einer anderen Umgebung bist. Auch das gehört zur Reizverarbeitung und wird mit dem Begriff »Post-Event Processing« bezeichnet. Soziale Signale wirken oft lange über den Moment hinaus und binden Energie, selbst wenn der eigentliche Kontakt bereits vorbei ist.[38] Gleichzeitig braucht der Körper Zeit, um von der Anspannung in einen ruhigeren Zustand zu wechseln. Deshalb spielen Pausen eine wichtige Rolle, denn das System schaltet nicht abrupt um, sondern fährt schrittweise herunter.

Unklare Signale des eigenen Körpers

Auch dein Körper sendet ununterbrochen Signale: Hunger, Durst, Müdigkeit, Schmerz, Harndrang, Temperatur, Muskelspannung, Herzschlag. Diese Wahrnehmung innerer Reize wird **Interozeption** genannt. Ihre Ausprägung entscheidet darüber, wie stark du spürst, was in dir vorgeht.

Auch hier zeigen sich Besonderheiten: Manche Menschen mit AuDHS bemerken sehr früh, wenn sich Spannung im Körper aufbaut. Sie spüren, dass sich etwas verändert, bevor es offensichtlich wird (**Über-Responsivität**). Andere hingegen tragen ihre Belastung über Stunden hinweg weiter und stellen erst im Nachhinein fest, wie erschöpft sie eigentlich sind. Der Körper meldet sich bei ihnen später, manchmal erst dann, wenn die Reizbarkeit gestiegen oder die Konzentrationsfähigkeit deutlich gesunken ist (**Unter-Responsivität**).

Vielleicht spürst du Hunger erst, wenn deine Geduld nachlässt oder dir schwindelig wird. Müdigkeit bleibt im Hintergrund, bis auf einmal die Kraft fehlt. Gleichzeitig kann es vorkommen, dass einzelne Empfindungen sehr stark in den Fokus drängen. Ein leichtes Ziehen wird intensiv wahrgenommen, ein kleiner Schmerz bindet über längere Zeit deine Wahrnehmung. Und so verteilt sich auch die Aufmerksamkeit. Sie folgt dem, was gerade dringlich erscheint. Grundlegende Bedürfnisse geraten dabei zeitweise in den Hintergrund, manches wird falsch gedeutet. Werden die Körpersignale nicht richtig verstanden, fehlt die emotionale Orientierung. So kann zum Beispiel die Stimmung von einer Sekunde auf die andere kippen, wenn Gereiztheit oder Erschöpfung plötzlich spürbar werden.

Vielleicht kennst du das auch: Du spürst, dass in dir etwas vor sich geht, ohne dass du es benennen kannst. In deinem Körper verändert sich etwas oder er sendet Signale, doch du kannst nicht in Worte fassen, was passiert. So geht es auch anderen Menschen mit AuDHS. Auf die Frage nach ihrem Befinden antworten sie oft mit »Ich weiß nicht« oder »Okay«, weil sich das innere Erleben nicht mit ihrer Sprache verbindet. Dieses Erleben wird als Alexithymie bezeichnet. Damit ist keine emotionale Taubheit gemeint, sondern dass gerade die Fähigkeit fehlt, Gefühle zu erkennen und zu benennen.

Unterwegs in der lauten digitalen Welt

Was passiert, wenn du allein am Schreibtisch sitzt, also nicht in einem Raum voller Stimmen und Gespräche, die dich unmittelbar fordern? Auch hier entsteht kaum wirkliche Stille. Auf dem Bildschirm erscheint eine Benachrichtigung, eine kleine Zahl signalisiert, dass eine neue Nachricht eingetroffen ist, das Handy vibriert kurz auf dem Tisch. Selbst wenn du nicht sofort reagierst, bleibt Aufmerksamkeit daran hängen. Dein Blick wandert kurz zum Display, ein Gedanke taucht auf: Wer könnte geschrieben haben? Ist es dringend? Antworte ich jetzt oder später? Diese Fragen werden nicht unbedingt bewusst gestellt, laufen aber leise mit. Oft reicht ein kurzer Blick und schon gelangt ein weiteres Thema in deinen Kopf. Eine Nachricht erinnert an eine offene Aufgabe. Ein Link führt zu einer zusätzlichen Information. Währenddessen bleibt das, womit du ursprünglich beschäftigt warst, weiterhin aktiv.

Am Ende eines Tages, der voll von solchen Momenten war, fühlst du dich vielleicht nicht überwältigt, aber ganz schön erschöpft. Deine Gedanken springen, dein Kopf fühlt sich an wie mit Fragmenten gefüllt. Es bleibt das Gefühl, viel aufgenommen zu haben, selbst wenn kaum etwas davon spektakulär war. Auch das gehört zur Reizverarbeitung.

Die vielen Details und Impulse lösen eine dauerhafte Beanspruchung aus. Dadurch entwickelt sich bei Menschen mit AuDHS oftmals der Druck, sich stärker kontrollieren oder disziplinieren zu müssen, um besser mit den Reizen umzugehen. Viele versuchen schon lange, sich an eine Umwelt anzupassen, die ihre Art der Wahrnehmung kaum berücksichtigt. Und so bemühen sie sich, noch schneller zu reagieren, Störungen auszublenden oder Reize zu ignorieren. Das kostet Kraft, denn die Reizverarbeitung folgt den Bedingungen des eigenen Nervensystems und beruht auf dem individuellen Zusammenspiel von Wahrnehmung, Bewertung und körperlicher Aktivierung.

REFLEXION: WAS IST DEIN MUSTER BEI DER REIZVERARBEITUNG?

Vielleicht erkennst du dich in manchen der folgenden Beschreibungen wieder?

- Sensorische Ebene
  - Geräusche, die andere kaum wahrnehmen, bleiben dir präsent.
  - Licht, Gerüche oder bestimmte Materialien beeinflussen deine Stimmung stärker als erwartet.
  - Ein kratzender Stoff oder eine Naht an einem Kleidungsstück bindet dauerhaft deine Aufmerksamkeit.
  - Hunger, Müdigkeit oder Frieren bemerkst du erst spät oder werden sehr plötzlich für dich spürbar.

- Kognitive Ebene
  - Gedankenketten laufen weiter, auch wenn du sie abschließen möchtest.
  - Offene Aufgaben melden sich innerlich immer wieder zurück.
  - Ein Detail zieht Aufmerksamkeit auf sich und sie bleibt dort.
  - Entscheidungen zu treffen, wird anstrengend, wenn mehrere Informationen und Argumente gleichzeitig präsent sind und der Fokus fehlt.

- Soziale Ebene
  - Du registrierst Stimmungswechsel früh, auch wenn nicht über sie gesprochen wird.
  - Gespräche beschäftigen dich noch länger, nachdem sie vorbei sind.
  - Das Zusammensein mit Gruppen kostet dich Energie, selbst wenn du dich wohlfühlst.
  - Du prüfst im Nachhinein, ob deine Reaktionen in bestimmten Momenten passend waren.

- Energetische Ebene
  - Du bleibst zu lange aktiv, verbrauchst viel Energie und spürst Erschöpfung erst mit zeitlicher Verzögerung.

- Nach intensiven Begegnungen brauchst du Rückzug.
- Reizsuche und Reizvermeidung wechseln sich ab.
- Dein Energielevel passt nicht immer zu dem, was du scheinbar geleistet hast.

Es geht darum zu erkennen, wie du funktionierst und was du brauchst – nicht um Selbstoptimierung. Mach dir bewusst, dass die Art, wie du Reize verarbeitest, deine Stimmung, deinen Energiehaushalt und dein Bedürfnis nach Nähe oder Rückzug beeinflusst. Sie prägt, wie lange du konzentriert bleiben kannst und wie viel Erholung du benötigst. Du kannst wahrnehmen, in welchen Situationen sich Spannung aufbaut, wann deine Aufmerksamkeit zerfasert oder wann du länger brauchst, um wieder in einen ruhigeren Zustand zu kommen. Solche Beobachtungen sorgen für Orientierung und eröffnen neuen Spielraum.

Zusammenfassung

Die Reizverarbeitung bei AuDHS beruht darauf, dass das Nervensystem übermäßig viele Informationen gleichzeitig aufnimmt und verarbeitet. Die Reize kommen von außen und von innen. Dazu gehören:

- Geräusche, Licht, Gerüche und Berührungen,
- soziale Signale wie Mimik, Tonfall und Stimmung,
- Gedanken, Erinnerungen und offene Aufgaben,
- körperliche Signale wie Hunger, Müdigkeit oder Spannung.

Die Signale aller Ebenen kommen häufig parallel an. Bei Menschen mit AuDHS bleibt vieles im Vordergrund, nur wenig wird wegsortiert. So entsteht eine höhere Reizdichte, die reichlich Energie bindet. Eine Überlastung entwickelt sich meist schrittweise aus der Summe vieler Eindrücke und den Nachwirkungen erlebter Situationen.

Wie Reize verarbeitet werden, wirkt sich spürbar aus auf

- den Energiehaushalt,
- die Stimmung,
- das Verhalten in Gruppen und
- das Bedürfnis nach Rückzug.

Wer seine eigenen Muster erkennt, kann besser verstehen, warum manche Situationen zur Belastung werden, auch wenn sie wenig anspruchsvoll wirken.

IMPULSE FÜR DICH

- Reizüberlastung hat nichts mit fehlender Willenskraft zu tun.
- Eine Überforderung des Systems entsteht durch die Summe der Eindrücke.

Frühe Körpersignale sind hilfreiche Orientierungspunkte.

3. EMOTIONS-REGULIERUNG

Am Abend bist du verabredet. Du hast dir Zeit freigehalten und schon überlegt, über welche Themen ihr sprechen könntet, wie lange du bleiben möchtest und wie viel Energie dich das Ganze kosten wird. Eine Verabredung bedeutet für dich nicht nur das Treffen an sich, sondern du planst genau und bereitest dich vor. Als du gegen Mittag dein Handy zur Hand nimmst – vielleicht, um die Uhrzeit zu prüfen oder eine andere Nachricht zu lesen –, siehst du den Namen der Person, mit der du dich treffen wirst. Du öffnest die Nachricht und liest sie einmal, dann noch einmal: »Tut mir leid, ich schaffe es heute doch nicht.«

Die Worte kreisen einen Moment durch deinen Kopf. Etwas verändert sich in dir. Es ist kein großes Gefühl, eher eine leichte Irritation: ein kurzes Ziehen im Bauch, eine kaum merkliche Beschleunigung deines Pulses. Dein Atem wird flacher, ohne dass du Einfluss nimmst. Du weißt, dass Menschen Termine absagen. Das kennst du selbst und hast vielleicht schon ähnliche Nachrichten geschrieben, wenn dir etwas dazwischenkam oder die Kraft fehlte. Dieses Wissen läuft mit, es ordnet ein und relativiert. Gleichzeitig spürst du die körperlichen Empfindungen. Das Gefühl im Bauch bleibt, dein Oberkörper ist leicht verspannt, dein Atem beruhigt sich nicht.

Du liest die Nachricht noch einmal, obwohl du ihren Inhalt schon verstanden hast. Während dein Blick über die Worte gleitet, suchst du nach einem Ton, nach einer Nuance, die dir Klarheit verschafft. Gleichzeitig tauchen Gedanken auf: Habe ich etwas falsch gemacht? War ich zu viel? Weicht die Person mir aus? Diese Fragen kommen nicht aus deinem Bewusstsein, sie sind einfach da, während dein Körper bereits reagiert. Weitere kommen hinzu, obwohl du weißt, dass die Realität wahrscheinlich ganz anders aussieht. War der anderen Person die Verabredung doch nicht so wichtig? Habe ich die Situation falsch eingeschätzt? Hätte ich früher merken müssen, dass etwas nicht stimmt? Dahinter steckt der Versuch, die Situation vollständig zu begreifen und einen stimmigen Abschluss zu finden, dein Gehirn arbeitet auf Hochtouren. Am Nachmittag merkst du, dass deine Aufmerksamkeit sich verengt und du schneller irritiert reagierst als sonst. Auch deine Grundspannung verstärkt sich. Während ein Teil deines Gehirns damit beschäftigt ist, die Situation sachlich einzuordnen, bleibt ein anderer Teil wach, unsicher und prüfend, also stark aktiviert.

Wie dein Körper dein Erleben bewertet

Was in solchen Situationen passiert, wird in der Emotionsforschung als körperlich gebundene Bewertung beschrieben. In der Neurobiologie spricht man von somatischen Markern. Gemeint sind körperliche Rückmeldungen, die entstehen, wenn das Gehirn einschätzt, was gerade vor sich geht und welche Reaktion die passende wäre. Herzschlag, Muskelspannung und die Atmung können sich mit diesem Bewertungsprozess verändern.[39]

Wie dein Körper sich verhält, beruht auf bisherigen Erfahrungen und gespeicherten Mustern. Das hilft dem Gehirn grundsätzlich, schnell zu entscheiden und sich zu orientieren. Dein Körper ist also oft schon aktiv, bevor du eine Situation gedanklich einordnen kannst.

Menschen mit AuDHS spüren diese körperlichen Rückmeldungen oft besonders deutlich. Das Nervensystem reagiert sehr schnell und intensiv auf Veränderungen oder soziale Signale. Du bist dadurch aufmerksam und feinfühlig, allerdings braucht dein Nervensystem einige Zeit, um nach solchen Momenten wieder einen ruhigen und stabilen Zustand zu erreichen. Dass die körperliche Aktivierung noch anhält, merkst du erst später, manchmal sogar erst am nächsten Tag. Du führst Gespräche, erledigst Aufgaben, organisierst den Alltag und währenddessen trägt dein Körper noch eine Restspannung in sich, die sich noch nicht aufgelöst hat.

Überforderung entwickelt sich meist, wenn mehrere solcher Momente, die nicht vollständig reguliert werden konnten, zusammenkommen. Aktivierungen ohne ausreichende Erholung dazwischen führen dazu, dass sich dein Zustand allmählich verändert. Entscheidungen kosten mehr Kraft, Reize wirken dichter oder du brauchst länger, um dich wieder zu sammeln. Deine Kapazitäten, mit Reizen umzugehen, und dein Energielevel sind geringer als im ausgeruhten Zustand. An diesem Punkt kann etwas in dir kippen. Die Spannung ist nicht mehr nur Hintergrundrauschen, sondern prägt dein gesamtes Erleben.

Overload

Wenn ständig weitere Reize hinzukommen, wird das Regulieren immer schwieriger. Dein Nervensystem arbeitet auf einem erhöhten Niveau, während die verfügbaren Ressourcen abnehmen. Das Denken wird anstrengender. Du brauchst länger, um Informationen zu sortieren, und deine Gedanken springen umher, ohne dass du sie fassen kannst. Das Sprechen kann langsamer werden oder impulsiver. Manchmal fehlen dir die Worte, obwohl du genau weißt, was du sagen möchtest. Geräusche, Licht oder Berührungen wirken intensiver als zuvor.[40]

In diesem Zustand kann dein Nervensystem nicht mehr flexibel reagieren, zwischen Reiz und Reaktion liegt kaum Spielraum. Du willst vielleicht ruhig bleiben oder sachlich antworten und spürst gleichzeitig, dass du das nicht mehr in der Hand hast. Diese Phase deutlicher Überlastung, in der die Summe der vorangegangenen Aktivierungen die aktuelle Kapazität übersteigt, wird als **Overload** bezeichnet. Er ist das Ergebnis einer fortlaufenden Beanspruchung, die nicht mehr ausreichend reguliert werden kann.

Meltdown

Wenn der Overload anhält und das Nervensystem keine Pause bekommt, kann es zu einer deutlichen Entladung kommen. Körperlich kündigt sich ein solcher **Meltdown** oft dadurch an, dass die innere Anspannung stark zunimmt. Der Puls wird schneller, die Muskulatur hart, der Atem flach oder unregelmäßig. Manche Menschen berichten von einem Druck im Brustkorb oder davon, dass sich der gesamte Körper starr anfühlt. Reize dringen ungefiltert ein, das Gehirn kann sie nicht mehr verarbeiten.

Du spürst in solchen Momenten, wie deine Worte schneller oder lauter herauskommen als beabsichtigt. Tränen laufen, Wut entlädt sich oder dein Verhalten fällt extremer aus, als es der konkrete Anlass erwarten ließe. Das geht mit dem Gefühl einher, dich nicht bewusst entscheiden zu können, vielmehr reagiert dein Körper für dich. Er will Spannung abbauen, nachdem er über längere Zeit stark beansprucht war. Häufig folgt darauf eine Phase ausgeprägter Erschöpfung.

Shutdown

Bei Überlastung ziehen sich Nervensysteme manchmal auch komplett zurück. Statt Spannung abzugeben, reduzieren sie ihre Aktivität. Ein **Shutdown** kann sich körperlich wie ein plötzlicher Energieverlust anfühlen. Die Muskulatur wird schwer, die Bewegungen langsamer und der Blick starrer. Das Sprechen wird unsicher oder bricht ganz ab.[41] Es kostet erhebliche Kraft, einfache Fragen zu beantworten oder Entscheidungen zu treffen. Das Denken verlangsamt sich oder verschwimmt. Manche beschreiben ein Gefühl von innerer Distanz, als wäre der Kontakt zur Umgebung gedämpft.

Weiterhin treffen Reize ein, doch die Fähigkeit des Nervensystems, darauf zu reagieren, ist deutlich eingeschränkt. Du hörst vielleicht, was gesagt wird, kannst aber nicht antworten. Du nimmst deine Umgebung wahr, fühlst dich aber abgekapselt. Für dich selbst fühlt sich dies nicht wie ein freiwilliges Verhalten an, sondern es geschieht einfach.

RSD

Soziale Situationen können das Nervensystem besonders schnell und stark in Alarmbereitschaft versetzen. Ein kurzer Blick, eine veränderte Tonlage oder eine ausbleibende Antwort auf eine Nachricht kann ausreichen, um das intensive Gefühl auszulösen, abgelehnt, übersehen oder falsch bewertet zu werden. Diese schnelle, starke Empfindlichkeit gegenüber wahrgenommener Zurückweisung wird häufig als **Rejection Sensitive Dysphoria (RSD)** bezeichnet, als zurückweisungssensible Dysphorie.[42] Der Begriff ist kein eigenständiges Diagnosekriterium in ICD oder DSM und wissenschaftlich bisher nicht einheitlich definiert.[43] Er umfasst ein reales Erleben, das viele Menschen mit ADHS, Autismus oder AuDHS wiedererkennen. Beschrieben wird damit eine besonders starke Kopplung zwischen sozialer Bewertung und körperlicher Stressreaktion. Bei AuDHS können hier verschiedene Dynamiken zusammenkommen: Soziale Signale werden früh, intensiv oder mit hoher Unsicherheit registriert, während emotionale Reize schnell eine starke Reaktion auslösen können. Verstärkt wird dies durch biografische Erfahrungen. Wer wiederholt gehört hat, zu empfindlich, zu direkt oder zu intensiv zu sein, entwickelt häufig eine erhöhte Wachsamkeit gegenüber sozialer Bewertung.[44]

Emotionsregulierung als System

Aktivierung, Overload, Meltdown, Shutdown und RSD haben nichts mit Disziplin oder dem Haschen nach Aufmerksamkeit zu tun. Vielmehr hängt die Emotionsregulierung davon ab, wie ein Nervensystem auf Belastung reagiert und wie viel Spielraum ihm in diesem Moment zur Verfügung steht. Hier kannst du ansetzen, indem du lernst, deine eigenen körperlichen Signale möglichst früh wahrzunehmen. Sie zeigen dir, wie beansprucht du aktuell bist.[45] Wenn du deine Reaktionen deutlicher spürst und als Körpersignale anerkennst, verschiebt sich der Blickwinkel. Statt mit Scham und Ärger zu reagieren, kannst du für Rahmenbedingungen sorgen, in denen dein Nervensystem stabiler arbeitet.

Emotionsregulierung bei Überlastung

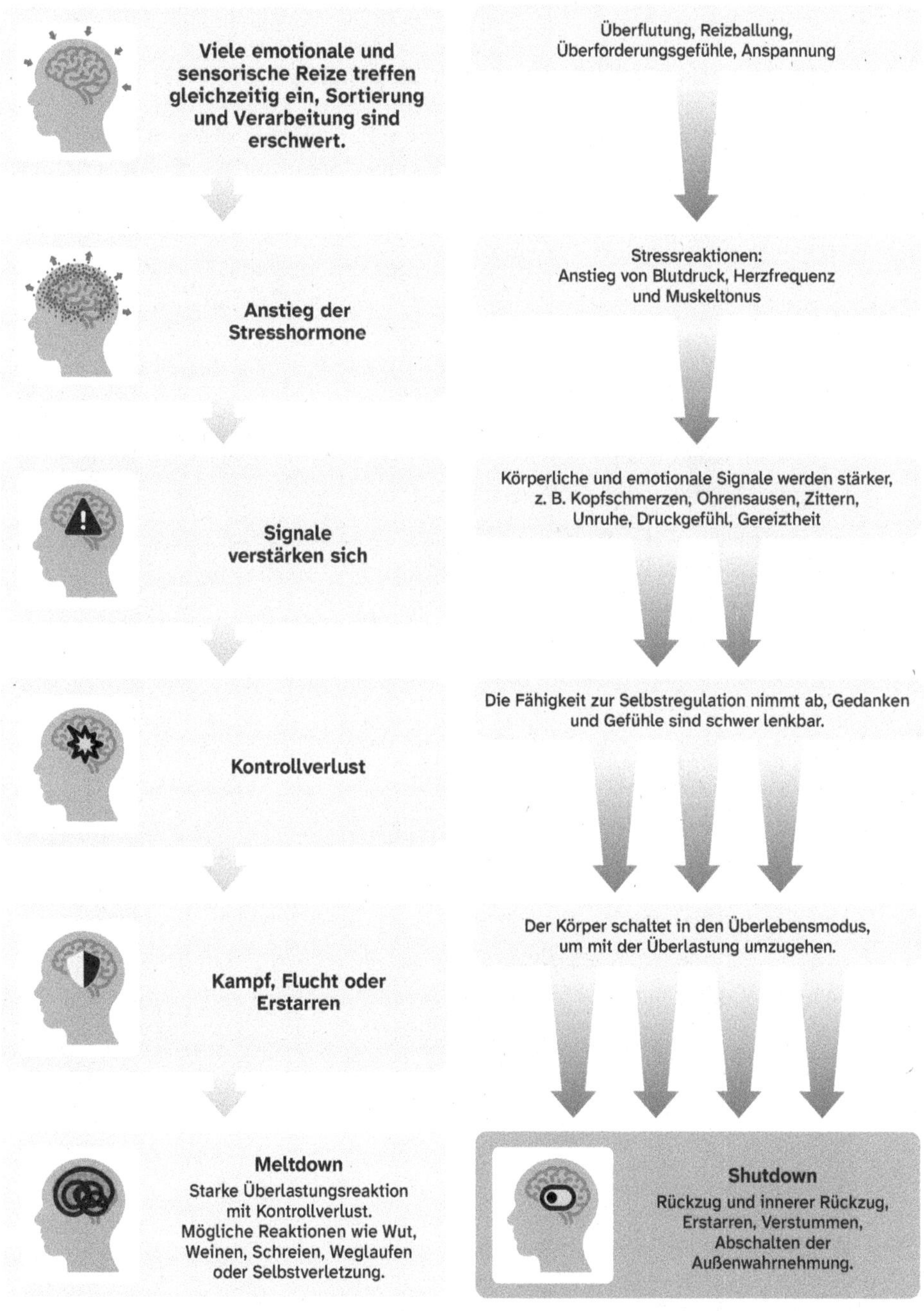

Wichtig zu wissen: Jede Person erlebt und zeigt Überlastung unterschiedlich. Die Reaktionen können variieren und sich im Laufe der Zeit verändern.

REFLEXION: WELCHE SIGNALE KENNST DU VON DIR?

Vielleicht nimmst du nicht erst den Meltdown oder den Rückzug wahr, sondern bereits die kleinen Veränderungen auf dem Weg dorthin. Auch wenn die Signale individuell sind, können dir folgende Punkte helfen, deine eigenen Muster zu erkennen.

- körperliche Hinweise
- Dein Atem wird flacher.
- Dein Brustkorb fühlt sich enger an.
- Deine Schultern ziehen sich nach oben.
- Dein Kiefer spannt sich an.
- Geräusche wirken plötzlich lauter.
- gedankliche Hinweise
- Du spielst eine Situation immer wieder gedanklich durch.
- Deine Gedanken springen schneller.
- Du suchst nach einer Erklärung, obwohl sie bereits da ist.
- Entscheidungen fühlen sich schwerer an.
- Verhaltenshinweise
- Deine Antworten werden kürzer.
- Du bist schneller gereizt.
- Du ziehst dich innerlich zurück.
- Du fängst an, dich stärker zu kontrollieren.

Diese Hinweise sind keine Warnlampen, die auf Gefahr hinweisen. Betrachte sie eher als Informationen, die dir zeigen, dass dein Nervensystem gerade mehr verarbeitet, als es auf den ersten Blick scheint.

Zusammenfassung

- Emotionsregulierung bei AuDHS beschreibt, wie dein Nervensystem auf soziale und innere Impulse reagiert und wie Spannung sich aufbaut, hält oder entlädt.
- Deine emotionalen Reaktionen sind mit körperlicher Aktivierung verbunden und werden durch frühere Erfahrungen mitgeprägt. Somatische Marker sind unter anderem beschleunigter Atem, Enge im Brustkorb oder harte Muskulatur.
- Die Spannung entsteht häufig schrittweise. Mehrere kleine Aktivierungen können sich verbinden, auch wenn jede für sich genommen gut zu tragen wäre.
- Starke emotionale Reaktionen sind häufig Stresssymptome eines beanspruchten Nervensystems.
- Nach hoher Aktivierung kann es Stunden oder Tage dauern, bis dein System wieder vollständig zur Ruhe kommt.

IMPULSE FÜR DICH

- Emotionale Intensität bedeutet keine mangelnde Stabilität.
- Overload, Meltdown und Shutdown sind Zustände, keine Charakterzüge.

Erholung ist wichtiger Teil der Regulation.

4. STRUKTUR UND IMPULSIVITÄT

Du kennst vermutlich das Bedürfnis nach Klarheit. Ein Tag fühlt sich anders an, wenn er eine erkennbare Struktur hat. Für dich ist es gut zu wissen, wann Aktivitäten starten, welche Schritte folgen und wo Pausen Platz haben. Nicht jedes Detail muss festgelegt sein, doch eine innere Landkarte verändert etwas. Du kannst alles gedanklich durchgehen, dir vorstellen, wie sich die einzelnen Abschnitte anfühlen, und dich auf das einstellen, was auf dich zukommt.

Wenn Termine feststehen und Aufgaben geplant sind, bleiben weniger Fragen offen. Dein Kopf muss nicht so viel einsortieren. Was wann geschieht, ist zumindest grob geklärt. Diese Form von Übersicht wirkt oft unmittelbar auf deinen Körper. Du fühlst dich relativ entspannt und deine Gedanken sind geordnet. Vorhersehbarkeit schafft einen Rahmen, in dem du dich bewegen kannst. Dein Nervensystem muss weniger spontan bewerten und weniger parallel prüfen.[46] Das spart Energie, auch wenn dir das nicht immer bewusst ist.

Vorhersehbarkeit schafft einen Rahmen, in dem du dich bewegen kannst.

Struktur bedeutet in diesem Sinn nicht Starrheit, sondern du weißt, worauf du dich einstellen kannst. Sie kann außerdem emotional stabilisieren. Wenn klar ist, was dich erwartet, sinkt die Grundanspannung.[47] Das kann sehr entlastend sein. Viele Menschen mit AuDHS entwickeln deshalb eigene Systeme: Listen, feste Abläufe, bestimmte Orte für bestimmte Aufgaben. Diese Formen von Ordnung sind Versuche, Komplexität handhabbar zu machen.

Doch gleichzeitig gibt es eine andere Seite, die sich genauso deutlich meldet. Ein Gedanke taucht auf, manchmal nebenbei, manchmal mit einer plötzlichen Klarheit, und du verspürst den Impuls, sofort loszulegen. Du möchtest nicht erst lange planen oder abwägen, sondern beginnen, während deine Idee sich noch lebendig anfühlt. Es entsteht eine Form von Zug nach vorne, als würde etwas in dir sagen, dass jetzt der richtige Moment ist. In solchen Phasen verändert sich deine innere Dynamik. Energie wird verfügbar, ohne dass du sie mühsam aktivieren musst.

Bei AuDHS beruht Konzentration nicht auf Disziplin, sondern auf Interesse. Du arbeitest schnell, reagierst unmittelbar, springst von einem Gedanken zum nächsten und bleibst dennoch am Thema.[48] Oft geht hierbei das Zeitgefühl verloren. Stunden können vergehen, ohne dass du dies bewusst registrierst. Der Fokus fühlt sich selbstverständlich an, fast mühelos, solange der Impuls trägt. Dir wurde wahrscheinlich schon oft gesagt, dass das nach Sprunghaftigkeit aussieht und andere irritieren kann. Du fühlst dich aber gut, denn in solchen Phasen musst du dich nicht motivieren. Die Bewegung entsteht von selbst.

Die Wechsel zwischen diesen beiden Polen gehören zu deinem Alltag, auch wenn sie nicht immer einer Logik zu folgen scheinen. In dir selbst fühlst du weniger Widerspruch als zwei unterschiedliche Bedürfnisse. Du brauchst Abläufe und kannst sie gleichzeitig oft nicht verlässlich einhalten. Du wünschst dir Vorhersehbarkeit und wirst dennoch unruhig, wenn alles vorab festgelegt ist.

Wenn du dich dauerhaft in eine der beiden Richtungen orientierst, merkst du meist schon bald, dass dir etwas fehlt. Hältst du Termine flexibel, beginnst vieles spontan und entscheidest im Moment, kann sich das zunächst nach Freiheit anfühlen. Doch mit der Zeit hast du zahlreiche offene Enden vor dir. Wenn nichts klar abgeschlossen ist, bleibt im Hintergrund mehr aktiv.[49] Eine begonnene Aufgabe, ein Gedanke, eine Nachricht, die beantwortet werden will. Was sich zunächst gut anfühlte, verursacht mit der Zeit innere Unruhe. Planst du hingegen zu genau vor, kann sich das schon bald nach starrer Routine und wie ein Korsett anfühlen, sodass du ausbrechen möchtest. Die Belastung entsteht nicht, weil es diese beiden Bedürfnisse in dir gibt, sondern weil sie sich nicht dauerhaft vereinbaren lassen. So merkst du manchmal, dass das, was dir gestern noch Halt gegeben hat, heute Druck erzeugt oder dass sich das, was dir eben noch wie Freiheit vorkam, plötzlich unübersichtlich anfühlt.

Struktur als Belastung

Vielleicht kennst du das: Du hast dir einen Plan gemacht. Die Uhrzeiten sind festgelegt und die Aufgaben klar. Am Morgen wirkt noch alles übersichtlich. Am Nachmittag merkst du, dass du langsamer vorankommst als gedacht. Ein Gespräch dauert länger oder es ist etwas dazwischengekommen. Du schaust auf deine Liste, der Druck wächst und du merkst, wie dein Spielraum kleiner wird.

Manchmal reagierst du darauf, indem du dich stärker antreibst. Du versuchst, den ursprünglichen Ablauf einzuhalten. Oder es passiert das Gegenteil: Du brichst ab und nimmst dir etwas ganz anderes vor. Vielleicht kennst du auch diese Variante: Ein Termin steht schon seit Tagen im Kalender. Je näher er rückt, desto mehr Widerstand spürst du. Die Besprechung ist sinnvoll, du hast selbst zugestimmt, und trotzdem entsteht in dir das Bedürfnis, sie zu verschieben. Die Festlegung erzeugt Druck, den du jedoch nicht richtig fassen kannst. Plötzlich schießen dir Dinge in den Kopf, die alle wichtiger zu sein scheinen.

In solchen Momenten geht es oft weniger um die Aufgabe als um den eigenen Spielraum. Fühlt er sich klein an, reagiert etwas in dir. Du willst wieder Einfluss haben und spüren, dass du wählen kannst. Dieses Bedürfnis taucht nicht als konkreter Gedanke auf, sondern als Drang, etwas zu verändern. Da du die Vereinbarungen selbst getroffen hast, wirkt dieses Verhalten irritierend.

Innere Strategien zur Spannungsregulierung

Wenn eine Anforderung Druck erzeugt, reagieren Menschen mit AuDHS nicht immer gleich, oft wirkt ihr Verhalten widersprüchlich. Doch es gibt eine gemeinsame Grundlage: Das Nervensystem versucht in solchen Situationen, Spannung zu regulieren und den Spielraum zu erweitern. Wissenschaftlich geht es um Varianten derselben Dynamik, nämlich um das Zusammenspiel von Motivation, Stress und wie das Gehirn damit umgeht. Daraus können sich die folgenden Reaktionen ergeben.

- Aufschieben: Du weißt, dass du beginnen solltest. Du kennst die Schritte und trotzdem startest du nicht. Stattdessen liest du noch eine E-Mail, räumst etwas auf oder recherchierst Details, obwohl dies nicht dringend ist. Währenddessen bleibt die eigentliche Aufgabe im Hintergrund präsent. Dein Körper ist leicht aktiviert, dein Denken kreist darum, dass du endlich anfangen solltest.
- Plötzliches Prioritätenverschieben: Kurz bevor du starten willst, kommt dir etwas anderes dringender vor. Eine neue Idee taucht auf oder eine Nebenaufgabe wirkt plötzlich relevanter. Objektiv hat sich nichts verändert, subjektiv verschiebt sich die Gewichtung.
- Übermäßiges Durcharbeiten: Ebenso gibt es die gegenteilige Reaktion. Du zwingst dich durch die Aufgabe hindurch. Du bleibst sitzen und arbeitest konzentriert, bis du fertig bist. Von außen wirkt das hochdiszipliniert, innerlich bleibt jedoch die Anspannung hoch.
- Abruptes Abbrechen: Manchmal reißt auch der Kontakt zur Aufgabe plötzlich ab. Du warst im Prozess, sogar gut dabei, doch dann hast du das Gefühl, als sei der innere Faden gerissen. Dein System schaltet um, um weitere Überforderung zu vermeiden.
- Perfektionismus zur Kontrolle: In manchen Situationen reagierst du, indem du alles besonders genau machen willst. Du überprüfst mehrfach, formulierst um und recherchierst noch eine zusätzliche Quelle. Was wie ein hoher Anspruch wirken kann, ist häufig der Versuch, Unsicherheit zu reduzieren.
- Inneres Verhandeln: Du argumentierst mit dir selbst, verschiebst den Start um fünf Minuten, legst neue Bedingungen fürs Anfangen fest. Dieses ständige Gespräch mit dir selbst bindet Aufmerksamkeit.

Stimming ist eine weitere körperliche Strategie, mit der sich das Nervensystem regulieren lässt. Gemeint sind kleine, rhythmische Bewegungen, Geräusche oder Sinnesreize, die eine Person selbst erzeugt, beispielsweise Summen, starkes Augenblinzeln oder Wippen mit dem Oberkörper. Damit schafft sie für sich verlässliche und vorhersagbare Wahrnehmungen. Oft läuft Stimming unbewusst ab, kann aber auch bewusst zur Selbststeuerung eingesetzt werden. Je nach Bedarf kann es aktivieren oder beruhigen.

Das Bedürfnis nach Autonomie

Ein wesentlicher Faktor, der generell im Alltag mit AuDHS eine Rolle spielt, ist Unabhängigkeit. In der britischen Autismusforschung wurde ein Muster beschrieben, das ursprünglich als *Pathological Demand Avoidance* bekannt wurde. Die Bezeichnung ist inzwischen umstritten, weil »pathological« (übersetzt: »krankhaft«) eine Wertung transportiert, die dem Erleben vieler Betroffener nicht gerecht wird. Heute wird häufiger von ***Persistent Drive for Autonomy*** gesprochen, abgekürzt PDA.[50] PDA ist keine eigenständige Diagnose, aber als Stress- und Regulationsdynamik für ein AuDHS-Profil relevant. Der neuere Begriff verdeutlicht, was gemeint ist: ein anhaltend starkes Bedürfnis nach Autonomie. Wenn das Gefühl schwindet, Einfluss nehmen zu können, reagiert das Nervensystem mit erhöhter Aktivierung. Dabei steht nicht das Inhaltliche im Vordergrund, sondern die Tatsache, dass etwas von außen erwartet oder festgelegt wird, etwa Termine oder Fristen.

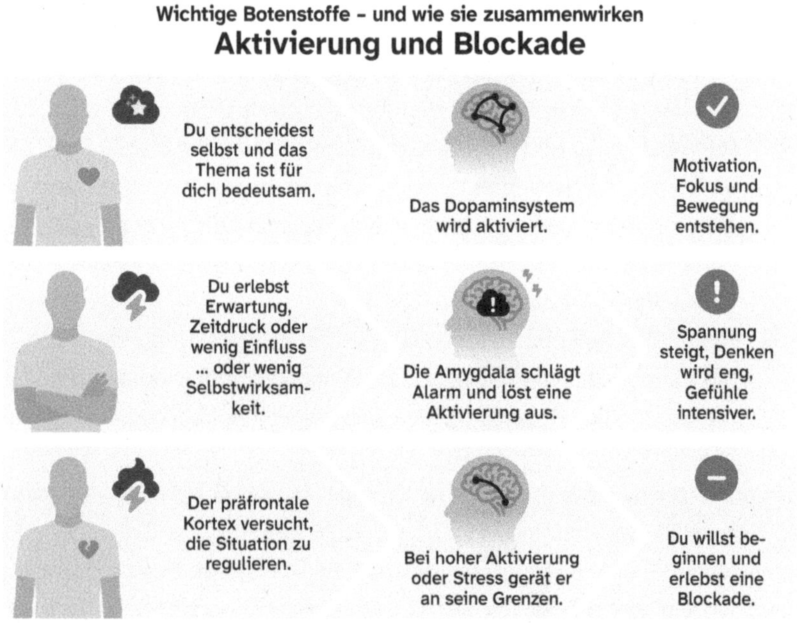

Wenn du selbst entscheidest, womit du dich beschäftigst, kommst du leichter ins Tun. Eine eigene Idee, ein Thema, das dich interessiert, oder ein spontaner

Einfall können sofort Energie freisetzen. Du musst dich nicht lange überreden. Etwas in dir springt an und du beginnst. Dabei spielen die körpereigenen Botenstoffe Dopamin, Noradrenalin und Serotonin eine zentrale Rolle.

- Dopamin unterstützt dich dabei, ins Tun zu kommen, an einer Aufgabe dranzubleiben und Impulse zu steuern. Wenn Dopamin ausreichend verfügbar ist, fühlt sich der Antrieb leichter zugänglich an, du verspürst Vorfreude und bist motiviert. Bei Schwankungen fällt es schwerer, etwas zu beginnen oder fokussiert bei einer Sache zu bleiben.
- Noradrenalin beeinflusst die Aufmerksamkeit und Wachheit. Es verstärkt die Stressreaktion im Gehirn und wirkt daran mit, wie gut Dopamin verfügbar ist.
- Serotonin sorgt für emotionale Ausgeglichenheit, bessere Schlafqualität und Stressregulation. Wenn der Serotoninspiegel stabil ist, fühlt sich der Alltag weniger überwältigend an.

Das bewusste Erleben kleiner Erfolge und Momente von Selbstwirksamkeit stärken das Dopaminsystem und damit die Stressresilienz. Chronischer Stress hingegen erschöpfen es, was sich nachteilig auf Antrieb und Motivation auswirkt.

Ein weiterer Mechanismus, der in diesem Zusammenhang eine Rolle spielt, wird als **Delay Aversion** beschrieben. Gemeint ist eine erhöhte Sensitivität gegenüber Zeitdruck und erlebter Fremdsteuerung.[51] Die entstehende Spannung kann zu Druck, Angst oder unmittelbarem Widerstand führen.

Die Stärke der Reaktion steht nicht immer im Verhältnis zur Größe der Aufgabe.

Neurologisch lässt sich auch das mit einer sensibleren Kopplung zwischen Bewertungs- und Stressnetzwerken erklären. Im Gehirn werden Selbstwirksamkeit, Erwartung von außen und mögliche Einschränkung unmittelbar überprüft. Wird eine Situation als einengend eingestuft, steigt die Aktivierung, bevor der präfrontale Kortex sie vollständig einordnen kann.[52] Dein Körper reagiert mit erhöhter Spannung, dein Denken wird beengter oder sprunghafter. Bei AuDHS kann diese Schwelle niedrig liegen. Das bedeutet nicht, dass real mehr Gefährdung besteht, sondern dass das System schneller reagiert.

Zusammenfassung

Bei AuDHS zeigen sich im Zusammenspiel von Impulsivität, Struktur und Autonomie immer wieder bestimmte Dynamiken. Wer sie kennt, kann das eigene Erleben in diesem Spannungsfeld besser einordnen und einen passenden Umgang damit finden.

Struktur

- Struktur reduziert Komplexität und schafft Vorhersagbarkeit.
- Wird sie als stimmig erlebt, wirkt sie stabilisierend.
- Wird sie als einengend wahrgenommen, kann sie Spannung auslösen.

Impulsivität

- Impulsivität ist eng mit dem inneren Antriebssystem verbunden.
- Eigeninitiative, Bedeutung und Neuheit aktivieren schneller.
- Anforderungen von außen lassen die Motivation sinken und verursachen mehr Stress.

Autonomie

- Das Erleben von Selbstwirksamkeit wirkt förderlich auf das Stress- und Motivationssystem.
- Wird der eigene Einfluss als eingeschränkt erlebt, entsteht Stress.

Stressreaktion auf Anforderungen

- Die Intensität einer Reaktion steht nicht immer im Verhältnis zur Größe der Aufgabe.
- PDA beschreibt eine besonders ausgeprägte Stressreaktion auf Anforderungen.

IMPULSE FÜR DICH

- Impulsivität und Struktur sind keine Gegensätze in dir.
- Ein starkes Bedürfnis nach Autonomie ist kein Zeichen von fehlender Kooperationsbereitschaft.
- Eine intensive Reaktion weist nicht darauf hin, dass dir Disziplin fehlt, sondern wie sensibel dein System reagiert.
- Widerstand gegen Anforderungen bedeutet nicht automatisch Trotz, sondern ist eine Stress- und Schutzreaktion.

Dein Erleben lässt sich neurobiologisch einordnen. Hier geht es weder um ein moralisches Thema noch um eine Charakterfrage.

5. KOMMUNIKATION BEI AUDHS

Du sitzt in einer Besprechung. Eine Kollegin erklärt etwas, das auf den ersten Blick klar wirkt. Während sie spricht, hörst du die Worte und merkst gleichzeitig, dass dir ein Detail auffällt, zum Beispiel der Satz: »Kümmern Sie sich bitte zeitnah darum.« Während weitergesprochen wird, beginnst du innerlich zu präzisieren. Was bedeutet zeitnah konkret? Heute noch? Bis morgen? Innerhalb dieser Woche? Ist das eine freundliche Erinnerung oder eine verbindliche Erwartung? Bezieht sich das auf genau diese Aufgabe oder auf einen größeren Zusammenhang? Ist damit dein Verantwortungsbereich gemeint oder spricht die Person allgemein in die Runde?

Diese Fragen tauchen nicht als bewusste Checkliste auf, sondern entstehen im Fluss des Geschehens. Während andere den groben Rahmen intuitiv erfassen, bleibst du gedanklich an der offenen Stelle hängen und versucht, sie zu schließen. Du willst wissen, worauf du dich einstellen sollst. Du suchst nach Klarheit, damit du angemessen reagieren kannst. Das Gespräch läuft weiter, doch dein

Denken arbeitet an mehreren Stellen zugleich. Du willst folgen, willst verstehen, willst nichts falsch einordnen. Währenddessen achtest du darauf, wie du wirkst. Ob dein Blick zu lange abschweift. Ob dein Gesicht neutral genug ist. Ob du dich meldest oder noch wartest.

Oder du sprichst und erklärst einer anderen Person einen Zusammenhang, der dir logisch erscheint. Gedanklich gehst du einen Schritt weiter, dann noch einen. In deinem Kopf ist die Linie klar. Wenn du fertig bist, schaut dich dein Gegenüber fragend an. Du merkst, dass ein Zwischenschritt gefehlt hat. Du gehst zurück, erklärst noch einmal.

Kommunikation fordert Menschen mit AuDHS auf mehreren Ebenen gleichzeitig. Du nimmst die Worte auf und registrierst, wie sie gesagt werden. Du spürst, ob die Stimmung stabil bleibt oder kippt. Dein Körper reagiert darauf. Manchmal merkst du, dass sich dein Oberkörper verspannt oder du unruhig mit den Füßen wippst, wenn das Tempo steigt. Manchmal bringt du dich stärker ein, um mitzuhalten, oder ziehst dich innerlich ein Stück zurück, weil zu viele Signale gleichzeitig eintreffen.

Kommunikation fordert Menschen mit AuDHS auf mehreren Ebenen gleichzeitig.

Bleibt eine Aussage unklar, willst du sie erst einmal gedanklich präzisieren. Du ergänzt Kontext, prüfst Alternativen und überlegst, welche Bedeutung wahrscheinlich ist. Diese innere Arbeit läuft parallel zum Gespräch. Sie sorgt dafür, dass Zusammenhänge für dich sichtbar werden. Deine eigene Ausdrucksweise ist ebenfalls Teil dieser Dynamik. Vielleicht formulierst du direkt, weil du Klarheit schätzt. Du sagst, was du meinst, ohne lange Einleitung. Für dich wirkt das sachlich. Andere reagieren irritiert, weil sie weichere Übergänge gewohnt sind. Oder du erklärst etwas ausführlich, damit nichts missverstanden wird, merkst aber, wie die Geduld im Raum abnimmt.

In solchen Momenten wird deutlich, wie unterschiedlich Kommunikation aussehen kann. Dein eigener Stil entsteht dabei aus deiner Art, Informationen und

Eindrücke zu verarbeiten. Er ist weder zufällig noch beliebig, sondern beruht auf deiner inneren Logik.

Nach einem intensiven Gespräch kann es sein, dass du Ruhe brauchst. Du hast zugehört, eingeordnet, reguliert, formuliert. Diese Gleichzeitigkeit erzeugt Belastung.[53] Vielleicht kennst du aber auch die Nachbearbeitung. Du gehst einzelne Sätze noch einmal durch und überlegst, ob dein Ton passend war oder etwas anders gemeint gewesen sein könnte. Dieses Weiterdenken gehört zu deiner Verarbeitungstiefe. Du willst verstehen und verstanden werden. Kommunikation bei AuDHS verläuft selten beiläufig. Sie ist ein Prozess, an dem du aktiv beteiligt bist.

Wahrnehmung und Kommunikationskultur

Kommunikation steckt voller Missverständnisse. Manchmal stellen die Beteiligten erst im späteren Verlauf eines Gesprächs fest, dass sie zuvor Unterschiedliches verstanden haben. Du hast eine Aussage sachlich gemeint, dein Gegenüber reagiert defensiv. Oder du nimmst eine Bemerkung neutral auf und stellst später fest, dass sie als Hinweis speziell für dich gedacht war, den du so nicht verstanden hast. Kommunikation geht also nicht nur in eine Richtung. Du interpretierst dein Gegenüber, dein Gegenüber interpretiert dich. Ihr beide greift dabei auf eigene Erfahrungen, Gewohnheiten und Erwartungen zurück. Hier wird das Double-Empathy-Problem sichtbar, das gegenseitige Unverständnis für die jeweils andere Kommunikationswelt von autistischen und nicht autistischen Menschen. Hinzu kommt das Thin Slice Judgement. Dein Blickkontakt, dein Sprechtempo oder deine Körperhaltung können bereits zur einer Einordnung führen, noch bevor dein Inhalt vollständig gehört wurde.

Genau das ist der wichtige Punkt: Wenn unterschiedliche Arten der Wahrnehmung und Kommunikation aufeinandertreffen, begegnen sich unterschiedliche Kommunikationskulturen. Beide bestehen aus eigenen impliziten Regeln, Erwartungen an Blickkontakt, Tonfall, Tempo, Gestik, Mimik und indirekten Hinweisen. In vielen Lebenskontexten war es lange Zeit selbstverständlich, dass Anpassung vor allem von denjenigen erwartet wurde, die vermeintlich »anders« waren, also von den neurodivergenten Personen. Vielleicht ist dir das bekannt: Du solltest Blickkontakt üben, Small Talk trainieren, indirekte Botschaften schneller erfassen lernen. Selten wurde gefragt, ob auch dein Gegenüber bereit ist, klarer zu formulieren, Erwartungen auszusprechen oder Direktheit als deinen Kommunikationsstil zu verstehen.

Solche einseitigen Erwartungen können dazu führen, dass du dich dauerhaft in der Rolle der anpassenden Person wiederfindest. Missverständnisse werden dann als persönliches Versagen erlebt, obwohl sie aus einem beidseitigen Unterschied entstehen. Das Anerkennen zweier Kommunikationskulturen verändert die Perspektive. Es bedeutet, dass Verständigung eine gemeinsame Aufgabe ist. Die Frage verschiebt sich von »Warum kannst du dich nicht besser anpassen?« hin zu »Wie können wir uns gegenseitig besser verstehen?«.

Implizite Kommunikation und Erwartungen

Viele soziale Regeln werden einem nie erklärt. Sie werden mitgelernt, beobachtet und vorausgesetzt. Wir wissen häufig nicht nur durch das, was gesagt wird, sondern auch durch das, was unausgesprochen bleibt, wie wir uns in einem bestimmten Kontext verhalten sollen. Wann wir uns einbringen oder direkt widersprechen. Wie viel Hintergrundinformation erwartet wird, bevor eine Entscheidung fällt.

Für dich können die unausgesprochenen Anteile anspruchsvoll sein. Wenn zum Beispiel jemand sagt: »Das können wir uns ja noch einmal anschauen«, bleibt offen, ob damit eine tatsächliche Weiterarbeit gemeint ist oder ein höfliches Beenden des Themas.[54] Du hörst die Worte und nimmst sie ernst. Gleichzeitig entsteht Unsicherheit, weil mehrere Bedeutungen möglich sind. Dein Denken beginnt zu prüfen, welche Interpretation zutreffen könnte. Während das Gespräch weitergeht, bleibst du innerlich an dieser Stelle hängen, weil du wissen möchtest, woran du bist.

Solch implizite Kommunikation verlangt, dass Bedeutung aus Andeutungen erschlossen wird. Ein leicht veränderter Tonfall kann Zustimmung oder Distanz signalisieren. Ein kurzes Zögern kann als Ablehnung gelesen werden oder als Zweifel.

Viele dieser Feinheiten werden im sozialen Miteinander schnell verarbeitet, ohne dass sie bewusst benannt oder wahrgenommen werden. Wenn dein System stärker auf explizite Information ausgerichtet ist, entsteht hier zusätzlicher Aufwand. Du versuchst, die Andeutungen systematisch zu entschlüsseln, während andere sie intuitiv einordnen. Gleichzeitig kann, wie erwähnt, dein eigener Kommunikationsstil als ungewohnt erlebt werden. Wenn du eine Frage direkt stellst, ohne sie einzuleiten, wirkt das für dich effizient und respektvoll. Du möchtest Klarheit schaffen und unnötige Umwege vermeiden. Doch dein Gegenüber könnte erwarten, dass Kritik oder eine Nachfrage vorsichtiger eingebettet wird. Nicht, weil dein Inhalt falsch ist, sondern implizite Höflichkeitscodes das verlangen.

Implizite Kommunikation verlangt, dass Bedeutung aus Andeutungen erschlossen wird.

Die Unterschiede treten besonders hervor, wenn Hierarchie oder Unsicherheit eine Rolle spielt. Werden Erwartungen nur angedeutet und du nimmst sie wörtlich, kann später Verwunderung entstehen. Fragt du nach, um Klarheit zu gewinnen, wird dies möglicherweise als mangelndes Selbstvertrauen interpretiert, obwohl es für dich ein Schritt hin zu verlässlichem Handeln ist. Du möchtest wissen, welche Kriterien gelten, bevor du aktiv wirst.

Beispiele wie diese zeigen, dass sich Kommunikationskulturen in der Gewichtung unterscheiden. Bei der neurotypischen Variante verlässt man sich stärker auf implizite Abstimmung, Zwischentöne und gemeinsame Vorannahmen. Unter autistischen Menschen wird mehr Wert auf explizite Klarheit und direkte Benennung gelegt. Keine dieser Formen ist überlegen, vielmehr folgen sie beide unterschiedlichen inneren Logiken. Wenn diese Stile aufeinandertreffen, entsteht leicht Reibung. Das liegt nicht daran, dass eine Seite unfähig wäre, sondern hat damit zu tun, dass die Spielregeln nicht identisch sind.

Das Bewusstsein für implizite Regeln verändert die Perspektive. Es schafft Raum dafür, Missverständnisse nicht als persönliches Scheitern einzuordnen.[55] Gleichzeitig führt es zu der Erkenntnis, dass Verständigung von geteilten Annahmen lebt. Wenn diese nicht übereinstimmen, braucht es mehr Offenheit und konkrete

Benennungen. Damit verteilt sich die Verantwortung auf beide Seiten, die Kommunikation wird durchschaubarer und fällt im besten Fall leichter.

Wiederholte Missverständnisse und ihre Wirkung

Ein einzelnes Missverständnis lässt sich meist klären. Du erläuterst noch einmal genauer, was du gemeint hast, oder dein Gegenüber präzisiert seine Aussage. Das Gespräch findet wieder in eine gemeinsame Spur. Anders fühlt es sich an, wenn sich solche Situationen häufen. Wenn du öfter erlebst, dass deine Worte anders ankommen als beabsichtigt oder dass unausgesprochene Erwartungen dich überraschen, dann verändert sich etwas in dir. Du gehst vorsichtiger in Gespräche. Vielleicht angespannter. Bevor du etwas sagst, prüfst du innerlich, wie es verstanden werden könnte. Du formulierst um, streichst Direktheit, fügst erklärende Sätze hinzu. Oder du entscheidest dich dafür, weniger zu sagen, um Reibung zu vermeiden. Das geschieht nicht aus Gleichgültigkeit, sondern aus Vorsicht aufgrund von Erfahrung.

Gleichzeitig kann ein anderes Gefühl entstehen oder Müdigkeit kommt auf. Wenn Verständigung wiederholt zusätzliche Anstrengung verlangt, wird Kommunikation schwerer. Du merkst, dass du dich in Gesprächen stärker beobachtest. Nicht nur das Inhaltliche ist präsent, sondern auch die Frage, ob dein Stil wieder irritieren könnte. Diese doppelte Aufmerksamkeit bindet Energie.

> Menschen mit AuDHS nehmen oft Details ernst, die für andere weniger bedeutsam sind.

Ebenso kann es passieren, dass du beginnst, an deiner Wahrnehmung zu zweifeln. Wenn du Situationen regelmäßig anders interpretierst als dein Gegenüber, entsteht Unsicherheit. Habe ich etwas falsch gedeutet? Habe ich etwas übersehen? Diese Fragen sind nicht als dramatische Selbstkritik zu verstehen, sondern als eine leichte Verschiebung, was das Vertrauen in deine Zuordnungen betrifft. Dabei ist deine Wahrnehmung nicht unzuverlässig, sondern folgt einer anderen Gewichtung. Du nimmst oft Details ernst, die für andere weniger bedeutsam sind. Auf Unklarheit reagiert dein Gehirn stärker, weil sie für dich reale Konsequenzen haben kann. Das hast du in unklaren Situationen der Vergangenheit erfahren und möchtest daher für Eindeutigkeit sorgen, um Fehlinterpretationen, Ablehnung und Konflikte zu vermeiden.

Kommunikation beschränkt sich für Menschen mit AuDHS selten nur auf den Moment der Interaktion. Oft erfordert sie viel gedankliche Vorarbeit und Vorbereitung, außerdem wirkt sie nach und bindet Aufmerksamkeit über den Moment hinaus. Das erklärt, warum soziale Interaktion auch ohne Konflikte ermüden kann. Dein Nervensystem war über längere Zeit mit innerer Koordination beschäftigt und hat dafür viel Energie aufgewendet.

Der Kortex und die Unklarheit

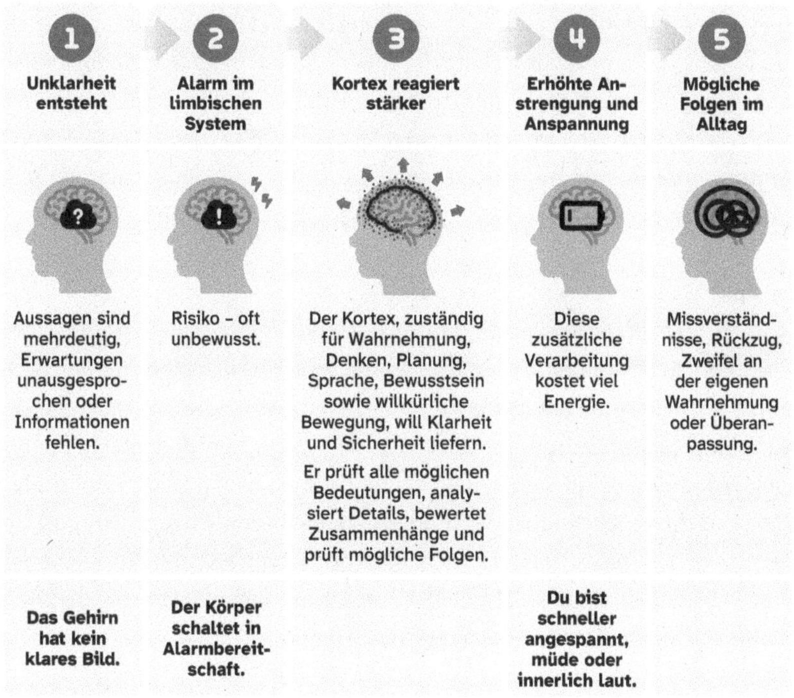

Die Folgen von Konflikten

Es gibt Gesprächssituationen, die noch belastender sind und dein Stresslevel steigen lassen. Die Stimme deines Gegenübers verändert sich, vielleicht spricht es dringlicher oder schneller. Ein Satz klingt härter als erwartet. Noch bevor du klar benennen kannst, was dich irritiert, ist Spannung da, zuerst einmal auf körperlicher Ebene. Dein Nervensystem reagiert sehr früh auf soziale Verschiebungen. Wirkt eine Aussage wie Kritik oder Zurückweisung, steigt die Aktivierung an. Dieser Prozess läuft zu schnell ab, als dass du ihn bewusst steuern könntest.[56] Während dein Gegenüber weiter argumentiert, versucht dein Gehirn, die Situation einzuordnen. Gleichzeitig prüft es, ob Rückzug oder Gegenwehr angemessen ist.

Vielleicht kennst du das Gefühl, dass dir in solchen Momenten die passenden Worte fehlen. Du weißt grundsätzlich, was du sagen möchtest, findest jedoch keinen Zugriff darauf. Oder du reagierst direkter als beabsichtigt. Beide Reaktionen entstehen unter erhöhter innerer Spannung (Overload). Dein präfrontaler Kortex, der für differenzierte Formulierungen zuständig ist, arbeitet unter erschwerten Bedingungen, wenn das Stresssystem aktiviert ist.

Bei AuDHS kann diese Aktivierung schneller einsetzen, da schon kleinste soziale Signale intensiv verarbeitet werden. Eine leichte Veränderung im Tonfall oder eine implizite Bewertung kann stärker wirken, weil sie unmittelbar in einen Bezug zu früheren Erfahrungen gebracht wird. Dein System bewertet nicht nur das, was aktuell gesagt wurde, sondern auch den möglichen Bedeutungsrahmen. Hinzu kommt, dass du dich in solchen Situationen häufig selbst beobachtest. Während du sprichst, registrierst du, wie deine Worte klingen. Du prüfst, ob dein Ton angemessen ist oder zu scharf. Diese Selbstbeobachtung läuft parallel zum eigentlichen Konflikt. Sie bindet zusätzliche Aufmerksamkeit, die dir für die inhaltliche Auseinandersetzung fehlt.

Zudem wirken Konflikte oft länger nach. Auch wenn sie sachlich geklärt sind, ist dein System noch eine Weile damit beschäftigt. Diese Nachverarbeitung gehört zu deiner Art, soziale Erfahrungen zu integrieren. Sie erklärt, warum Auseinandersetzungen dich intensiver fordern können, als es für andere sichtbar ist.

Konflikte wirken oft länger nach, auch wenn sie sachlich geklärt sind.

Wenn Zuspitzungen dieser Art immer wieder auftreten, lernt dein Nervensystem nach und nach, frühzeitig sensibel zu reagieren. Schon kleine Anzeichen von Kritik reichen dann aus, um innere Spannung zu erzeugen.[57] Die betreffenden Gespräche werden schnell als potenziell belastend eingeordnet, auch wenn das nicht notwendig wäre. Diese Reaktion ist kein Zeichen mangelnder Konfliktfähigkeit, sondern zeigt, wie eng soziale Bewertung und Stressregulation bei AuDHS gekoppelt sein können.

Unterschiede bei nonverbalen Äußerungen

Missverständnisse und Konflikte entstehen nicht nur durch Worte, sondern auch durch nonverbale Signale, etwa durch Blicke, die Körperhaltung oder die Art, wie ein Gesicht in Ruhe oder beim Nachdenken aussieht. Viele neurotypische Kommunikationsmuster beruhen darauf, dass Mimik und Gestik intuitiv richtig eingeordnet werden. Ein Lächeln gilt als Offenheit. Ein reduzierter Gesichtsausdruck wird schnell als Desinteresse gelesen. Ein direkter Blick steht eher mit Intensität oder Konfrontation in Verbindung. Wenn dein Ausdruck sparsamer ausfällt oder dein Blickkontakt nachlässt, können andere das nicht automatisch deuten. Ein neutrales Gesicht zum Beispiel kann als Zeichen von Distanz verstanden werden, obwohl du aufmerksam zuhörst.[58] Eine konzentrierte Haltung kann wie Abwehr wirken, obwohl du gerade versuchst, präzise zu denken. Eine frontale Körperausrichtung kann Druck erzeugen, obwohl sie für dich lediglich Fokussierung bedeutet.

Hier wird einmal mehr sichtbar, dass Kommunikation keine Einbahnstraße ist. So wie implizite Andeutungen für dich unklar bleiben können, sind deine nonverbalen Signale für andere vielleicht ungewohnt. Neurotypische Ausdrucksmuster sind in vielen Kontexten die Norm. Sie wirken selbstverständlich, weil sie häufiger vorkommen. Das macht sie jedoch nicht universell.

Nonverbale Signale

Dein Ausdruck	Wird oft gelesen als	Wirkung im Gespräch	Deine Intention
Lächeln / freundlicher Ausdruck Du lächelst oder wirkst offen.	• Nicht gern ernst gemeint • Locker gemeint	Aussagen werden weniger ernst genommen.	Ich bin freundlich und offen. Das bedeutet nicht, dass ich es nicht ernst meine.
Neutraler Gesichtsausdruck Dein Gesicht ist ruhig oder neutral	• Distanziert • Kühl • Nicht beteiligt	Andere gehen eher auf Distanz oder fühlen sich nicht gesehen.	Ich höre zu und verarbeite Informationen. Neutralität ist kein Desinteresse.
Blickkontakt variiert Du schaust kürzer, länger weg oder variierst deinen Blickkontakt	• Unsicher • Vermeidet Blickkontakt	Intention entsteht, Aussagen werden schnell fehlinterpretiert.	Ich variiere Blickkontakt bewusst, weil es für mich angenehmer oder hilfreicher ist.
Kontrentrierte Haltung Du wirkst ruhig, zurückgenommen oder sehr fokussiert.	• Abwesend • Nicht interessiert	Andere zögern, dich einzubeziehen, oder brechen den Kontakt eher ab.	Ich konzentriere mich und versuche, präzise zu denken.
Direkte Körperhaltung Du sitzt oder stehst klar ausgerichtet	• Direkt • Konfrontativ	Andere fühlen sich schneller herausgefordert oder unter Druck.	Ich richte mich aus, um fokussiert zu sein.

Forschungsergebnisse zur sozialen Wahrnehmung zeigen, dass Menschen besonders zuverlässig diejenigen einschätzen können, die einen ähnlichen Kommunikationsstil pflegen. Je stärker sich Ausdrucksweisen unterscheiden, desto größer wird der Interpretationsspielraum.[59] Dieser Effekt betrifft beide Seiten. Er erklärt, warum Missverständnisse entstehen können, ohne dass jemand unaufmerksam oder empathielos wäre. Ist den Beteiligten dieser Mechanismus nicht bewusst, verfestigen sich Zuschreibungen. Zurückhaltende Mimik wird als Kühle gelesen. Direkte Sprache als Härte. Wenig Blickkontakt als Desinteresse. Diese Deutungen sind gesetzt, beruhen aber auf Passungserwartungen. Das Anerkennen dieser Unterschiede verschiebt die Perspektive. Es geht nicht darum, wer besser kommuniziert, sondern darum, dass unterschiedliche Ausdrucksformen unterschiedlich gelesen werden.

REFLEXION: RÜCKBLICK IN GEDANKEN

Bevor du weiterliest, denk an ein Gespräch während der letzten Tage. Vielleicht erkennst du dich in einigen der folgenden Situationen wieder.

- Während des Gesprächs
  - Ist dir ein Wort aufgefallen, das unklar war, während die andere Person schon weitergesprochen hat?
  - Hast du überlegt, was genau gemeint ist, obwohl das Thema schon gewechselt hat?
  - Hast du kurz gezögert, bevor du etwas gesagt hast, weil du prüfen wolltest, wie es ankommen könnte?

- In der Begegnung
  - Gab es einen Moment, in dem du dich wohlgefühlt hast und einfach sprechen konntest?
  - Hast du zu einem bestimmten Zeitpunkt gespürt, wie sich dein Körper angespannt hat?
  - Hast du gemerkt, dass du stärker auf deinen Ton oder deinen Gesichtsausdruck geachtet hast?

- Nach dem Gespräch
  - Ging dir später noch ein Satz mehrmals durch den Kopf?
  - Hast du dich gefragt, ob etwas anders gemeint gewesen sein könnte?
  - Hast du festgestellt, dass dein Körper noch nicht ganz ruhig war, obwohl alles sachlich geklärt schien?

Es geht hier nicht darum, etwas zu verändern. Mach dir erst einmal nur klar, wie viel in dir gleichzeitig abläuft. Wenn du das wahrnimmst, wird verständlicher, warum Gespräche dich länger beschäftigen können, als es nach außen sichtbar wird.

Zusammenfassung

Kommunikation ist mehrschichtig. Sie umfasst Worte, Tonfall, Mimik, Gestik und das, was zwischen zwei Sätzen mitschwingt. Das stellt Menschen mit AuDHS oft vor eine große Herausforderung.

Im Gespräch

- Inhalte werden präziser verarbeitet, auf unklare Formulierungen wird sensibler reagiert.
- Implizite Bedeutungen können zusätzliche innere Arbeit auslösen.
- Während des Zuhörens oder Sprechens läuft häufig parallel Selbstbeobachtung ab.

Missverständnisse

- Unterschiedliche Kommunikationsstile können dazu führen, dass Bedeutungen verloren gehen oder missverstanden werden.
- Das Double-Empathy-Problem weist darauf hin, dass gelungene Kommunikation nur miteinander entsteht.
- Auch nonverbale Signale werden unterschiedlich gelesen, je nachdem, welche Ausdruckskultur vorausgesetzt wird.

Konfliktdynamik

- Soziale Spannung aktiviert das Nervensystem schnell.
- Unter erhöhter Aktivierung wird die Regulation anspruchsvoller.
- Gespräche können länger nachwirken, auch wenn sie sachlich geklärt sind.

Energie und Nachwirkung

- Kommunikation endet nicht immer mit dem letzten gesprochenen Satz einer Begegnung.
- Körper und Gehirn arbeiten vielleicht noch eine Zeit lang weiter.
- Diese Tiefe der Verarbeitung erklärt, warum Begegnungen Kraft kosten können, selbst wenn sie freundlich verlaufen.

IMPULSE FÜR DICH

- Unterschiedliche Kommunikationsstile sind kein Zeichen fehlender Empathie, sondern haben mit unterschiedlichen Verarbeitungsweisen zu tun.
- Missverständnisse entstehen häufig aus unterschiedlicher Deutung, nicht weil der Wille fehlt.
- Soziale Aktivierung ist auch körperlich spürbar. Wenn dein System schnell reagiert, geht es um deine Regulation, nicht um eine Charakterfrage.
- Wenn Gespräche dich länger beschäftigen, weist das auf eine ausgeprägte Verarbeitungstiefe hin. Es bedeutet nicht, dass du überempfindlich bist.
- Passung wirkt regulierend. Wenn Beziehungen von einem verständnisvollen Miteinander geprägt sind, sinkt die innere Anspannung der beteiligten Personen deutlich.

6. SOZIALE INTERAKTION

Begegnungen mit anderen Menschen passieren für dich selten beiläufig. Ein Treffen ist kein neutraler Termin im Kalender, sondern es bewegt etwas in dir. Schon bevor es losgeht, spürst du Erwartung oder Anspannung. Währenddessen nimmst du wahr, wie nah du dich dem Geschehen fühlst oder wie sehr du dich selbst beobachtest. Und wenn du wieder für dich bist, klingt das Treffen noch lange in dir nach.

Vielleicht kennst du das Gefühl, dass Nähe schnell entsteht. Du sprichst mit jemandem und hast nach kurzer Zeit das Bedürfnis, ehrlich zu sein, tiefer zu gehen und Dinge zu erzählen, die andere erst viel später ansprechen würden. Nur selten bleibst du an der Oberfläche. Wenn dich ein Mensch interessiert, willst du mehr wissen. Du willst verstehen, was ihn bewegt, wie er denkt, wie er fühlt. Diese Intensität kann für dein Gegenüber verbindend wirken. Sie kann jedoch auch überraschend sein, weil sie schneller entsteht, als andere es gewohnt sind.

Wenn mehrere Menschen zusammenkommen, entsteht eine weitere Herausforderung. Du bist in einem Raum, in dem verschiedene Gespräche gleichzeitig laufen. Jemand redet laut und zügig, zwei Meter weiter wird leiser diskutiert. In ein Thema wird eingestiegen, noch bevor das vorherige abgeschlossen ist. Während andere scheinbar mühelos mitkommen oder den Faden nicht verlieren, geht deine Wahrnehmung in die Breite. Kleine Veränderungen im Tonfall fallen dir auf. Ein kurzes Zögern hinter einem Lächeln bleibt nicht unbemerkt. Ein Blick zwischen zwei Personen wirkt bedeutsam, auch wenn niemand etwas sagt. Gleichzeitig sortiert dein Denken: Was ist eigentlich gerade das Thema? Worauf bezieht sich dieser Einwurf? Ist das eine offene Frage oder nur eine Bemerkung in den Raum hineingesprochen? Begegnungen fühlen sich dicht und anstrengend an, weil Reize in dir auf mehreren Ebenen parallel verarbeitet werden.

Vielleicht reagierst du auf diese Intensität auch mit Rückzug. Du sagst Treffen ab oder brauchst lange Phasen nur für dich. Für andere wirkt das, als würdest du auf Distanz gehen. In dir fühlt es sich eher wie Regulation an. Du warst lange in Resonanz und brauchst jetzt weniger Input, weniger Abstimmung und weniger Reaktion.

Soziale Intensität kann sich auch als Loyalität äußern. Wenn du dich verbunden fühlst, meinst du es ernst. Du nimmst Versprechen wörtlich. Du bleibst gedanklich bei Menschen, auch wenn der Kontakt schon vor einer Weile abgebrochen ist. Enttäuschungen wirken dadurch stärker. Wenn sich eine Person nicht mehr meldet oder sich anders verhält als erwartet, kann dir das sprichwörtlich unter die Haut gehen. Solche Dinge arbeiten weiter in dir, weil Beziehungen für dich eine große Bedeutung haben.

Diese Ernsthaftigkeit und Tiefe beruht auf neurobiologischen Grundlagen. Soziale Interaktion aktiviert mehrere Systeme gleichzeitig. So reagiert das Belohnungssystem auf Zugehörigkeit, geteiltes Interesse und gegenseitige Aufmerksamkeit. Bei ADHS kann echtes Interesse in Begegnungen viel Eigeninitiative freisetzen. Bei autistischen Menschen spielt Vorhersagbarkeit eine größere Rolle. Sobald eine Beziehung klar und verlässlich ist, sinkt die Anspannung deutlich. Wenn sich etwas anders anfühlt oder verändert, steigt sie rasch an. Bei AuDHS greifen diese Mechanismen ineinander.[60] Nähe kann stark belohnend wirken und gleichzeitig nach viel Regulierung verlangen. Das erklärt, warum du Menschen sehr mögen und trotzdem nach einem Treffen erschöpft sein kannst. Du hörst nicht nur zu, du ordnest ein, reagierst, spürst mit. Dein Nervensystem koordiniert fortlaufend, was im Innen und Außen auf dich wirkt. Diese Gleichzeitigkeit sorgt für Verbundenheit, beansprucht aber auch reichlich Energie.

Manche Menschen mit AuDHS erleben Phasen ausgeprägter Hypersozialität. Sie suchen Kontakt, schreiben viel, verabreden sich häufig, sind präsent und engagiert. Andere erleben eher Rückzug und wählen wenige, aber sehr enge Beziehungen. Beides kann Ausdruck derselben Grunddynamik sein:

Soziale Begegnung ist kein Nebenaspekt, sie ist bedeutungsvoll.

Wenn du dich in diesem Abschnitt wiedererkennst, fühl dich nicht einem »Zuviel« oder »Zuwenig« zugeordnet. Es geht darum zu sehen, dass Intensität ein zentrales Merkmal bei der Gestaltung von Beziehungen sein kann, da dieser Lebensbereich dir wichtig ist. Darüber hinaus ist sie der Grund, warum du Phasen brauchst, in denen nichts von dir erwartet wird.

Hyperempathie und soziale Resonanz

Es gibt Situationen, in denen du genau spürst, wie stark dich die Gefühle anderer beeinflussen. Jemand erzählt etwas, und schon während die Worte fallen, merkst du, wie sich deine eigene Stimmung verändert. Ein angespannter Ton wirkt sich auf deinen Körper aus. Traurigkeit bringt Schwere in deinen Brustraum. Begeisterung hebt deine Energie sofort an.

Diese Art von Resonanz entsteht häufig sehr schnell, wenn du mit einem Menschen in Kontakt bist. Es braucht keine ausführliche Schilderung, damit du merkst, dass etwas nicht stimmt oder etwas unausgesprochen bleibt. Manchmal genügt eine minimale Veränderung im Tonfall. Ein Satz, der irgendwie abbricht, obwohl er grammatikalisch vollständig ist. Ein Atemzug, der kurz aussetzt. Eine Pause, die länger dauert als im bisherigen Gespräch. Auch hier kommt der zuvor beschriebene Effekt zum Tragen: In dir reagiert etwas, noch bevor du es in Worte fassen kannst. Du spürst, dass sich die Stimmung verschoben hat. Dass hinter der Aussage mehr steckt, als gerade ausgesprochen wird. Oft entsteht diese Ahnung, bevor die andere Person selbst klar benennen kann, was sie bewegt.

Manche bezeichnen dies als **Hyperempathie**. Gemeint ist damit eine starke affektive Resonanz, also ein intensives Mitfühlen. Es geht dabei weniger um das analytische Verstehen von Gefühlen, sondern um das unmittelbare Mitgehen. Das Nervensystem reagiert, als wäre das Erleben des Gegenübers teilweise das eigene. Diese Form der Resonanz kann dich mit anderen verbinden. Menschen fühlen sich verstanden, weil deine Wahrnehmung sehr fein ist. Gleichzeitig kann das durchaus anstrengend sein. Wenn mehrere Menschen gleichzeitig emotional präsent sind, erhöht sich deine innere Aktivierung noch weiter. Du stellst fest, dass du Verantwortung übernehmen möchtest, beruhigen willst oder versuchst, Spannungen auszugleichen, auch wenn dich niemand darum gebeten hat. Manchmal gipfelt dies darin, dass du nur noch spürst, aber die Wahrnehmungen nicht mehr einordnen kannst.

WISSEN+

Empathie hat zwei Ausprägungen: Es gibt zum einen die affektive Empathie, das Mitfühlen, und zum anderen die kognitive Empathie, das Verstehen unterschiedlicher Perspektiven. Bei AuDHS können diese Anteile in unterschiedlicher Tiefe vorhanden sein. Manche erleben eine sehr starke emotionale Resonanz und brauchen gleichzeitig länger, um soziale Kontexte gedanklich einzuordnen. Andere analysieren sehr genau, was jemand fühlt, spüren jedoch weniger unmittelbare körperliche Beteiligung.

Bis heute hält sich das weitverbreitete Vorurteil, dass autistische Menschen oder Menschen mit AuDHS grundsätzlich wenig oder keine Empathie hätten. Diese Annahme stammt aus frühen theoretischen Modellen, die vor allem Schwierigkeiten im Hinblick auf soziale Aspekte beschrieben und daraus vorschnell auf fehlendes Mitgefühl schlossen. Inzwischen ist gut belegt, dass diese Annahme zu kurz greift. Empathie stellt kein einheitliches Merkmal dar, das man hat oder nicht, sondern kann sich auf unterschiedliche Art zeigen. Viele autistische Menschen berichten von intensiver emotionaler Resonanz, die teilweise über das übliche Maß in ihrem Umfeld hinausgeht. Was sich unterscheiden kann, ist die Art, wie Gefühle gelesen, ausgedrückt oder reguliert werden. Die Gleichsetzung von Autismus oder AuDHS mit Empathiemangel gilt heutzutage als fachlich überholt.[61]

Wichtig zu wissen ist auch, dass hohe Resonanz nicht automatisch bedeutet, dass jemand soziale Situationen mühelos bewältigen kann. Im Gegenteil. Je stärker dein System auf emotionale Signale reagiert, desto mehr Regulation ist notwendig.[62] Du nimmst Stimmungen auf und musst bei dir bleiben. Diese zwei gleichzeitig zu erfüllenden Aufgaben binden Energie.

Vielleicht hast du Schwierigkeiten, Grenzen zu ziehen. Wenn jemand leidet, spürst du das deutlich. Auf Abstand zu gehen, wirkt dann hart, obwohl das für deine eigene Stabilität notwendig wäre. Du bleibst weiter in Gesprächen, fühlst dich verantwortlich oder versuchst zu vermitteln, obwohl dein Körper dir längst signalisiert, dass es zu viel wird. Hyperempathie ist also keine romantische Eigenschaft. Sie beschreibt eine hohe Durchlässigkeit für soziale Information. In konflikthaften oder unklaren Konstellationen kann dadurch die Belastung sehr stark sein, weil dein Nervensystem heftig reagiert.

Soziale Energie und Erschöpfung

Du triffst Menschen, bist im Gespräch, lachst vielleicht sogar mehr als sonst. In diesem Moment wirkt alles selbstverständlich. Du hörst zu, bringst dich ein, reagierst, denkst mit. Vielleicht fühlst du dich konzentriert oder lebendig. Es gibt keine klaren Anzeichen dafür, dass es zu viel ist. Erst später stellst du fest, was dich diese Zeit gekostet hat. Du kommst nach Hause und dein Körper fährt nicht einfach herunter. Oder du wirst plötzlich extrem müde. Dein Kopf geht noch einmal durch, was gesagt wurde. Einzelne Situationen tauchen wieder auf. Du bemerkst eine Erschöpfung, die sich nicht allein auf körperlicher Ebene auswirkt. Es fühlt sich an wie ein Nachlassen von Spannung nach längerer Aktivierung.

Erschöpfung nach einem Treffen bedeutet nicht, dass es dir lieber wäre, Menschen zu meiden oder keine Kontakte zu haben. Vielmehr zeigt sie, wie aktiv dein System war. Beziehung erfordert Aufmerksamkeit, Regulation und emotionale Beteiligung. Wenn du nach einem solchen Kraftakt erholungsbedürftig bist, sagt das etwas über die Intensität deiner Beteiligung aus, nicht über deinen Wunsch nach Nähe. Wichtig ist dabei, dass du deinen Bedarf an Erholung erkennst und entsprechend handelst.

Masking und Camouflaging

Vielleicht zeigst du in sozialen Situationen manchmal eine Version von dir, die erfahrungsgemäß bei anderen besonders gut ankommt. Du weißt, wann ein Lächeln erwartet wird, wie lange angemessener Blickkontakt dauert und welche Formulierungen in einem Gespräch als höflich gelten. Während du zuhörst oder sprichst, beobachtest du zugleich, wie dein Gegenüber reagiert, und passt dein Verhalten entsprechend an.

Dieser Prozess läuft nicht immer bewusst ab. Er fühlt sich selten wie gewolltes Schauspielen an, sondern eher so, als ob innerlich Routinen mitlaufen, die sich über Jahre entwickelt haben. Du hast erlebt, wann deine Direktheit Irritation auslöst. Du hast erkennen müssen, dass Nachfragen als Unsicherheit gelesen wurden oder dein ruhiger Gesichtsausdruck als Desinteresse gedeutet wurde. Solche Erfahrungen prägen. Mit der Zeit beginnst du, feiner zu steuern, ohne jedes Mal neu darüber nachdenken zu müssen.

Der Begriff **Masking** beschreibt dieses Verhalten. Er stammt ursprünglich aus dem Autismuskontext und meint das Überdecken eigener Besonderheiten, um den sozialen Erwartungen besser zu entsprechen. Später wurde auch der Begriff **Camouflaging** verwendet, um zu betonen, dass es nicht nur ums Verbergen geht, sondern um das aktive Anpassen an erwartete Muster. Genauer: Du eignest dir Regeln an, beobachtest soziale Abläufe genau und entwickelst Strategien, um möglichst reibungslos durch Situationen zu kommen. Das beginnt oft früh, in der Schule, in Freundschaften oder in Gruppen. Du registrierst, welche Reaktionen Zustimmung bringen und welche Irritation auslösen. Du merkst dir Sätze, die Gespräche eröffnen. Du beobachtest, wie andere mit Pausen umgehen, Humor einsetzen oder Kritik verpacken. Dieses Lernen erfolgt häufig präzise. Es ist kein oberflächliches Kopieren, sondern ein genaues Studium der allgemein üblichen Abläufe.

Für andere kann das, was dabei herauskommt, nach sozialer Sicherheit aussehen. Du fällst nicht negativ auf und hörst vielleicht Rückmeldungen, dass du doch gut zurechtkämst. Was dabei selten gesehen wird, ist die innere Steuerung, die du dafür brauchst. Jede Anpassung bedeutet Aufmerksamkeit. Jede bewusste Modulation deines Ausdrucks bindet kognitive Ressourcen. Mit der Zeit kann dieses Verhalten so selbstverständlich werden, dass du es kaum noch bemerkst. Vielleicht spürst du eher die Erschöpfung danach als den Prozess selbst. Oder du stellst fest, dass du in vertrauter Umgebung anders sprichst und dich anders bewegst als in formellen Kontexten. In einem sicheren Rahmen bist du direkter oder stiller, in anderen Situationen kontrollierter.

Mit der Zeit kann dieses Verhalten so selbstverständlich werden, dass du es kaum noch bemerkst.

Meist hängt Masking mit dem nachvollziehbaren Wunsch zusammen, Missverständnisse zu vermeiden und Konflikte zu umgehen. Wenn dein natürlicher Ausdruck wiederholt irritiert aufgenommen wurde, liegt es nahe, daran etwas zu verändern. Wenn Klarheit als Härte interpretiert wird, wirst du vorsichtiger formulieren. Wenn Zurückhaltung als Desinteresse gedeutet wird, wirst du aktiver reagieren. Langfristig kann intensives Masking allerdings Spuren hinterlassen. Viele berichten von chronischer Erschöpfung oder dem Gefühl, nicht vollständig gesehen zu werden.[63] Wenn ein großer Teil deiner Energie in Anpassung fließt, bleibt weniger Raum für Spontaneität. Manchmal entsteht auch Unsicherheit darüber, welche Reaktion eigentlich deine eigene ist und welche auf Anpassung beruht.

Masking ist keine Charakterschwäche, sondern eine Strategie, die sich in einem bestimmten Umfeld als sinnvoll erwiesen hat. Sie trug vermutlich dazu bei, dass du viele Situationen bewältigen konntest. Gleichzeitig lohnt es sich, genauer wahrzunehmen, wo dieses Verhalten dich Kraft kostet und wo es vielleicht nicht mehr in gleichem Maß notwendig ist wie bisher. Allgemein gilt, dass sich soziale Interaktion bei AuDHS häufig in dem Spannungsfeld zwischen echter Beteiligung, intensiver Resonanz und erlernter Anpassung bewegt. Das Zusammenspiel dieser Faktoren prägt, wie du Nähe erlebst und wie viel Energie dir danach bleibt.

Passung und späte Erkenntnis

Kennst du das? Ohne dass du klar benennen kannst, worin der Unterschied besteht, reagierst du in sozialen Situationen anders als viele in deinem Umfeld. Du funktionierst, hast hinzugelernt, gearbeitet, Beziehungen geführt. Für die Menschen um dich herum wirkt vieles unauffällig. Vielleicht bekommst du sogar Rückmeldungen, dass du besonders sozial, besonders reflektiert oder besonders belastbar seist. Gleichzeitig gibt es Bereiche, in denen du regelmäßig an Grenzen kommst, ohne dass du eine Erklärung dafür gefunden hast.

Wenn Anpassung gut gelingt, fallen die Unterschiede kaum auf. Wer Blickkontakt hält, sich sprachlich flexibel zeigt und soziale Regeln schnell übernimmt, passt nicht in das stereotype Bild, das beispielsweise lange Zeit mit Autismus verbunden war.[64] In vielen diagnostischen Leitlinien wurden vor allem deutlich sichtbare Auffälligkeiten beschrieben: Zurückgezogenheit, monotone Sprache, eingeschränkte Interessen. Wer intensiv beobachtet und sich stark anpasst, entspricht diesen Zuordnungen nicht.

Sind ADHS-Anteile vorhanden, verschiebt sich das Bild noch weiter. Starke Aktivität, hohes Redebedürfnis oder spontane Kontaktfreude passen ebenfalls nicht zu gängigen Vorstellungen von Autismus. Kommen dann noch Konzentrationsschwierigkeiten, emotionale Impulsivität oder wechselnde Motivation hinzu, kann der Blick auf das Zusammenspiel beider Profile verdeckt sein.

Doch es hilft zu wissen, was bei einem selbst los ist. Wer sich gut kennt, kann selbstbewusst mit seinen Eigenschaften auftreten und umgehen. Vor allem bei Frauen und nicht-binären Personen wird aber häufig erst spät eine Diagnose gestellt oder sogar gar nicht, obwohl sie überdurchschnittlich häufig von neurodivergenten Merkmalen berichten.[65] Ein Grund liegt in sozialen Erwartungen, denn Anpassungsfähigkeit wird bei ihnen oft sowieso vorausgesetzt und positiv bewertet.[66] Wer sich einfügt, Konflikte vermeidet und sich um Harmonie bemüht, wird als sozial kompetent wahrgenommen. Hier spielen Anpassung und Masking bedeutende Rollen. Wer sich ohnehin intensiv mit Identität und sozialer Wahrnehmung auseinandersetzt, entwickelt oft feine Strategien der Selbststeuerung. Das kann dazu führen, dass neurodivergente Merkmale überlagert oder anderen Ursachen zugeschrieben werden.

Wer sich einfügt, Konflikte vermeidet und sich um Harmonie bemüht, wird als sozial kompetent wahrgenommen.

Hinzu kommt, dass viele Mädchen früh lernen, neuronormative soziale Muster genau zu beobachten. Sie analysieren Gruppendynamiken, imitieren Gestik, übernehmen Sprachstile. Diese Strategien wirken erfolgreich, führen jedoch dazu, dass Auffälligkeiten weniger deutlich zutage treten. Stattdessen zeigen sich häufiger Symptome, die nach innen gerichtet sind. Erschöpfung, depressive Verstimmungen,

Angst vor sozialer Bewertung, Essstörungen oder Selbstwertprobleme rücken in den Fokus.[67] Diese Diagnosen greifen einzelne Aspekte des Verhaltens auf, erfassen jedoch nicht immer das zugrunde liegende Verarbeitungsprofil.

WISSEN+

Wenn du erst spät von deiner Neurodivergenz erfährst, bedeutet das nicht, dass deine Schwierigkeiten im Alltag weniger real wären. Vielmehr können sie dir zeigen, dass deine Anpassungsfähigkeit lange stärker sichtbar war als deine Belastung. Wenn du heute auf deine Biografie schaust, fügen sich manche Situationen rückblickend zu einem anderen Bild. Konflikte in Gruppen. Erschöpfung nach scheinbar normalen Tagen. Intensive Bindungen und abrupte Rückzüge. Das alles war da, es hatte nur keinen Rahmen und keine zutreffende Bezeichnung. Mehr zu wissen, verändert nicht automatisch deinen Alltag. Es kann jedoch helfen, vergangene Erfahrungen neu zu betrachten und zu verstehen. Nicht als persönliches Scheitern, sondern als Ausdruck eines Profils, das lange verdeckt unter der Oberfläche gearbeitet hat.

Nach den vorangegangenen Ausführungen könnte es so wirken, als wären Begegnungen mit anderen Menschen vor allem von Schwierigkeiten geprägt. Doch auch mit AuDHS sind andere Erfahrungen möglich. Es gibt Treffen, bei denen dein Körper ruhiger bleibt. Du bist im Gespräch und merkst, dass du deinen Blick nicht kontrollieren musst. Pausen kommen vor, ohne dass du sie sofort füllen willst. Wenn dir ein Gedanke einfällt, sprichst du ihn aus, ohne vorher mehrere Varianten im Kopf durchzugehen. Wenn du etwas nicht verstehst, fragst du nach, ohne dich innerlich dafür zu rechtfertigen. In solchen Momenten sinkt die Grundanspannung im Körper, dein Atem geht gleichmäßig. Du beobachtest dich weniger. Das Gespräch läuft weiter, ohne dass du parallel prüfst, wie du wirkst. Du musst deinen Tonfall nicht korrigieren oder deine Direktheit abmildern.

Situationen wie diese haben viel mit Passung zu tun. Dein Gegenüber liest dich nicht als Abweichung und wertet deine Sprechweise nicht als zu direkt oder zu ausführlich. Dein Nachfragen wird als Interesse verstanden, nicht als Unsicherheit. Deine ruhige Art wird nicht als Desinteresse interpretiert, sondern einfach angenommen. Viele Menschen berichten, dass solche Momente besonders häufig mit Personen entstehen, die selbst neurodivergent sind. Das liegt nicht daran, dass per se nur neurodivergente Menschen einander verstehen könnten. Oftmals sind jedoch ähnliche Wahrnehmungsweisen, Kommunikationsrhythmen und Erwartungen vorhanden. Hier wirkt Co-Regulation, du hast mit Menschen zu tun, die dir guttun. Das gegenseitige Interesse lässt eher inhaltliche Tiefe zu, Small Talk ist nicht nötig. Vielleicht bringt dein Gegenüber innere Ruhe mit, vielleicht auch eine Energie, die dich aktiviert, ohne zu stressen. So können sich Nervensysteme gegenseitig stabilisieren oder beruhigen.

Wenn Menschen die gleiche oder eine ähnliche Sprache sprechen, kann Verständigung oft mit weniger Aufwand erreicht werden. In solchen Beziehungen ist weniger Masking notwendig. Und weniger bewusste Steuerung bedeutet weniger kognitive Belastung. Gleichzeitig bleibt das Stresslevel niedriger, weil weniger soziale Unsicherheit verarbeitet werden muss. Dein Nervensystem bewegt sich stabiler im mittleren Aktivierungsbereich.

> Das Stresslevel bleibt niedriger,
> wenn weniger soziale Unsicherheit verarbeitet werden muss.

Das setzt sich auch nach dem Kontakt fort. Du gehst nach Hause und brauchst keine lange Nachbearbeitung, weil während der Begegnung keine dauerhafte Selbstkorrektur ablief. Energie, die sonst in Anpassung fließt, steht für echte Beteiligung zur Verfügung.

Eine gute Passung bedeutet nicht, dass keine Konflikte oder Missverständnisse auftreten können. Aber es ist möglich, über Unterschiede zu sprechen, ohne dass deine gesamte Art infrage gestellt wird. Irritation wird als situativ erlebt und nicht als Beweis, dass mit dir grundsätzlich etwas nicht stimmt. Es geht also weniger um soziale Kompetenz im Allgemeinen. Entscheidend ist, wie gut du und die Menschen in deinem Umfeld miteinander in Kontakt treten können.

REFLEXION: WELCHE MUSTER WIRKEN BEI DIR IN SOZIALEN SITUATIONEN?

Schau insgesamt zurück auf deine sozialen Kontakte in den letzten Wochen. Es geht nicht um die einzelnen Gespräche, sondern darum, Muster zu erkennen.

- Frage dich:
  - Mit welchen Menschen fühlst du dich bei Treffen eher stabil?
  - Bei wem bist du hinterher deutlich erschöpft?
  - Wann bist du besonders lebendig?
  - Wann merkst du, dass du dich zusammenreißt?

- Und weiter:
  - In welchen Beziehungen erklärst du viel?
  - In welchen musst du kaum etwas erläutern?
  - Wo passt dein Tempo?
  - Wo dein Ausdruck?

Vielleicht erkennst du Unterschiede, die nichts mit Sympathie zu tun haben, sondern mit Passung. Beachte bitte, dass hier nicht Kontakte bewertet werden sollen. Es geht darum zu verstehen, welche sozialen Konstellationen dein Nervensystem gut regulieren und welche es dauerhaft fordern.

Zusammenfassung

Soziale Interaktion bei AuDHS geht häufig mit einer intensiven Verarbeitung einher. Welcher Aufwand damit verbunden ist, wird nach außen nicht immer sichtbar.

Wahrnehmung

- Soziale Signale werden früh und differenziert registriert.
- Stimmungswechsel, Zwischentöne und implizite Erwartungen lösen körperliche Aktivierung aus.

Empathie

- Autistische Menschen und Menschen mit AuDHS verfügen über Empathie.
- Die Unterschiede liegen weniger im Fehlen von Empathie als in Ausdruck, Timing und der Verarbeitung von Reizen.

Masking und Camouflaging

- Anpassung entsteht häufig schon früh im Leben als Schutz- und Bewältigungsstrategie.
- Besonders bei Frauen und nicht-binären Personen bleibt diese Anpassung oft lange unerkannt.
- Dauerhafte Selbstüberwachung bindet Energie.

Beziehungsdynamik

- Passung wirkt regulierend.
- Wiederholtes Missverstehen führt zu Vorsicht und innerer Distanz.
- Hyperempathie oder Hypersozialität können ebenso Ausdruck von Regulierung sein wie ein Rückzug.
- Wenn Kommunikation generell schwerfällt, werden die zugrunde liegenden neurodivergenten Muster oft lange nicht angesprochen oder übersehen.
- Soziale Belastung entsteht selten durch fehlendes Interesse, sondern durch die Gleichzeitigkeit von Wahrnehmen, Regulieren und Mitdenken.

IMPULSE FÜR DICH

- Das besonders intensive Erleben sozialer Situationen ist keine Überempfindlichkeit, sondern hängt mit der Arbeitsweise deines Nervensystems zusammen.
- Masking ist eine Strategie, kein Charakterzug.
- Empathie fehlt nicht. Sie kann sich anders zeigen und wird deshalb oft nicht erkannt.

Dass sich soziale Erschöpfung einstellt, wenn Wahrnehmung, Selbstregulation und Anpassung parallel laufen, ist nachvollziehbar.

Das Zusammenspiel von Reizen, Hormonen und Gehirn

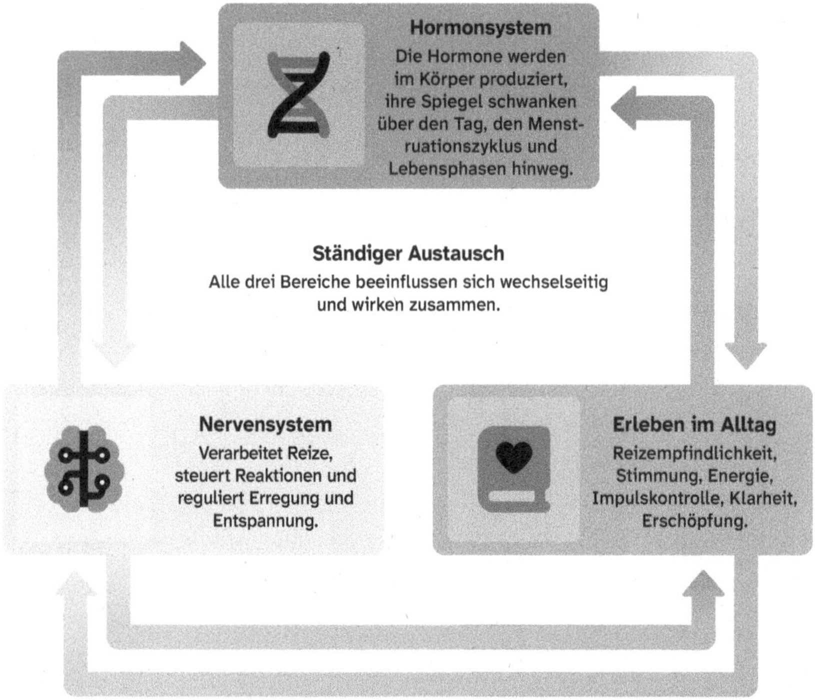

7. DER EINFLUSS DER HORMONE

In manchen Wochen fällt alles schwerer und ein Gefühl von Dichte liegt über allem. Du bist schneller müde und brauchst mehr Erholung. Genauso gibt es Phasen, in denen du gelassener reagierst, ausgeruht bist und es sich anfühlt, als hättest du einen größeren Spielraum für dein Verhalten. Das hat damit zu tun, dass unser Nervensystem in engem Austausch mit hormonellen Prozessen im Körper steht. Diese beeinflussen unter anderem, wie stark die Aktivierung ansteigt, wie gut die Stimmung reguliert werden kann, wie Impulse gebremst oder ausgelebt werden und wie schnell Erschöpfung einsetzt. Was du im Alltag als innere Schwankung erlebst, beruht auf diesem Zusammenspiel.

Hormone regulieren grundlegende Prozesse im gesamten Körper. Sie beeinflussen Schlaf und Energie, Konzentrationsfähigkeit, Stressreaktion und emotionale Stabilität. Menschen mit AuDHS nehmen Veränderungen in diesem Zusammenspiel deutlicher wahr, weil Reizverarbeitung, Emotionsregulierung und Aktivierung bei ihnen ohnehin stärker aufeinander bezogen sind.[68]

Hormone und ihre Bedeutung

Hormone sind Botenstoffe des Körpers. Gebildet werden sie in speziellen Drüsen, zum Beispiel in der Nebenniere oder der Schilddrüse, und über das Blut im Körper verteilt. Manche regulieren unsere Stressreaktion. Andere steuern Schlaf, Körpertemperatur oder den Energieverbrauch. Die Nebennieren beispielsweise schütten unter anderem Cortisol aus, das beeinflusst, wie dein Körper auf Stress reagiert und wie schnell er danach wieder zur Ruhe kommt. Die Schilddrüse bildet vor allem die Hormone Thyroxin (T4) und Trijodthyronin (T3). T3 beeinflusst unter anderem, wie viel Energie verbraucht und wie viel Wärme gebildet wird. Schilddrüsenhormone wirken also auf Energieumsatz, Körpertemperatur, Herzschlag und die allgemeine Aktivierung des Körpers.[69]

Bei AuDHS sind die Sexualhormone Östrogen, Testosteron und Progesteron besonders relevant.

- Östrogen beeinflusst, wie verlässlich Antrieb und Konzentration verfügbar sind. Sinkt der Östrogenspiegel, kann es sich anfühlen, als wärst du weniger motiviert und fokussiert. Mit Aufgaben anzufangen, kostet mehr Überwindung. Reize lenken schneller ab. Impulse lassen sich schwerer bremsen.
- Testosteron beeinflusst Aktivierung, Energie und Aufmerksamkeit. Veränderungen des Testosteronspiegels können sich daher auch auf Motivation, Konzentration und die emotionale Stabilität auswirken.
- Progesteron beeinflusst den Schlaf und den Wasserhaushalt des Körpers, beruhigt das Nervensystem und wirkt auf den Stoffwechsel.

Wichtige Botenstoffe – und wie sie zusammenwirken

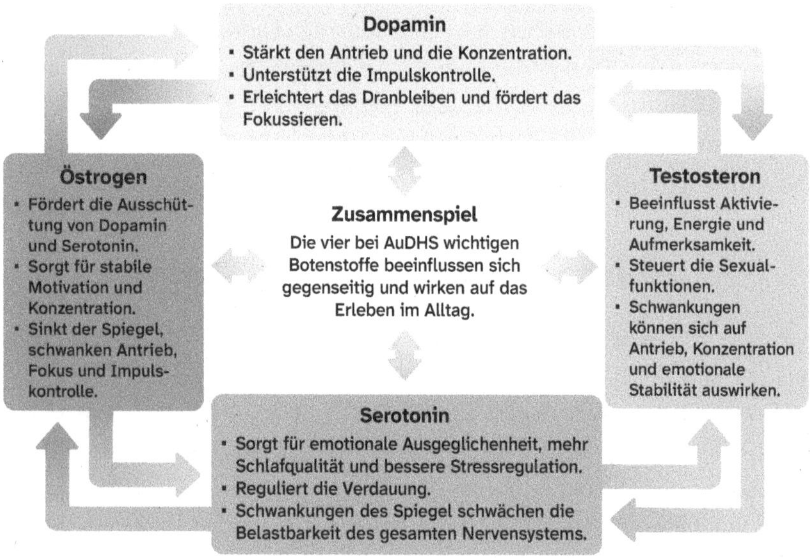

Diese drei Hormone kommen in unterschiedlichen Mengen in allen menschlichen Körpern vor. Auch am hormonellen Zusammenspiel im Körper beteiligt sind Neurotransmitter, das sind Botenstoffe, die Signale über die Nervenzellen im Gehirn weitergeben. Für den AuDHS-Kontext sind, wie erwähnt, Dopamin, Noradrenalin und Serotonin bedeutsam.

Verändern sich beispielsweise Östrogen- und Serotoninspiegel gleichzeitig, kann die Belastbarkeit des gesamten Systems schwanken. Situationen, die an stabileren Tagen gut zu bewältigen sind, können schneller zu Überforderung führen. Dieses Wissen ist wichtig, da sich hier Ansätze zum besseren Verständnis und zum passenden Umgang mit AuDHS sowie für Hilfsangebote für den Alltag ergeben.

Hormonelle Umstellung in der Pubertät

In der Pubertät verändert sich das Hormonsystem grundlegend. Östrogen-, Progesteron- und Testosteronspiegel steigen an und schwanken stärker. Gleichzeitig befindet sich der präfrontale Kortex noch in seiner Entwicklung. Das bedeutet: Die emotionale Aktivierung kann schneller erfolgen, während die regulierenden Strukturen im Reifungsprozess sind. Für Menschen, die ihre körperliche Vorgänge stark wahrnehmen, kann diese Konstellation belastend wirken. Reize gewinnen an Intensität. Soziale Dynamiken werden komplexer, weil Zugehörigkeit, Abgrenzung und Bewertung stärker in den Fokus rücken. Rückmeldungen von Gleichaltrigen bekommen mehr Gewicht. Die Fähigkeit zur Selbstregulation und Einordnung des eigenen Erlebens baut sich erst auf. Junge Menschen in dieser Phase fühlen sich verletzlicher.

> In der Pubertät verändert sich das Hormonsystem grundlegend.

Manche erleben stärkere Stimmungsschwankungen. Andere berichten von zunehmender Erschöpfung, sozialer Unsicherheit oder mehr Impulsivität. Wieder andere fangen an, ihr Verhalten bewusster zu steuern, um Irritationen zu vermeiden oder weil sie dazugehören wollen. Strategien des Maskings können hier ihren Anfang nehmen. Sie entwickeln sich aus dem Wunsch nach Sicherheit und sozialer Passung.

In der Pubertät können AuDHS-Merkmale verstärkt auftreten, doch häufig stehen in dieser Lebensphase andere Erklärungen für »Probleme« im Vordergrund. Bei den betreffenden Personen werden stattdessen Depressionen, Angststörungen oder Verhaltensauffälligkeiten diagnostiziert und behandelt. Diese Einordnungen können zutreffen und verdienen ernsthafte Beachtung. Gleichzeitig wird das Zusammenspiel zwischen der hormonellen Umstellung und AuDHS nicht immer erkannt oder genügend berücksichtigt. Für manche markiert die Pubertät den Beginn einer längeren Suche nach Erklärungen für das eigene Verhalten und Sein, für andere wird erst rückblickend verständlich, warum sie diese Jahre besonders intensiv erlebt haben.

Der Menstruationszyklus

Der **Menstruationszyklus** geht mit regelmäßigen hormonellen Schwankungen einher, die Menschen mit AuDHS häufig besonders deutlich spüren.

Mit dem ersten Tag der Blutung beginnt die **Menstruationsphase**. Östrogen und Progesteron sind in dieser Zeit auf einem niedrigen Niveau. Viele berichten, dass Energie, Antrieb und Belastbarkeit reduziert sind. Konzentration und Regulation lassen nach. Reize führen schneller zu Überlastung und alltägliche Anforderungen können mehr Kraft kosten als üblich. Das Nervensystem hat in dieser Phase weniger Puffer, wodurch Rückzug und Schonung eine wichtige Rolle spielen.

In der ersten Zyklushälfte, nach der Menstruation, der sogenannten **Follikelphase**, steigt der Östrogenspiegel an. Diese Phase wird als stabiler und besser regulierbar erlebt.[70] Die Konzentration fällt leichter, soziale Begegnungen kosten weniger Kraft und der innere Antrieb wird als verlässlicher wahrgenommen. Auch Anpassungsleistungen wie Masking lassen sich oft müheloser aufrechterhalten, weil mehr regulatorische Kapazität verfügbar ist.

Die **Ovulationsphase** findet um den Eisprung herum statt. In dieser kurzen Zeit erreicht der Östrogenspiegel seinen Höhepunkt. Manche erleben hier eine Phase mit mehr Energie und klarerem Denken, der Umgang mit sozialen Situationen fällt leichter. Aufgaben lassen sich direkter angehen, Entscheidungen werden einfacher getroffen und der eigene Handlungsspielraum wird als größer wahrgenommen. Für Menschen mit AuDHS kann dies eine Zeit sein, in der vieles leichter geht und sich Anforderungen mit weniger Anstrengung bewältigen lassen.

Auf den Eisprung folgt die **Lutealphase**. Der Progesteronspiegel steigt, während das Östrogen stärkeren Schwankungen unterliegt. In den Tagen vor der Menstruation sinken beide Hormonspiegel deutlich ab. In dieser Phase berichten Menschen mit AuDHS, dass sie sich weniger belastbar fühlen. Die Reizschwelle sinkt, Geräusche oder soziale Anforderungen wirken intensiver und emotionale Reaktionen fallen heftiger aus. Für Aufgaben, die in anderen Wochen gut bewältigt werden können, wird nun mehr Energie gebraucht.[71] Masking erfordert größere Anstrengung. Das Bedürfnis nach Rückzug nimmt zu, weil das Nervensystem weniger Spielraum zur Regulation hat. Overloads und Meltdowns können häufiger auftreten, weil die hormonellen Schwankungen die Regulationsfähigkeit des Nervensystems verringern.

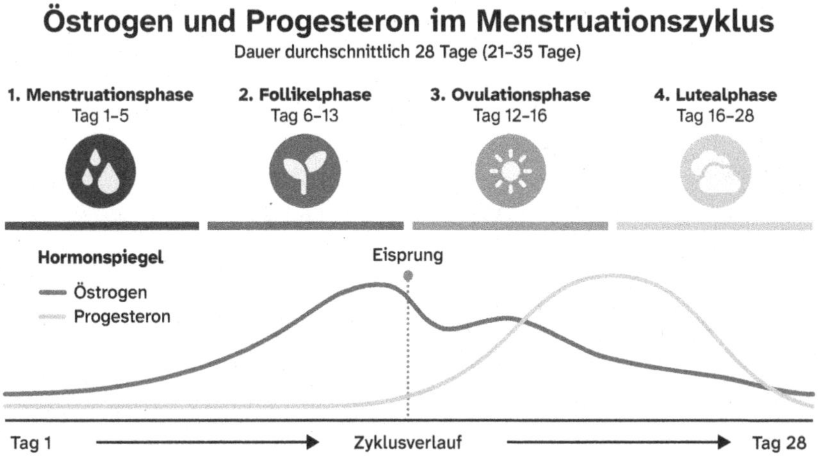

REFLEXION: EIN RAHMEN FÜR DICH

Du willst mehr über deinen Zyklus erfahren? Dann mach dir über einige Wochen hinweg stichwortartige Notizen dazu. Du könntest dir folgende Fragen stellen:

- In welcher Phase deines Zyklus befindest du dich gerade?
- Wie erlebst du deine Energie in diesen Tagen?
- Wie empfindlich reagierst du auf Reize wie Geräusche, Anforderungen oder soziale Nähe?
- Wie leicht oder schwer fällt dir Konzentration?
- Wie stark ist dein Bedürfnis nach Rückzug?

Vielleicht erkennst du wiederkehrende Muster: Tage, an denen Reize schneller überfordern oder Masking deutlich mehr Kraft kostet. Phasen, in denen vieles entspannter, leichter und stabiler wirkt. Das Beobachten kann dir helfen zu verstehen, wie dein Zyklus dein Erleben, deine Energie und deine Belastbarkeit beeinflusst.

Schwangerschaft und postpartale Phase

Im Verlauf einer Schwangerschaft steigen Östrogen und Progesteron über Monate hinweg auf sehr hohe Werte an. Nach der Geburt fallen beide Hormonspiegel innerhalb kurzer Zeit deutlich ab. Diese Veränderung gehört zu den stärksten hormonellen Umstellungen, die ein Körper erleben kann.[72] Das Hormon Prolaktin, das für die Milchproduktion und die Brustdrüsen zuständig ist, hemmt während der Stillzeit die Produktion von Östrogen. Gleichzeitig ist der Körper erschöpft, der Schlaf wird durch häufiges Aufwachen unterbrochen und der Alltag ist geprägt von neuen Abläufen, die sich erst langsam einspielen.

Für Menschen mit AuDHS kann diese Kombination besonders fordernd sein. Viele berichten rückblickend, dass ihre Reizempfindlichkeit zunahm, emotionale

Reaktionen intensiver wurden und die Selbstregulierung weniger gut gelang.[73] Situationen, die erst noch mit einem gewissen Kraftaufwand kompensierbar waren, führten schneller zu Überlastung und Erschöpfung.

In der Phase nach der Geburt wird häufig eine postpartale Depression diagnostiziert. Oftmals trifft das zu und ist ernst zu nehmen, denn es handelt sich um eine behandlungsbedürftige Erkrankung, die medizinische und therapeutische Begleitung erfordert. Allerdings berichten manche Betroffene, dass die Diagnose ihr Erleben nicht vollständig erklärte. Bei Menschen mit AuDHS kann die hormonelle Umstellung zusammen mit den veränderten Lebensbedingungen dazu führen, dass AuDHS-Merkmale stärker hervortreten. Ein Neugeborenes folgt keinem verlässlichen Zeitrhythmus. Hunger, Nähe, Schlaf- und Wachphasen wechseln ohne Vorankündigung. Für ein Nervensystem, das stark auf Vorhersehbarkeit angewiesen ist und unerwartete Wechsel intensiv verarbeitet, bedeutet das eine dauerhafte Aktivierung.[74] Die Belastung entsteht hier nicht wegen mangelnder Bindung oder fehlender Bereitschaft, sondern weil kontinuierlich Aufmerksamkeit, Regulation und Reizverarbeitung gefordert sind. Wenn du diese Erfahrung gemacht hast, kannst du mit dem aktuellen Wissen im Rückblick manches noch einmal reflektieren und anders einordnen. Nicht um etwas umzudeuten, sondern um zu verstehen, unter welchen Bedingungen dein Nervensystem damals gearbeitet hat.

WISSEN+

Wenn psychische Beschwerden nach einer Geburt anhalten, sich verstärken oder mit ausgeprägter Niedergeschlagenheit, Hoffnungslosigkeit oder Suizidgedanken einhergehen, ist eine ärztliche oder psychotherapeutische Abklärung unumgänglich! Hormonelle und psychische Prozesse greifen hier eng ineinander und erfordern fachliche Begleitung.

Perimenopause (Wechseljahre der Frau)

Die **Perimenopause** beginnt oft mehrere Jahre vor der eigentlichen **Menopause**, meist im Alter zwischen Anfang und Mitte vierzig. In dieser Zeit verändern sich die Hormonspiegel unregelmäßig. Der Östrogenwert steigt an, fällt wieder ab, manchmal mit schnellen Schwankungen. Dadurch werden Antrieb, Aufmerksamkeit und emotionale Regulation instabiler.[75] Der Körper ist über längere Zeit damit beschäftigt, ein neues hormonelles Gleichgewicht zu finden. Für viele Betroffene verschiebt sich in dieser Phase körperlich und emotional etwas, das sie nicht greifen können. Bisher wirksame Strategien funktionieren nicht mehr, die Reizschwelle sinkt und Belastung fühlt sich deutlich schwerer an als sonst.

Die Konzentration schwankt stärker und das Arbeitsgedächtnis ist weniger belastbar.

Das hat damit zu tun, dass Östrogen die Verfügbarkeit von Dopamin und Serotonin im Gehirn beeinflusst. Sinkt der Östrogenspiegel, stehen diese Botenstoffe weniger stabil zur Verfügung. Deshalb schwankt die Konzentration stärker und das Arbeitsgedächtnis ist weniger belastbar. Reize wirken intensiver. Emotionale Reaktionen werden schwerer steuerbar. Manche erleben eine neue Form von Erschöpfung, die sich nicht allein durch zu wenig oder schlechten Schlaf erklären lässt.

Bei AuDHS zeigen sich die Veränderungen in dieser Lebensphase häufig besonders deutlich. Was den Alltag über Jahre verlässlich getragen haben, wirkt nicht mehr. Masking gelingt nicht mehr mühelos. Sich anzupassen, kostet mehr Energie. Was lange kompensierbar war, tritt nun stärker hervor und fordert Beachtung.

Auffällig ist, dass viele Frauen und nicht-binäre Personen ihre AuDHS-Diagnose erst in dieser Lebensphase erhalten.[76] Das Profil bildet sich nicht neu heraus, sondern wird sichtbarer, weil das stabilisierende Östrogen nachlässt. Die auftretenden Beschwerden werden häufig allein dem Hormonsystem zugeordnet, während das zugrunde liegende neurobiologische Profil unberücksichtigt bleibt.

Altershypogonadismus (Wechseljahre des Mannes)

Auch im männlichen Körper verändern sich im Lauf des Lebens die Hormonspiegel. Ab etwa dem vierten Lebensjahrzehnt sinkt der Testosteronspiegel langsam und über viele Jahre hinweg. Dieser Prozess verläuft meist weniger abrupt als die hormonellen Veränderungen in der Perimenopause, kann sich aber dennoch deutlich spürbar auswirken.

Testosteron ist ein Botenstoff, der sich auf Antrieb, Aufmerksamkeit, Sexualfunktionen und emotionale Stabilität auswirkt. Wenn der Spiegel allmählich sinkt, verändert sich auch die Verlässlichkeit dieser Prozesse.[77] Die Konzentration kann schneller nachlassen, auch die Ausdauer bei komplexen Aufgaben nimmt ab. Manche beschreiben eine veränderte Stimmungslage oder den Verlust innerer Stabilität. Auch hier sorgt die hormonelle Veränderung nicht dafür, dass sich ein neues Profil herausbildet, sondern das vorhandene tritt wegen der Verschiebung biologischer Rahmenbedingungen stärker hervor. Ein hormoneller Faktor, der bisher mitreguliert hat, lässt nach.

Die Forschungslage zu hormonellen Veränderungen und AuDHS bei Männern ist bisher deutlich dünner als jene zu weiblichen Hormondynamiken. Viele der beschriebenen Zusammenhänge basieren auf allgemeinen Befunden zur kognitiven Veränderung im Alter und auf klinischen Beobachtungen, nicht auf spezifischen AuDHS-Studien. Das bedeutet nicht, dass diese Veränderungen nicht relevant sind. Sie wurden bisher nur weniger systematisch untersucht.

Schlaf und Hormone

Die Schlafqualität hat bei AuDHS einen besonders direkten Einfluss auf den Alltag, weil sie genau jene Prozesse beeinflusst, die ohnehin stark beansprucht sind: Reizverarbeitung, emotionale Regulation, Impulskontrolle und Aufmerksamkeit. Dabei kommen auch hormonelle Veränderungen zum Tragen. Progesteron zum Beispiel unterstützt im Gehirn Botenstoffe, die für Entspannung und das Einleiten von Schlaf wichtig sind. Wenn es am Ende des Menstruationszyklus oder im Verlauf der Perimenopause sinkt, verändert sich dieser Übergang in den Schlaf.[78] Das Einschlafen fällt schwerer, der Schlaf fühlt sich leichter und weniger erholsam an.

Östrogen beeinflusst unter anderem die Verteilung der Schlafphasen und die Regulation der Körpertemperatur. Wenn der Spiegel schwankt oder langfristig abnimmt, verändert sich die Schlafstruktur.[79] Das Durchschlafen gelingt weniger verlässlich, die Betroffenen werden in der Nacht mehrmals wach. Manche erleben Hitzewallungen und innere Unruhe, die den Schlaf zusätzlich unterbrechen.

Das Durchschlafen gelingt weniger verlässlich,
die Betroffenen werden in der Nacht mehrmals wach.

Für Menschen mit AuDHS-Profil bringen diese Veränderungen wegen der engen Verbindung zwischen Schlaf und neuronaler Regulation spürbare Folgen mit sich. Nach einer schlechten Nacht wirken Reize intensiver. Entscheidungen brauchen mehr Zeit. Die Wechsel von einer Situation zur nächsten kosten zusätzliche Energie. Emotionale Reaktionen bleiben länger erhalten. Die Fähigkeit, mit Unerwartetem umzugehen, ist geringer ausgeprägt als sonst.

Wenn du diese Phänomene kennst, kann das Wissen darüber, was passiert, entlasten. Ein Tag nach wenig oder schlechtem Schlaf beginnt unter anderen Voraussetzungen. Dein Nervensystem arbeitet nicht anders, sondern die Bedingungen haben sich gewandelt. Das zu berücksichtigen, kann deinen Blick auf dich selbst verändern.

REFLEXION: WELCHE HORMONELLEN MUSTER ZEIGEN SICH BEI DIR?

Hormonelle Einflüsse auf AuDHS zeigen sich selten als einzelnes, klar abgrenzbares Ereignis. Sie wiederholen sich, treten in Zyklen und bestimmten Phasen auf und ergeben oft erst im Rückblick ein Muster. Es folgen ein paar Anregungen, worauf du bei deinen Beobachtungen achten kannst.

- Allgemein
  - Nach einer schlechten Nacht wirken Geräusche, Anforderungen oder soziale Situationen deutlich intensiver als sonst.
  - Es gibt Wochen, in denen dir Aufgaben und Gespräche vergleichsweise leichtfallen, und andere, in denen dich dieselben Situationen schneller erschöpfen.
  - Energie, Konzentration und emotionale Stabilität schwanken, obwohl sich im Außen wenig verändert hat.

- Pubertät
  - In der Pubertät verändern sich Wahrnehmung, Emotionen und Reizverarbeitung spürbar, ohne dass sich im Außen dafür ein klarer Auslöser zeigt.
  - Stimmungen können schneller kippen und Reaktionen wirken intensiver, als es vorher der Fall war.
  - Soziale Situationen erscheinen komplexer und können schwerer eingeordnet werden, während gleichzeitig der Druck steigt, sich anzupassen.
  - Konzentration und Antrieb schwanken stärker, obwohl die Anforderungen ähnlich bleiben.
  - Rückblickend wird diese Zeit häufig als besonders anstrengend oder verwirrend beschrieben, ohne dass dieses Empfinden begründet werden kann.

- Menstruationszyklus, Schwangerschaft und Wechseljahre
  - In bestimmten Zyklusphasen steigt die Reizempfindlichkeit deutlich an.
  - Masking kostet in manchen Wochen erheblich mehr Kraft als in anderen.
  - Overloads oder starke emotionale Reaktionen häufen sich vor der Menstruation.
  - In der Perimenopause treten Symptome intensiver hervor, obwohl die Lebensumstände vergleichbar geblieben sind.
  - Die Zeit nach einer Geburt war emotional und regulatorisch viel belastender, als es sich allein durch Schlafmangel erklären ließe.

- Bei Männern mit zunehmendem Alter
  - Konzentration, Antrieb und emotionale Regulation verändern sich spürbar.
  - Strategien, die lange getragen haben, werden als weniger verlässlich empfunden.
  - Die eigene Belastbarkeit schwankt stärker als in früheren Lebensphasen.

Diese Hinweise führen weder zu einer Diagnose noch zu einer Bewertung, sondern deuten lediglich auf mögliche Zusammenhänge hin. Dich mit diesen Themen und Phänomenen zu befassen, kann dir helfen, dein Erleben besser einzuordnen.

Zusammenfassung

- Hormone verändern die Bedingungen, unter denen dein Nervensystem arbeitet.
- Wenn sich Hormonspiegel verschieben, verändert sich auch die Stabilität der damit verbundenen Prozesse.
- Die mit Hormonschwankungen einhergehenden Veränderungen betreffen alle Menschen, bei AuDHS treten sie aber deutlicher hervor.
- In Lebensphasen wie Pubertät, Schwangerschaft, der Zeit nach einer Geburt, Perimenopause oder Altershypogonadismus verschiebt sich der biologische Rahmen, in dem deine autistischen und ADHS-typischen Merkmale reguliert werden.
- Das Wissen über hormonelle Zusammenhänge ersetzt keine medizinische Einordnung, kann aber helfen, das eigene Erleben besser zu verstehen und zu akzeptieren.

IMPULSE FÜR DICH

- Wie dein Nervensystem und dein Körper auf hormonelle Schwankungen reagieren, sagt nichts über deine Disziplin oder Belastbarkeit aus.
- In hormonellen Übergangszeiten wie Pubertät, postpartaler Phase oder Perimenopause zeigt sich AuDHS oft erstmals deutlicher.
- Wenn du nicht gut schläfst, reagiert dein Nervensystem empfindlicher.

Der Zusammenhang zwischen Hormonen und AuDHS ist im medizinischen Kontext noch nicht überall präsent. Ihn zu kennen, kann dir helfen, das eigene Erleben einzuordnen.

Teil 2

Was bedeutet AuDHS im Alltag?

In Teil 2 widmen wir uns konkreten Lebenssituationen im Alltag. Dazu lernst du einige der Menschen ein wenig kennen, die zu mir ins Coaching kommen. Natürlich sind die Beispielfälle anonymisiert und bei manchen habe ich das Erleben zweier Personen mit ähnlichem Hintergrund zusammengeführt. Ziel war es, dir zu zeigen, dass du mit deinen Themen nicht allein bist, wie das Leben mit AuDHS aussehen kann und welche Ansatzpunkte es gibt, um Erleichterung in den Alltag zu bringen. Dabei fließt meine Perspektive als Coach ein, aber auch meine eigenen Erfahrungen als Mensch mit AuDHS.

In diesem Teil geht es um Beziehungen, das Berufsleben, den Umgang mit sich selbst und dem eigenen Körper sowie soziale Begegnungen. Aufgezeigt werden Muster, die sich wiederholen, und Besonderheiten, die nicht sofort auffallen. Du liest etwas über andere Menschen mit Eigenschaften, die du vielleicht lange als persönliche Schwäche betrachtet hast und die sich neu einordnen lassen, wenn du sie aus einem anderen Blickwinkel anschaust. Ziel ist es, die Wahrnehmung zu schärfen, damit du herausfinden kannst, was bei dir los ist. Hier schon der Hinweis, dass du in Teil 3 des Buchs konkrete Maßnahmen und Strategien findest, mit denen du deinen Alltag für dich förderlich gestalten kannst.

»Ich habe einen ganz normalen Tag und bin trotzdem die ganze Zeit am Ausgleichen.« Dieser Satz aus einem Coaching ist mir im Gedächtnis geblieben, weil er ganz genau beschreibt, was bei Menschen mit AuDHS die meiste Zeit im Hintergrund passiert. Vieles läuft parallel: Wahrnehmung, Einordnen, Entscheiden. So manches davon bleibt nach außen unsichtbar, benötigt aber reichlich Energie und Aufmerksamkeit. Wenn du ein wenig miterlebst, wie es anderen geht, kannst du vielleicht bewusster entscheiden, wo du deine Ressourcen hineingibst, wo deine Grenzen liegen und welche Ansatzpunkte, die andere für sich gefunden haben, für dich hilfreich sind. Und vielleicht gerät dabei schon etwas in Bewegung, weil du dich selbst an einigen Stellen ernster nimmst und deine Bedürfnisse anerkennst, ohne sie zu bewerten.

1. SELFCARE

Selfcare gehört zu den Themen, bei denen viele nicken, weil sie meinen, verstanden zu haben, worum es geht. Ausreichend essen, schlafen, Pausen machen, sich bewegen. Das ist alles bekannt. Doch in Coaching-Gesprächen wird sehr schnell klar, dass die Ideen hierzu im Alltag oft nicht ausreichen. Denn das Thema Selbstfürsorge geht tiefer. Ein guter Umgang mit sich selbst im Alltag und Achtsamkeit sich selbst gegenüber bedeuten so viel mehr. Erst wenn wir wahrnehmen, was in uns passiert und wie wir darauf reagieren, können wir erkennen, ob unsere Lebensumstände förderlich für uns sind oder nicht. Mit diesen Erkenntnissen wiederum können wir Veränderungen anstoßen, um für uns hilfreiche Bedingungen zu schaffen.

Möglich wird dies, wenn wir erlebt haben, dass wir selbstwirksam sein können. Der Begriff »Selbstwirksamkeit«, den der kanadische Psychologe Albert Bandura in den 1970er Jahren prägte, beschreibt die Erwartung, das eigene Erleben und Handeln beeinflussen zu können, um schwierige Situationen aus eigener Kraft zu bewältigen.[80] Je öfter uns dies gelingt, desto größer ist unsere Motivation, Veränderungen anzustoßen. Selbstfürsorge fällt zudem leichter, wenn sich Neues gut im Alltag umsetzen lässt und wenn sie dort ansetzt, wo man gerade wirklich steht.

Das körperliche Wohlbefinden

Deine Körpersignale spielen eine große Rolle bei dem Vorhaben, dich gut um dich selbst zu kümmern. Oft werden Spannung, Erschöpfung, Überreizung, Hunger oder Durst im Alltag übergangen. Es lohnt sich aber, den eigenen Körper als Informationsquelle ernst zu nehmen und zu reagieren, bevor die Belastung unnötig hoch wird.

Aus dem Coaching

»Ich weiß eigentlich genau, was mir guttun würde. Nur leider denke ich oft nicht daran und verpasse den richtigen Zeitpunkt«, sagt meine Klientin Lara (32). Als wir uns gemeinsam ihren Tagesablauf anschauen, wird deutlich, dass sie sich nicht bewusst für oder gegen etwas entscheidet. Der Tag läuft durch, Termine und Verpflichtungen folgen aufeinander, zwischendurch passiert Verschiedenes und irgendwann ist es Abend. Erst dann zeigt sich, dass sie kaum gegessen hat oder schon seit Stunden angespannt war. Momente, in denen sie hätte reagieren können, erkennt sie erst im Rückblick.

Bei Jana (35) stehen die Körperwahrnehmungen im Vordergrund. Sie beschreibt, dass sie morgens aufwacht und sofort merkt, dass ihr Körper angespannt ist. Für sie ist das normal, ein Zustand, der lange einfach dazugehörte. Der Tag beginnt, sie steht auf, geht in ihre Abläufe und irgendwann werden die Signale deutlicher. Kopfschmerzen, Druck im Kopf, ein Gefühl innerer Unruhe, das sich nicht richtig greifen lässt. Im Gespräch bleiben wir zunächst bei diesen frühen Momenten, ohne direkt etwas verändern zu wollen. Der Fokus liegt nicht darauf, die Anspannung zu lösen, sondern sie sich erst einmal ins Bewusstsein zu holen und ihnen Raum zu geben. Einige Wochen später erzählt Jana: *»Ich habe plötzlich gemerkt, dass ich zwischendurch immer wieder meine Hände zu Fäusten balle, während ich zum Beispiel die Steuerunterlagen fertig mache. Früher wäre mir das nicht aufgefallen. Oder ich hätte es ignoriert. Diesmal habe ich die Augen geschlossen, ein paar Mal durchgeatmet und mir eine Pause mit meinen Fidget-Tool*[81] *gegönnt.«* Das mag unspektakulär klingen, doch zum ersten Mal überspringt Jana ihre Wahrnehmung nicht einfach. Und das ist großartig.

Auch beim Essen kann sich ein nicht förderliches Muster zeigen. Miriam (28) erzählt, dass sie an manchen Tagen erst merkt, dass sie hungrig ist, wenn ihr Kreislauf reagiert, ihr schwindelig wird oder sie gereizt ist. Vorher gibt es keine klare Entscheidung, etwas zu essen, obwohl sie weiß, dass es sinnvoll wäre. *»Ich habe kein Hungergefühl. Ich merke erst, dass etwas fehlt, wenn ich durch bin. Dann werde ich fahrig oder bin genervt, erst dann fällt mir auf, dass ich eigentlich schon viel früher hätte essen müssen. Und das passiert fast täg-*

lich.« Miriam versucht immer mal wieder, die Thematik über feste Zeiten zu lösen, und berichtet, dass das für einige Tage funktioniert. Dann kommt etwas dazwischen, sie lässt einzelne Mahlzeiten ausfallen oder verschiebt sie und irgendwann verliert sich die Struktur. Im Gespräch wird deutlich, dass nicht das Essen an sich problematisch ist, sondern es sind die festen Vorgaben, die sie stören. Sie lösen innerlichen Widerstand aus, der stark genug ist, sie vom Essen abzuhalten. Wir schauen uns an, was ihr besser helfen könnte. Statt mit festen Uhrzeiten arbeiten wir mit einfachen Orientierungspunkten am Tag. Zum Beispiel isst sie nach der Hausarbeit am Vormittag etwas oder prüft zwischen zwei Terminen kurz, ob sie etwas braucht. Dabei geht es vor allem darum, die Signale des Körpers überhaupt wahrzunehmen, die feste Struktur bildet dafür den Rahmen. Wenn Miriam merkt, dass sie gerade nichts essen möchte oder kann, wird das nicht als Scheitern bewertet, sondern als Information aufgenommen. Nach ein paar Wochen beschreibt sie, was sich verändert hat. Die Orientierung ist noch da, fühlt sich aber weniger eng an. An einzelnen Tagen gibt ihr die Struktur Halt, fühlt sich aber nicht wie Zwang an.

Körperliche Beschwerden ohne klare medizinische Ursache sind ebenfalls ein wiederkehrendes Thema im Coaching-Alltag. Katharina (41) berichtet von Magenproblemen, die vor allem am Abend auftreten. Tagsüber merkt sie wenig davon, sie ist mit den Kindern unterwegs, führt Gespräche und wirkt stabil. Erst wenn sie zu Hause ist, stellt sie fest, wie es in ihrem Bauch rumort, manchmal auch schmerzt. Während sie erzählt, fällt uns auf, wie viel sie in sozialen Situationen gleichzeitig wahrnimmt. Das betrifft nicht nur das Gesagte, sondern auch Zwischentöne, Stimmungen und kleine Veränderungen beim Gegenüber. Währenddessen bleibt sie in Kontakt mit der anderen Person und bemüht sich, angemessen zu reagieren und nicht aufzufallen. Diese Anstrengung verarbeitet der Körper erst, wenn die Situation vorbei ist.

Das Phänomen, dass sich der Zeitpunkt der Wahrnehmung verschiebt, kennen viele Menschen mit AuDHS. Empfindungen wie Hunger, Müdigkeit, Spannung oder Erschöpfung werden erst ab einer gewissen Intensität bemerkt. Manchmal wurde gefühlt schon der Point of no Return erreicht, wenn es also zu spät ist und nichts mehr geht. Die Signale werden früher gesendet, gehen aber im Alltag leicht unter, weil sich andere Dinge in den Vordergrund drängen.

Hier besteht der erste Schritt darin, einen anderen Zugang zum eigenen Erleben zu finden. Jana beschreibt, dass sie das Ballen ihrer Fäuste und den Druck in den Händen nun früher bemerkt. Miriam nimmt eine innere Unruhe wahr, die sie als Anzeichen für Hunger deuten kann. An diesen Punkten lässt sich ansetzen.

Mentale Selbstfürsorge

Anteil am eigenen Befinden hat auch, wie eine Person mit und über sich selbst spricht, wie sie Belastung bewertet und welche Erwartungen sie an sich selbst richtet. Oft sind Menschen mit AuDHS anderen gegenüber nachsichtiger und finden Erklärungen für deren Verhalten. Das hat häufig mit sich wiederholenden Rückmeldungen von außen zu tun: Du bist zu langsam, zu empfindlich, zu sprunghaft oder zu viel. Solche Einschätzungen über Jahre hinweg richten sich nach innen. So verstärkt sich die Wahrnehmung, nicht gut genug zu sein, selbst in Situationen, die objektiv in Ordnung waren. Wenn dann der innere Maßstab dauerhaft auf Funktionieren ausgerichtet ist, werden selbst gute Strategien zu einer weiteren Aufgabe auf der To-do-Liste. Das verursacht eher zusätzlichen Druck statt Entlastung.

Wenn es um Selfcare geht, werden mentale Aspekte häufig weniger beachtet als körperliche oder organisatorische, obwohl gerade hier Ansatzpunkte für dauerhafte Entlastung zu finden sind. Du kannst anfangen, indem du übst, dir selbst gegenüber freundlicher zu sein. Wenn dir etwas nicht so gelingt, wie du es dir vorgestellt hast, halte kurz inne und frage dich: Wie würdest du mit einer anderen Person, vielleicht einer Freundin, umgehen, wenn sie dir erzählt, dass ihr das Gleiche passiert ist? So kannst du nach und nach deinen Blickwinkel verändern und dich mit anderen Augen betrachten.

Aus dem Coaching

> Bei Elena (30) schauen wir zuerst darauf, was sie über sich selbst denkt, wenn ihr etwas nicht gelingt. Sie erzählt, dass sie nach einem anstrengenden Tag oft auf dem Sofa landet, obwohl sie eigentlich noch aufräumen, duschen oder etwas kochen wollte. Doch dann kommt die Erschöpfung und kurz danach die Bewertung. *»Dann denke ich sofort: schon wieder. Andere schaffen das doch*

auch. Ich bin erwachsen und bekomme meinen Abend nicht hin.« Deutlich wird, dass Elena sich häufig an neurotypisch geprägten Maßstäben orientiert. Sie denkt an Kolleg:innen, Freund:innen oder Bekannte, die nach der Arbeit wie selbstverständlich einkaufen, Essen zubereiten, Sport machen, Nachrichten beantworten und ihren Abend halbwegs sortiert verbringen. Beim genaueren Hinsehen zeigt sich, dass der Vergleich mit anderen nicht nur konkrete Tätigkeiten betrifft, sondern zusätzlich Energiehaushalt, Reizverarbeitung, soziale Nachwirkungen, Übergänge und die Fähigkeit, nach einem vollen Tag noch Alltägliches zu erledigen. Hinzu kommt, dass vieles davon auf Annahmen beruht. Elena weiß nicht, wie leicht anderen diese Dinge wirklich fallen. Sie sieht das Ergebnis, aber nicht den inneren Aufwand, die Erschöpfung, die liegen gebliebenen Dinge oder die Unterstützung im Hintergrund. Elena ist müde und gleichzeitig enttäuscht von sich selbst, sie fühlt sich überfordert und nicht gut genug. Doch wann wird aus Erschöpfung Selbstabwertung? Elena erkennt nach und nach, wie schnell ihr innerer Ton kippt. Sie beschreibt das so: *»Ich habe vorher gar nicht gemerkt, wie hart ich mit mir spreche. Es war einfach normal.«* Sie hat verstanden, dass mentale Selbstfürsorge auch bedeutet, die eigenen Vorstellungen und Annahmen zu hinterfragen.

Amir (38) berichtet, dass er Spaziergänge als hilfreich erlebt. Wenn er draußen in der Natur unterwegs ist, reguliert sich vieles. Der Körper kommt in Bewegung, die Gedanken werden etwas langsamer, der Blick kann schweifen. Gleichzeitig fällt es ihm schwer, sich genau das zu erlauben, wenn noch Aufgaben offen sind. *»Ich denke dann, ich kann doch nicht spazieren gehen, wenn hier noch alles liegt. Also bleibe ich im Büro, starre auf den Projektplan und komme damit nicht weiter.«* Im Gespräch erkennt Amir, dass das Spazierengehen für ihn nicht nur Bewegung bedeutet, sondern auch für mentale Entlastung sorgt. Draußen muss er weniger entscheiden. Der Weg ist da, die Umgebung verändert sich von selbst und sein Kopf hat etwas anderes zu tun, als immer wieder dieselben offenen Punkte durchzugehen. Nach einigen Wochen Beobachtung beschreibt Amir, dass er die Wirkung nun deutlicher wahrnimmt: *»Nach dem Spaziergang ist nicht alles gelöst. Aber ich komme anders zurück. Früher dachte ich, ich müsste erst etwas schaffen, bevor ich rausdarf. Jetzt merke ich, dass ich manchmal sogar rausmuss, damit ich* *überhaupt mit den anstehenden Aufgaben anfangen kann.«* Was er lange als Ausweichen gewertet hatte, bringt seine eigene Handlungsfähigkeit zurück.

Bei Nora (34) steht abends häufig das Handy im Mittelpunkt des Geschehens. Sie beschreibt, dass sie nach einem vollen Tag nur kurz etwas anschauen möchte. Ein Video, ein paar Nachrichten, ein bisschen Ablenkung. Daraus werden schnell ein oder zwei Stunden. Danach ist sie nicht erholter, sondern unruhiger. *»Es fühlt sich an, als würde ich in einen Strudel geraten. Ich bin müde, aber mein Kopf wird immer wacher. Und irgendwann bin ich zu erschöpft, um aufzuhören.«* Im Gespräch erkennt Nora aber, dass dieses Doomscrolling für sie keine reine Zeitverschwendung ist. Vielmehr steckt dahinter der Versuch, aus dem Tag auszusteigen. Für einen Moment muss sie nichts beantworten, nichts entscheiden, nichts einordnen, sondern sich einfach berieseln lassen. Gleichzeitig sorgt der ständige Wechsel aus Bildern, Meinungen, Nachrichten und kleinen Reizen dafür, dass ihr System weiter aktiviert bleibt. Nora sagte zu mir, dass sie daran vor allem die Ambivalenz irritiere: *»Ein Teil von mir will Ruhe. Ein anderer Teil sucht immer weiter nach dem nächsten Reiz.«* Mentale Selbstfürsorge bedeutet in diesem Fall, den Griff zum Handy und die Zeit im Internet nicht vorschnell moralisch zu bewerten, denn diese Tätigkeit hat eine Funktion. Kurzfristig sorgt sie für Abstand, auf Dauer kostet sie aber oft zusätzliche Energie. Die Frage für Nora lautet: Was suche ich in diesem Moment? Ablenkung, Übergang, Kontakt, Betäubung, Reiz, Belohnung oder eine Möglichkeit, die Eindrücke vom Tag nicht sofort verarbeiten zu müssen? Damit verändert sich ihr Blickwinkel. Nora merkt, dass sie nach vollen Tagen selten direkt in die Ruhe wechseln kann. Wenn sie das Handy weglegt, entsteht erst einmal Leere und die fühlt sich unangenehm an. Sie braucht also keinen strengen Vorsatz, weniger auf den Bildschirm zu schauen, sondern einen Übergang, der ihr System nicht weiter hochdreht. An manchen Abenden schaut sie nun eine Serie, die sie schon kennt, an anderen hört sie Musik im Dunkeln, genießt ein warmes Getränk oder setzt sich für zehn Minuten auf den Balkon. Das ersetzt das Doomscrolling nicht immer. Aber Nora erkennt früher, ob sie gerade wirklich runterkommt oder ob sie die Aktivierung aufrechterhält, und kann bewusst entscheiden, was sie wirklich tun möchte.

Körperpflege

Vermeintlich einfache Dinge wie Duschen, Zähneputzen, Eincremen oder Kleidungswechsel können viel Überwindung kosten. Sie sorgen aber auch für Stabilität, wenn sie bewusst und regelmäßig ausgeführt werden. Wenn sich in diesem Bereich Nachlässigkeiten zeigen, ist es um Energie, Reizlage und inneren Zustand meist schlecht bestellt.

Aus dem Coaching

»Ich merke manchmal, dass ich mich zurückziehe. Ich habe keine Energie mehr, irgendwas zu machen. Selbst zu duschen oder meine Zähne zu putzen, ist dann oft nicht mehr möglich. Ich weiß, dass es gut und wichtig wäre, aber ich schaffe es nicht. Und dafür schäme ich mich«, erzählt Katharina.

Das andere Extrem kennt Jonas (28): *»Wenn ich merke, dass es richtig gut läuft, denke ich, das muss ich jetzt nutzen. Dann mache ich mehr, ziehe Dinge vor oder nehme noch mehr Punkte auf meine To-do-Liste. In dem Moment fühlt sich das gut an. Aber spätestens am nächsten Tag merke ich, dass das überhaupt keine gute Idee war und ich total geschafft bin.«*

Lina (22) schiebt Dinge im Alltag vor sich her. So zieht sie morgens das T-Shirt vom Vortag wieder an, weil es griffbereit auf dem Stuhl liegt. Die frische Wäsche liegt im Schrank, aber der Weg dorthin fühlt sich in diesem Moment wie ein weiterer Schritt zu viel an. Abends merkt sie, dass ihre Haare fettig sind, verschiebt das Waschen aber auf den nächsten Morgen. Und dann wird die Zeit wieder knapp. So müssen ein Dutt, etwas Trockenshampoo und der Vorsatz »Morgen aber wirklich« reichen. Schon seit ihrer Jugend kennt Lina solche Situationen. Während der Pubertät schien ihr Körper plötzlich öffentlicher zu werden: Haare, Haut, Geruch, Kleidung, alles wurde gefühlt von außen bewertet. Zugleich fiel es ihr schwer, stabile Routinen zu entwickeln. Sie wusste, was erwartet wurde, bekam es aber nicht verlässlich in ihren Alltag integriert. Besonders belastend war für sie der Blick in den Spiegel: *»Ich habe nicht einfach geschaut, ob ich fertig zum Aus-dem-Haus-Gehen bin, sondern habe sofort gesehen, was alles nicht stimmt. Frisur, Klamotten, Körpermitte.*

Irgendwann habe ich lieber gar nicht mehr richtig hingeschaut.« Bei Lina geht es um mehr als das Duschen oder die Kleidung. Wenn sie die Körperpflege aufschiebt, regt sich ein altes Gefühl. Spürbar werden Scham und der innere Druck, nach außen hin nicht aufzufallen. Sie schätzt die Situation so ein, als würde ihr etwas nicht gelingen, was andere ganz selbstverständlich erledigen.

Wann fällt Körperpflege schwer? Was spielt mit hinein? Oft geht es um Erschöpfung, Reizempfindlichkeit, Scham, einfache Aktivitäten im Bad, das Gefühl von Wasser auf der Haut, den Blick in den Spiegel oder den Gedanken, dass im Anschluss Weiteres folgen muss. Die vielen kleinen Übergänge, Entscheidungen und Körperempfindungen münden in eine Überlastung. Für Lina tauchen schon vor dem Haarewaschen mehrere Hürden auf. Ins Bad gehen, Kleidung ausziehen, den eigenen Körper sehen, Wassertemperatur einstellen, nasse Haare aushalten, danach föhnen oder mit feuchtem Kopfgefühl weitermachen. Jeder dieser Schritte mag für sich genommen klein wirken, doch in der Summe entsteht daraus eine Aufgabe, die an manchen Tagen zu groß ist. Allein das Bewusstsein, dass hinter solchen Alltagsaufgaben Themen wie Energiehaushalt, Übergänge, Reize, Scham und Körpergefühl mitschwingen, kann entlastend wirken. Dies ist eine wichtige Erkenntnis, um das eigene Verhalten nicht negativ zu bewerten, sondern genauer zu verstehen.

Zusammenfassung

- Bei der Selbstfürsorge geht es darum wahrzunehmen, was im eigenen Körper und Kopf passiert, und darauf passend zu reagieren, bevor die Belastung unnötig hoch wird.
- Körpersignale wie Hunger, Müdigkeit oder Anspannung werden oft erst dann bemerkt, wenn sie schon sehr stark sind. Je früher sie ins Bewusstsein kommen, desto mehr Spielraum bleibt für echte Entscheidungen.

- Der innere Umgang mit sich selbst gehört ebenfalls dazu. Wenn der eigene Maßstab dauerhaft auf Funktionieren ausgerichtet ist, wird Selbstfürsorge als eine weitere Aufgabe empfunden, statt entlastend zu wirken.
- Selfcare lässt sich nicht immer einfach im Alltag etablieren. Hilfreich ist es, dort anzusetzen, wo man gerade wirklich steht, und Schritt für Schritt herauszufinden, was förderlich ist.

2. DER ALLTAG

Tagtäglich erledigen wir viele Dinge ganz selbstverständlich und ohne Planung: aufstehen, essen, uns anziehen, einkaufen, Termine organisieren, Nachrichten beantworten, den Haushalt im Blick behalten. Vieles davon wirkt für sich genommen überschaubar. Doch meist gibt es hierbei keine feste Struktur, keine klaren Anfänge und Enden. Aufgaben greifen ineinander, verschieben sich oder bleiben offen. Manche tauchen immer wieder auf, ohne dass sie jemals beendet sind, andere werden unterbrochen und wieder fortgesetzt. So entsteht ein Geflecht aus Anforderungen, die sich nicht einfach abarbeiten lassen, sondern parallel bestehen. Für Menschen mit AuDHS führt das häufig dazu, dass sie überdurchschnittlich viel Energie aufwenden müssen, um alles zu koordinieren, zu erledigen und den Überblick zu behalten. Wenn sich über mehrere Tage hinweg eine Überlastung aufbaut, verändert sich der Alltag deutlich. Wäsche stapelt sich, das Einkaufen wird verschoben, Kochen fällt schwer. Irgendwann werden selbst einfache Routinen zum Kraftakt.

Die Dynamik am Tag

Kein Tag ist wie der andere. Es gibt Phasen, in denen wir alles im Griff haben, und andere, in denen plötzlich vieles nicht rundläuft. Viele Menschen mit AuDHS erleben starke Schwankungen und abrupte Wechsel.

Aus dem Coaching

Lea (31) beschreibt ihr Empfinden so: *»Ich starte gut. Ich weiß, was ich machen will, bin klar und komme gut in den Tag hinein. Und dann reicht manchmal eine Nachricht oder ein Gespräch und schon fühlt sich alles komplett anders an. Oft merke ich erst abends oder am nächsten Tag: Wollte ich nicht das und das gemacht haben?«* Vielleicht kennst du das auch, dass plötzliche Geschehnisse deine ganze Planung durcheinanderwirbeln und bestimmen, wie die nächsten Stunden verlaufen.

Bei Tarek (42) zeigt sich das an Tagen, die eigentlich gut durchstrukturiert sind. Der Ablauf steht, die Zeiten sind realistisch gesetzt. Doch sobald eine Sache länger dauert als gedacht oder sich ein Termin verschiebt, gerät alles ins Wanken. Tarek sagt, dass es sich dann anfühlt, als würde der Tag »wegrutschen«.

Sarah (36) beschreibt, dass sie manchmal das Gefühl hat, gar nicht richtig im Tag anzukommen. Sie beginnt etwas, wird unterbrochen, greift die Aufgabe wieder auf und wird erneut herausgezogen. *»Ich tue die ganze Zeit etwas, bringe aber nichts zu Ende. Es ist so, als würde ich überall ein bisschen anfangen und am Schluss ist nichts erledigt.«* Gemeinsam schauen wir nicht als Erstes darauf, wie der Tag idealerweise aussehen sollte. Vielmehr liegt der Fokus darauf, wann sich etwas verändert, wann der Zugriff verloren geht, wann er wiederkommt und wie sich das in dem Moment anfühlt. Daraus entwickelt sich nach und nach ein anderes Verständnis für die eigenen Muster.

Einstieg in Aufgaben

Ein Thema, das bei Menschen mit AuDHS häufig auftaucht, ist die Frage, wie Aufgaben überhaupt begonnen werden können – ob in der Arbeit oder im Privaten. Viele haben eine ziemlich klare Vorstellung davon, was ansteht. Die einzelnen Punkte sind bekannt und Prioritäten im Kopf gesetzt, manchmal sogar sehr detailliert. Und trotzdem finden sie keinen Einstieg. Für Außenstehende wirkt das oft wie ein Aufschieben, im eigenen Erleben eher wie das Stehenbleiben an einer Stelle, von der aus mehrere Dinge gleichzeitig gestartet werden könnten, aber keine Entscheidung möglich ist.

Aus dem Coaching

»Ich will einen Kuchen für die Geburtstagsfeier im Kindergarten backen und weiß, wie es geht. Ich könnte ganz genau erklären, was ich machen muss. Aber ich fange nicht an. Es fühlt sich an, als würde ich vor mehreren Türen stehen und könnte keine davon öffnen«, sagt Jonas. Jeder Einstieg kommt ihm richtig und gleichzeitig unpassend vor. Sobald er einen in die engere Wahl nimmt, taucht der Gedanke auf, dass ein anderer vielleicht sinnvoller wäre. So vergeht Zeit, ohne dass sich etwas bewegt. Im Gespräch wird deutlich, wie stark diese Gleichzeitigkeit wirkt. Alles ist präsent, nichts sticht heraus. Oft kommen dann noch weitere Impulse dazu, die nichts mit der eigentlichen Aufgabe zu tun haben, und stiften noch mehr Verwirrung.

Ein ähnliches Bild zeigt sich bei Tarek. Bei ihm geht es vor allem darum dranzubleiben. Er beschreibt, dass es ihm schwerfällt, den Überblick zu behalten, wenn mehrere Dinge parallel laufen. Termine, To-dos, kleine Absprachen, alles ist irgendwie präsent, aber nicht sortiert. *»Ich habe reichlich Hilfsmittel. Aber ich kann nicht darauf zugreifen. Ich arbeite mit Listen, einem Kalender und verschiedenen Apps, aber es läuft nicht«,* berichtet er verzweifelt. Über Monate hinweg hat er verschiedene Systeme und Tools ausprobiert. Für eine gewisse Zeit funktionieren sie, dann plötzlich nicht mehr. Er nutzt die Systeme weiter, allerdings rücken sie im Alltag in den Hintergrund. Zusammen schauen wir uns konkrete Situationen an, in denen das passiert. Zum Beispiel den Vormittag, an dem er mit seinem Kalender arbeiten wollte, ihn auch geöffnet hatte und dann trotzdem bei anderen Tätigkeiten hängen blieb. Wir gehen Schritt für Schritt durch, was damals passiert ist. Was war zuerst da? Welcher Gedanke kam auf? Wodurch hat sich die Aufmerksamkeit verschoben? Tarek wird klar, dass dies nicht so plötzlich geschieht, wie er dachte, sondern schrittweise. Eine Nachricht, ein offener Gedanke oder ein Wechsel zwischen Tätigkeiten reicht oft aus, damit die Übersicht verloren geht. Der Kalender ist noch geöffnet, auch die Liste liegt da und dennoch fühlt sich beides nicht mehr zugänglich an. Wir verändern in dieser Phase nichts am System selbst, sondern konzentrieren uns darauf, solche Übergänge wahrzunehmen. So lernt Tarek zu erkennen, wann genau dieser Moment kommt, in dem er innerlich aus der Struktur hinaustritt.

Viele Menschen mit AuDHS kennen das Gefühl von Stillstand, obwohl in ihnen gerade sehr viel passiert. Auch ich gehöre dazu. Ich weiß, was ansteht, gleichzeitig habe ich keine Verbindung dazu. Auch hier gilt: Das bewusste Wahrnehmen der Zusammenhänge eröffnet die Möglichkeit, etwas zu verändern und aktiv zu handeln. Tarek macht es inzwischen so: Er hält kurz inne, wenn er erkennt, dass er abschweift. Dann schaut er bewusst wieder in seinen Kalender und macht dort weiter, wo er gerade aufgehört hat.

Zeitwahrnehmung

Vielleicht kennst du das auch: Momente, in denen du auf die Uhr siehst, nachrechnest, ob noch ausreichend Zeit bis zum nächsten Termin bleibt, und es passt eigentlich alles. Trotzdem bleibt das Gefühl, dass du hintendran bist.

Aus dem Coaching

Miriam schaut auf die Uhr, sie hat noch Zeit. Das Gespräch in der Arztpraxis findet erst später statt, eigentlich ist alles im Rahmen. Trotzdem ist sie unruhig, hat Sorge, sich zu verspäten. Dieses Empfinden baut sich im Lauf des Tages kontinuierlich auf und wirkt wie ein leises Störgeräusch im Hintergrund. Es wird stärker, je intensiver sie darüber nachdenkt, was sie bis zum Termin noch erledigen könnte. Sie überprüft ihre Planung und für einen kurzen Moment wirkt alles wieder stimmig, dann verliert sich die Sicherheit wieder. *»Ich sehe, dass es zeitlich nicht eng ist. Ich weiß das auch. Ich kann genau sagen, wie viel Zeit mir bleibt und was ich noch schaffen könnte. Aber es kommt nicht bei mir an. Es bleibt bei dem Empfinden, dass ich hinterherhänge. Und dann mache ich Dinge schneller, werde unruhig und habe trotzdem nicht das Gefühl aufzuholen«*, erklärt Miriam. Dieses Erleben lässt sich nicht einfach durch Argumente abstellen, denn das Gefühl bleibt. An anderen Tagen beginnt Miriam eine Aufgabe und ist einfach drin. Sie entscheidet sich nicht bewusst dafür weiterzumachen, es ergibt sich aus der Situation. Ein Gedanke führt zum nächsten, eine Aufgabe geht in die nächste über und irgendwann merkt sie, dass sie schon viel weggeschafft hat. Miriam beschreibt dies folgendermaßen: *»Ich denke, ich habe gerade kurz etwas erledigt, und dann sind zwei Stunden rum. Es fühlt sich nicht wie Zeitverlust* *an. Ich war einfach im Flow. Wenn ich dann auf die Uhr schaue, bin ich überrascht, aber nicht gestresst. Es ist einfach passiert.«*

Das Empfinden hängt meist stark davon ab, was eine Person gerade beschäftigt. Wenn die Aufgabe klar ist und das Tun fließt, verschwindet das Zeitgefühl. Erst wenn mehrere Dinge gleichzeitig Aufmerksamkeit fordern oder die Unsicherheit größer wird, ist Zeit plötzlich sehr präsent, obwohl sich objektiv nichts verändert hat.

Bei Daniel (38) ist die Sache anders gelagert. Er beschreibt, dass er mit seinen Schätzungen, wie lange etwas dauert, häufig danebenliegt. *»Ich plane etwas und denke, das passt. Und dann brauche ich doppelt so viel Zeit. Oder ich schaffe etwas plötzlich viel schneller. Ich habe kein Gefühl dafür, wie lange ich wirklich mit einer Aufgabe beschäftigt bin.«*

Jana beschreibt, dass sie Übergänge zeitlich schlecht einschätzen kann. Sie weiß, wann die Onlinemitgliederversammlung vom Sportverein beginnt, ihr ist klar, was ansteht. Trotzdem kann sie nicht abschätzen, wie viel Zeit sie braucht, um sich auf den Termin vorzubereiten: *»Manchmal sitze ich fertig da, habe noch viel zu viel Zeit und weiß nicht, was ich damit anfangen soll. Dann werde ich unruhig, obwohl eigentlich alles gut ist. An anderen Tagen wird es zeitlich knapp, obwohl ich rechtzeitig begonnen habe. Mir fehlt einfach das Gefühl dafür.«*

Gemeinsam schauen wir uns solche Situationen genauer an. So haben die Betreffenden die Möglichkeit zu lernen, wann sie ihren Kipppunkt erreichen. Dann können sie rechtzeitig erkennen, wann Druck entsteht, wann ihnen die Zeit entgleitet und wann das Zeitgefühl zurückkehrt. Hier geht es zunächst darum, besser zu spüren, wie es im Einzelfall tatsächlich läuft. So entsteht nach und nach mehr Spielraum, weil dir früher auffällt, dass dieses Gefühl von »Ich bin hintendran« gerade einsetzt. Ein bewusster Blick auf die Uhr kann dann verhindern, dass du in Hektik verfällst.

Energie und Planung

Viele planen ihren Alltag nur danach, was gerade ansteht. Termine werden eingetragen, Aufgaben verteilt, alles bekommt seinen Platz im Kalender. Das ist natürlich sinnvoll. Doch wie es um die eigene Energie bestellt ist, wird nicht berücksichtigt. Dieser Aspekt kommt erst dann ins Spiel, wenn etwas nicht so gut funktioniert. Dann kann sogar die Freizeit zur Herausforderung werden.

Aus dem Coaching

»Ich komme nach Hause und denke erst, der Abend war richtig schön. Und dann merke ich, wie leer ich bin. Es dauert eine ganze Weile, bis ich wieder runterkomme. Ich brauche nicht nur ein bisschen Pause, sondern wirklich Ruhe. Manchmal liege ich einfach da und merke, dass mein Kopf noch weiterläuft, obwohl ich eigentlich müde bin«, erzählt Elena.

Diese Erschöpfung ist von außen oft nicht sichtbar. Für andere war es ein »normales« Treffen, vielleicht sogar ein entspannter Abend, und du selbst hast das in dem Moment ähnlich erlebt. Erst später zeigt sich, was dich das gekostet hat. Der Körper bleibt angespannt, die Gedanken laufen weiter und es dauert, bis das Nervensystem runterfährt. Weil die Signale erst später kommen, lässt sich der Energieaufwand unmittelbar in der Situation schwer einschätzen.

Laura (35) organisiert ihre Woche im Voraus, um Stress zu vermeiden. Ihre Termine sind sinnvoll verteilt, sie hat feste Zeiten fürs Arbeiten sowie Routinen fürs Einkaufen und für Bürotätigkeiten. Am Montag passt noch alles. Aber am Dienstag sitzt Laura am Laptop und bearbeitet E-Mails. Normalerweise geht das zügig. An diesem Tag liest sie einzelne Nachrichten mehrmals, formuliert Antworten um, löscht sie wieder, setzt neu an. Sie schaut auf die Uhr und merkt, dass sie langsamer ist als gedacht, obwohl sie sich die gleichen Dinge vorgenommen hat wie sonst. Am Mittwoch wollte sie nach der Arbeit einkaufen gehen. Zu Hause angekommen, setzt sie sich kurz hin und merkt, dass sie nicht loskommt. Sie schaut aufs Handy, steht auf, setzt sich wieder hin, denkt die ganze Zeit, dass sie gleich gehen müsste. Es wird später und später, bis sie den Einkauf irgendwann ganz lässt oder mit etwas anderem beginnt, das ihr in dem Moment eingefallen ist. Am Donnerstag sortiert sie Wäsche. Sie fängt an, unterbricht, um in die Küche zu gehen, nimmt sich ein Glas, füllt Wasser ein, räumt noch kurz etwas in die Spülmaschine und kommt zurück. Für einen Moment weiß sie nicht mehr genau, was sie gerade wollte. Später läuft dann die Waschmaschine, aber alles hat irgendwie länger gedauert, der Ablauf fühlt sich zäh an. Als sie sich am Freitag wieder mit einer Aufgabe beschäftigt, stellt sie fest, dass sie nicht richtig reinkommt. Sie liest, fängt an, bricht ab. Gleichzeitig zeigt ihr der Kalender, dass sie das, was ansteht, nicht mehr so umsetzen kann, wie sie es am Anfang der Woche geplant hatte. *»Ich checke meine Aufzeichnungen und denke, es passt alles. Ich habe mir nicht zu viel vorgenommen, sondern jedes To-do bewusst eingetragen. Und dann sitze ich da und merke, dass es doch nicht funktioniert. Ich bin langsamer, vergesse zwischendurch, was ich eigentlich wollte, oder schaffe es nicht zu starten. Irgendwann bin ich einfach leer und kann nicht sagen, an welchem Punkt das Ganze eigentlich gekippt ist«*, fasst Laura in Worte, wie es ihr immer wieder ergeht.

Daniel beschreibt sich als jemand, der gut durch den Tag kommt. Die Arbeit läuft, Gespräche funktionieren, er bekommt Dinge geregelt und nach außen wirkt er stabil. Am Abend verändert sich dies spürbar. Er sitzt dann da und merkt, dass kaum noch etwas geht, dass selbst kleine Entscheidungen anstrengend werden und ihn Gespräche schnell übermäßig fordern. *»Ich kann nicht sagen, was genau passiert. Irgendwann bin ich einfach so erschöpft, dass selbst kleine Dinge zu viel sind. Dann geht eigentlich gar nichts mehr, außer auf dem Sofa zu liegen und meine Lieblingsserie zu schauen«*, erzählt er.

Solche Phänomene treten nicht nur im Zusammenhang mit der Arbeit auf, sondern auch bei der privaten Planung – siehe Lauras Woche. Lea kennt das ebenfalls zur Genüge: *»Ich sitze da und weiß, dass ich eigentlich einkaufen gehen müsste. Der Kühlschrank ist leer, ich habe Hunger, ich habe mir das auch vorgenommen. Und trotzdem stehe ich nicht auf. Ich scrolle im Handy, ich lenke mich ab, ich denke die ganze Zeit, gleich gehe ich los. Und dann ist es plötzlich zu spät und ich habe es wieder nicht geschafft. Und dann kommt dieses Gefühl auf, dass ich das einfach nicht hinbekomme, obwohl Einkaufen doch etwas Normales ist.«*

Im Fokus steht hier die Frage, woran die betreffende Person merken kann, dass ihre Vorhaben nicht mehr zu ihrem Energielevel passen. Viele erkennen ihre Grenzen sehr spät, oft erst, wenn kaum noch etwas geht. Deshalb schauen wir uns als Erstes die Momente an, in denen die Überlastung beginnt und der Tag entgleitet, erst dann Kalender oder Tools.

Entspannungsmomente spielen eine größere Rolle, als viele denken. Nicht als Programmpunkt, der auch noch einzubauen ist, sondern als Voraussetzung dafür, dass Planung überhaupt aufgeht. Doch vielen fällt es schwer, Pausen bewusst zu setzen. Sie stehen nicht im Kalender und die Zeit fühlt sich verloren an, sodass Erholungsphasen immer wieder verschoben werden oder ganz entfallen. Statt klar abgegrenzte Pausen einzulegen, wird die Zeit zwischen zwei Terminen oder Aufgaben genutzt, um kurz aufs Handy zu schauen oder sich für ein paar Minuten hinzusetzen. Und dann geht es auch schon weiter, denn das nächste To-do ruft. Von Zur-Ruhe-Kommen und Erholung kann keine Rede sein. Wenn du merkst, was in dir passiert, bevor es zu viel wird, kannst du wahrnehmen, wann du noch Kapazitäten hast, bevor du über deine Grenzen gehst. Und spätestens dann ist eine Pause keine Option mehr, sondern eine Notwendigkeit.

Offene To-dos

Ein Thema, das oft eher nebenbei auftaucht, sind unabgeschlossene Dinge: kleine Aufgaben, offene Fragen, begonnene Tätigkeiten, unbeantwortete Nachrichten. Für sich genommen wirken sie oft unproblematisch, manchmal sogar banal. Schwierig wird es aber, wenn sie im Lauf des Tages immer wieder ins Bewusstsein rücken, oft genau dann, wenn du gerade mit etwas anderem beschäftigt bist. Oder sie tauchen nicht auf, obwohl sie gerade anstehen.

Aus dem Coaching

> Katharina spricht über das Gefühl, dass ständig etwas in ihrem Hinterkopf kreist, ohne dass sie genau sagen könnte, was das eigentlich ist. Dabei geht es nicht um große Themen, nichts, was sofort erledigt werden müsste, eher um viele kleine Punkte, die sich über den Tag verteilen. Eine Nachricht, auf die sie noch reagieren wollte. Ein Termin, den sie verschieben muss. Einen Text, den

sie angefangen, aber nicht fertiggestellt hat. Sie sitzt an einer Aufgabe, es läuft gut – und plötzlich fällt ihr eine andere Sache ein, die noch offen ist. Sie denkt kurz daran, schiebt das Thema zur Seite und macht weiter, bis es wenig später wieder auftaucht, manchmal zusammen mit etwas anderem. Sie berichtet: *»Diese Verschiebung der Aufmerksamkeit passiert nebenbei, als würde etwas im Hintergrund mitlaufen, das sich immer wieder nach vorne drängt.«*

Jonas erlebt Ähnliches, wenn er arbeitet. Er ist mit einer Dokumentation beschäftigt, dann kommt ein Anruf und danach ist der Faden weg. Weitere Dinge schieben sich dazwischen. *»Ich habe dann das Gefühl, dass alles mich gleichzeitig fordert. Nichts ist wirklich fertig, aber alles schreit laut: Hier! Und ich sitze davor, merke, dass ich zwar weiß, was zu tun wäre, komme aber nicht an den Punkt, an dem ich einfach anfange.«*

David (41) erzählt, wie stark unbeantwortete Nachrichten ihn ausbremsen. Er sieht die E-Mail, nimmt sich vor, sie später zu beantworten, und macht erst einmal weiter. Aber der Gedanke an diese Nachricht verschwindet nicht komplett, selbst wenn er gerade mit etwas anderem beschäftigt ist. *»Ich sage mir dann, ich erledige das später, das passt jetzt gerade nicht. Aber mir fällt das noch Offene immer wieder ein. Es ist nicht so, dass ich komplett abgelenkt bin, sondern als würde die ganze Zeit im Hintergrund etwas mitlaufen.«*

Wenn wir uns dieses Erleben genauer anschauen, fällt auf, wie viele dieser offenen Anforderungen gleichzeitig bestehen. Miriam erzählt, dass sie sich irgendwann hingesetzt und alles aufgeschrieben hat, was ihr gerade durch den Kopf ging. *»Ich dachte wirklich, das sind vielleicht ein paar wenige Dinge, die ich noch erledigen muss. Am Ende war eine Seite voll mit To-dos, viele davon Kleinigkeiten. Als ich die Liste sah, wurde mir zum ersten Mal klar, warum ich mich so oft unruhig fühle, ohne sagen zu können, was gerade los ist. Es ist einfach zu viel parallel aktiv, das Energie fordert.«*

Durch das Aufschreiben tat sich nicht sofort etwas. Doch die Aufgaben bekamen bewusst Raum und wurden sichtbar. Im weiteren Verlauf spürte Miriam, dass die offenen Punkte unterschiedlich wirken. Ihr gelang es, sie in eine für sie stimmige Reihenfolge zu bringen und nacheinander abzuarbeiten.

Manchmal bleiben Aufgaben auch mental im Hintergrund, obwohl sie akut anstehen. Sie sind klar als To-dos identifiziert und trotzdem dringen sie im entscheidenden Moment nicht ins Bewusstsein. Erst später, oft am Abend, sind sie wieder präsent. Lea beschreibt Situationen wie diese so: *»Am Morgen nehme ich mir etwas vor, das schon länger ansteht. Im Lauf des Tages arbeite ich andere Dinge ab, führe Gespräche, reagiere auf das, was dazukommt. Erst am Abend fällt mir ein, was ich ursprünglich erledigen wollte.«*

Bei Jonas zeigt sich dieses Phänomen auf andere Weise. Er arbeitet mit einer Liste, auf der alle Aufgaben stehen, die er erledigen will. Sie ist vollständig, sinnvoll aufgebaut und er nutzt sie regelmäßig. Jonas trägt To-dos ein, sortiert und priorisiert sie. Trotzdem kommt es vor, dass er einzelne Punkte nicht bearbeitet. Wenn er später auf seine Liste schaut, kann er kaum nachvollziehen, warum er genau diese übersehen hat. *»Ich stelle fest, was ich nicht gemacht habe, und denke, das steht doch da. Ich hatte die Liste offen vor mir. Aber in dem Moment habe ich die Aufgabe einfach nicht gesehen«*, erklärt er.

David beschreibt, dass Aufgaben für ihn erst dann eine reale Bedeutung bekommen, wenn sie zeitlich näher rücken. *»Ich weiß genau, was zu tun ist. Aber solange die Angelegenheit noch nicht dringend ist, scheint sie irgendwie weit weg zu sein. Erst wenn ein Termin ansteht, wird die Anforderung echt.«* Im Rückblick stellt sich David oft die Frage, warum etwas liegen geblieben ist, obwohl er es locker hätte erledigen können. Für ihn fühlt es sich so an, als würden die Aufgaben einfach nicht bis in sein Bewusstsein vordringen.

In diesem Zusammenhang spielen auch visuelle Aspekte eine Rolle. Miriam erzählt, dass Dinge für sie stark mit Sichtbarkeit verbunden sind. Was sie nicht im Blick hat, verliert an Bedeutung. Gleichzeitig beschreibt sie, dass zu viele sichtbare Dinge schnell Überforderung auslösen, weil alles parallel aktiv ist und kein klarer Fokus entsteht. *»Wenn alles vor mir liegt, weiß ich* *gar nicht mehr, wo ich anfangen soll. Dann lasse ich es lieber ganz, als dass ich etwas auswähle«,* sagt sie.

Wenn viele Dinge parallel laufen, ohne dass sie aktiv bearbeitet werden, hat nichts Priorität und nichts ist abgeschlossen. Das erzeugt eine leise, dauerhafte Spannung, die den ganzen Tag anhält und sich schwer einordnen lässt. Hier zeigt sich der Zeigarnik-Effekt: Was noch offen ist, bindet mehr Aufmerksamkeit als das, was erledigt ist. Strategien, um möglichst schnell möglichst viel zu erledigen, helfen hier meist nicht weiter. Doch wenn dir bewusst wird, was innerlich abläuft, kannst du genau dort ansetzen, indem du Aufgaben priorisierst, sie in konkrete Schritt unterteilst und so verankerst.

Zusammenfassung

- Der Alltag setzt sich aus vielen Aufgaben zusammen, die ineinandergreifen, parallel bestehen und sich selten komplett erledigen lassen. Es kostet viel Energie, sie zu koordinieren und den Überblick zu behalten.
- Phasen mit Leichtigkeit wechseln sich mit solchen ab, in denen selbst einfache Anforderungen zu viel werden. Starke Schwankungen und abrupte Wechsel sorgen dafür, dass sich der Alltag nicht gut planen lässt.
- Aufgaben können sehr präsent sein oder in den Hintergrund geraten. Beides bindet Aufmerksamkeit und beeinflusst die Handlungsfähigkeit.
- Die eigene Zeitwahrnehmung stimmt nicht immer mit der realen Zeit überein. Das Gefühl, hintendran zu sein, lässt sich nicht einfach durch Argumente abstellen.
- Offene To-dos bleiben häufig im Hintergrund aktiv, auch wenn sie gerade nicht bearbeitet werden. Das bindet Aufmerksamkeit, was sich auf das Energielevel auswirkt.

3. FAMILIE, FREUNDE UND FREIZEIT

Beziehungen mit anderen Menschen bringen oft besondere Anforderungen mit sich. Nähe und Rückzug, gelungene Kommunikation und Missverständnisse, Verbundenheit und Überforderung liegen dicht beieinander. Viele Menschen mit AuDHS beschreiben, dass Beziehungen ihnen wichtig sind. Gleichzeitig werden sie in sozialen Situationen unsicher oder ziehen sich zurück, ohne genau sagen zu können, warum das so ist. Das kommt nicht nur bei neuen Kontakten vor, sondern auch in langjährigen Freundschaften und in der Familie.

In der Freizeit bestehen besondere Herausforderungen. Schnell kommt es in Gruppen oder in ungewohnter Umgebung zu Situationen, die für Menschen mit AuDHS schwer einzuschätzen und zu bewältigen sind. Bei Treffen, Ausflügen oder Veranstaltungen wirken viele Eindrücke parallel auf sie ein. Gespräche laufen gleichzeitig, die Geräuschkulisse variiert, Menschen kommen dazu oder gehen, Pläne werden angepasst. Und natürlich spielen hier auch die Dinge eine Rolle, die im Kapitel zur Kommunikation beschrieben wurden.

Missverständnisse im Alltag

Missverständnisse entstehen oft dort, wo Informationen fehlen, zu spät kommen oder anders aufgefasst werden als beabsichtigt. Jemand spricht eine Schlussfolgerung aus, ohne den Gedankengang dahinter offenzulegen, etwas bleibt ungesagt, weil es für selbstverständlich gehalten wird, oder die eigene Reaktion erfolgt zeitlich versetzt, wenn das Gespräch bereits weitergegangen ist. Während die eine beteiligte Person den Austausch als harmonisch und vollständig einschätzt, wirkt er für die andere lückenhaft oder irritierend. Menschen mit AuDHS erleben oft, dass sie sich aus ihrer eigenen Perspektive inhaltlich verständlich ausdrücken, aber ihre Aussagen anders beim Gegenüber ankommen als gewollt.

Aus dem Coaching

Nadine (36) bekommt häufig die Rückmeldung, sie wirke sehr direkt, manchmal zu direkt. Doch sie findet, dass sie ohne Umschweife ausspricht, was für sie gerade wichtig ist, und dass sie dabei klar ist. Erst die Rückmeldungen zeigen ihr, dass das Gesagte oft anders eingeordnet wird. *»Ich denke dann, ich habe doch einfach nur gesagt, was ich wahrnehme. Und dann kommt so eine Reaktion, als hätte ich jemanden angegriffen. Das verstehe ich in dem Moment nicht.«*

David erscheinen viele Dinge logisch, deshalb erklärt er sie nicht extra. So kann es passieren, dass in einem Gespräch beide Seiten von unterschiedlichen Voraussetzungen ausgehen. Das zeigt sich allerdings erst im Nachhinein. *»Ich finde, dass es offensichtlich ist, was ich gemeint habe. Aber dann merke ich, dass bei der anderen Person etwas ganz anderes angekommen ist.«*

Auch das Timing spielt eine Rolle. Lara beschreibt, dass sie während eines Gesprächs vieles innerlich verarbeitet. Wenn ein Thema im Raum steht, ist sie damit beschäftigt, es einzuordnen. Aber wenn sie dann reagiert, ist das Gespräch oft schon weitergegangen. Während ihre Antwort für sie zu dem Punkt gehört, an dem sie innerlich gerade ist, wirkt das von ihr Gesagte für die anderen wie ein Themenwechsel oder unpassend. Manchmal passiert das mehrmals bei einem Treffen. *»Nach solchen Gesprächen denke ich darüber nach, ob ich etwas falsch gemacht habe. Ich kann aber nicht genau sagen, was das sein könnte. Dann gehe ich die jeweiligen Situationen noch einmal durch, suche nach dem Punkt, an dem etwas schiefgelaufen sein könnte, und finde ihn nicht«*, führt Lara aus.

Nadine ordnet inzwischen manchmal kurz ein, wie sie zu ihren Aussagen kommt, bevor sie sie ausspricht. David achtet stärker darauf, Dinge ausdrücklich zu äußern, die für ihn selbstverständlich sind. Diese Anpassungen sind klein und verändern nicht alles, eröffnen aber mehr Spielraum für Verständigung. Auch wenn sich dadurch nicht alle Konflikte vermeiden lassen, verringert sich der Druck, während das Verständnis füreinander wächst.

Gesagtes und Gemeintes

Manchmal sagt eine Person etwas, das inhaltlich klar ist, sendet aber gleichzeitig Signale, die nicht dazu passen. Die Stimme klingt etwas angestrengt, der Blick verliert sich, die Antwort kommt verzögert oder fällt kürzer aus als sonst. Für viele Menschen fügen sich Gesagtes und Ungesagtes trotzdem wie selbstverständlich zu einer Einschätzung zusammen. Bei Menschen mit AuDHS funktioniert das nicht automatisch.

Aus dem Coaching

> *»Jemand sagt, dass alles okay ist. Ich erkenne aber, dass das nicht stimmt. Und dann sitze ich da und weiß nicht, worauf ich reagieren soll«,* so fasst Aylin (29) ihr Empfinden in solchen Situationen zusammen. Für sie stehen die sich widersprechenden Informationen gleichberechtigt nebeneinander. Sie kann nicht entscheiden, welche davon mehr Gewicht hat. Beides ist da und beides wirkt relevant. Sie hält für einen Moment inne, während das Gespräch weiterläuft, und verliert dann schnell den Anschluss. *»Wenn ich auf das reagiere, was gesagt wurde, habe ich das Gefühl, ich übersehe etwas. Wenn ich auf das reagiere, was ich wahrnehme, wirkt es schnell so, als würde ich etwas in das Gesagte hineininterpretieren. Ich merke auch, dass ich zu lange brauche.«*
>
> Lea erlebt Ähnliches, vor allem bei Rückmeldungen. *»Ich bekomme Feedback und denke im ersten Moment: Okay, passt. Dann fällt mir ein Detail auf. Ein Wort, eine Pause, ein Ton. Und plötzlich bin ich unsicher, ob das Feedback wirklich so gemeint war, wie ich es verstanden habe, oder ob noch etwas anderes drinsteckt.«* Sie beschreibt, dass sie solche Situationen oft im Nachhinein noch einmal durchgeht und analysiert. Sie nimmt alle möglichen Lesarten gleichzeitig wahr. Selbst einfache Aussagen bleiben dadurch selten stehen, sondern werden ergänzt, hinterfragt und weitergedacht.

In neurotypischen Kommunikationskontexten wirken implizite Signale. Manches wird angedeutet, abgeschwächt oder zwischen den Zeilen formuliert. Gleichzeitig besteht die Erwartung, dass auch die unausgesprochenen Dinge erkannt und passend eingeordnet werden. Für Menschen mit AuDHS passen das Gesagte und die implizite Ebene, die ebenfalls wahrnehmbar ist, nicht immer zusammen. Was hier jeweils Vorrang hat, können sie oft nicht erkennen.

Im Coaching nehmen wir einzelne Situationen Schritt für Schritt auseinander. Was wurde gesagt? Was wurde wahrgenommen? Welche Reaktion erfolgte? Welche Alternativen gab es? Sichtbar wird dabei meist, dass die Entscheidung schwerfällt, ob das Gesagte oder das Unausgesprochene Grundlage der eigenen Reaktion sein soll. Anschließend geht es darum, bewusster zu entscheiden. Dabei richten sich manche im Zweifel stärker nach dem, was gesagt wurde. Andere beziehen die implizite Ebene mit ein und sprechen Unklarheiten direkt an. Es gibt keine universelle Lösung, die immer funktioniert, aber diese Art der Reflexion ermöglicht es, mit solchen Situationen anders umzugehen und der Schleife aus Beobachtung, Abwägen und Zurückhaltung schneller zu entkommen.

Das Erleben von Freundschaft

Die Frage, was Verbindungen zwischen Menschen im Einzelfall bedeuten, stellt sich im Lauf des Lebens immer wieder. Wann betrachten wir eine Person als Freundin oder Freund, wann geht es um gute Bekanntschaft und wann um einen Kontakt, der auf eine bestimmte Situation begrenzt bleibt? Im Alltag erscheinen Menschen mit AuDHS die Verhältnisse oft unklar und es fällt ihnen schwer, solche Unterscheidungen zu treffen.

Aus dem Coaching

> Clara (27) erzählt, dass sie sich nach einem guten Gespräch schnell mit anderen Personen verbunden fühlt. Sie öffnet sich, hat Interesse und kann sich ein weiteres Treffen gut vorstellen. Für sie entwickelt sich bald ein Gefühl von Nähe. Wenn danach nichts weiter passiert, ist sie irritiert und überlegt, ob sie etwas falsch eingeschätzt hat. *»Ich denke dann, das war doch gerade total schön. Und dann kommt nichts mehr. Und ich weiß nicht, ob ich etwas missverstanden habe.«* Wenn sich ein Austausch für Clara stimmig anfühlt, bekommt er Bedeutung. Für sie geht es darum zu lernen, dass derselbe Moment für die andere Person genauso angenehm gewesen sein kann, ohne dass sie sich automatisch mehr Kontakt wünscht. Das wird allerdings selten ausgesprochen.

Bei David geschieht etwas anderes: Er fokussiert sich stark auf einzelne Menschen. Die Verbindung ist eng, der Austausch intensiv, vieles konzentriert sich auf diese eine Person. Wenn sich das Gegenüber dann distanziert, zum Beispiel weil es sich neu orientiert oder andere Kontakte in den Vordergrund rücken, entsteht bei David eine starke Verunsicherung.

Das Gefühl, dass mir ein Gespräch mehr bedeutet hat als der anderen Person, und die Schwierigkeit, dies einzuordnen, kenne ich gut. Davids Thema war vor allem Teil meiner Kindheit. Wenn ich mit einem anderen Kind spielte, war für mich die Sache klar: Das war mein Freund. Wenn es am nächsten Tag mit anderen gespielt hat, konnte ich das schwer begreifen.

Wenn Freundschaften sich verändern oder auseinandergehen, erleben Menschen mit AuDHS das häufig sehr intensiv. Es bleibt nicht bei einem kurzen Moment der Enttäuschung, sondern sie denken lange darüber nach, versuchen zu verstehen, was passiert ist und ob sie etwas falsch gemacht oder falsch verstanden haben. In solchen Situationen geht es nicht nur um die Beziehung selbst, sondern auch darum, wie sie eingeordnet wird. Manchmal fehlt einfach ein Rahmen, der hilft, verschiedene Formen von Kontakten voneinander abzugrenzen. Gleichzeitig zeigt sich hier eine besondere Qualität. Viele Menschen mit AuDHS führen Beziehungen nicht oberflächlich, sondern gehen in die Tiefe und geben ihnen Bedeutung.

Mit zunehmendem Bewusstsein kann die Erkenntnis heranreifen, dass Nähe nicht automatisch gleich definiert wird. Ein intensiver Moment kann für die Beteiligten stimmig sein und trotzdem unterschiedliche Gefühle auslösen. Solche Erfahrungen bleiben schmerzhaft, lassen sich aber besser verkraften, wenn sie nicht nur auf das eigene Verhalten zurückgeführt werden, sondern auf die Unterschiede zwischen Menschen.

Energie in Beziehungen

Das eigene Energielevel spielt auch in Beziehungen eine zentrale Rolle, wird aber oft wenig berücksichtigt. Viele Menschen mit AuDHS beschreiben, dass sie sich auf Treffen mit anderen freuen, zusagen und sich innerlich darauf einstellen.

Doch wenn der Termin näher rückt, fühlt es sich manchmal anders an. Der Tag war voller als gedacht, die eigene Energie ist niedriger oder die Gefühlslage verändert sich ohne klaren Grund.

Aus dem Coaching

> Lea berichtet: *»Ich will die Verabredung einhalten. Ich mag die Person ja. Aber ich merke, dass ich es gerade nicht schaffe. Und dann sitze ich da und weiß nicht, ob ich absagen oder das Ganze trotzdem durchziehen soll.«* Der Wunsch nach Kontakt ist da, gleichzeitig fehlt die Kapazität dafür. So entsteht ein Spannungsfeld, das sich nicht einfach auflösen lässt. Für Lea fühlt sich das so an: *»Gehe ich zum Treffen, kann es mir zu viel werden. Wenn ich absage, mache ich mir Gedanken, ob ich andere enttäusche oder unzuverlässig wirke. Beides kommt mir nicht richtig vor. So entscheide ich oft erst in letzter Minute, weil ich meinen Zustand nicht eindeutig einschätzen kann.«*
>
> Bei Amir zeigt sich ein anderer Aspekt, der im Buch schon öfter anklang. Während eines Treffens ist er präsent, beteiligt sich, hört zu und reagiert. Für Außenstehende wirkt das stabil, zu keiner Zeit wird sichtbar, wie viel Energie er gerade einsetzen muss. *»Wenn ich dann zu Hause bin, brauche ich erst einmal Ruhe. Aber nicht so, dass ich mich einfach entspanne, sondern ich muss mich richtig runterfahren. Das dauert manchmal länger, als mir lieb ist«*, erläutert er.
>
> Lea beschreibt, dass sie sich über längere Zeiträume gut auf andere einstellen kann. Erst im Nachhinein merkt sie, dass sie sich an vielen Stellen angepasst hat, ohne sich bewusst dafür entschieden zu haben. *»Mir fällt das in dem Moment gar nicht auf, sondern erst dann, wenn ich merke, wie wenig eigener Raum mir geblieben ist. Für andere kommt mein Rückzug dann plötzlich, weil sie nur den funktionalen Teil von mir sehen.«*

Lea achtet jetzt stärker darauf, wie sich ein Treffen entwickelt. Manchmal geht sie früher, manchmal bleibt sie mit dem Wissen, dass sie an ihre Grenzen kommt. Auch sagt sie nicht gleich ab, sondern nimmt sich Zeit, um zu prüfen, ob die anstehende Verabredung für sie gerade passt. Amir gestaltet die Zeit nach sozialen Kontakten bewusster und bezieht den Rückzug als Teil des Treffens in seine Planungen ein.

Diese Veränderungen sind klein, ermöglichen aber einen anderen Umgang mit Beziehungen. Das eigene Energielevel wird nicht erst im Nachhinein erkannt, sondern von Anfang an mitgedacht und auch während des Treffens erspürt. So kannst du Entscheidungen treffen, die besser zu deinem eigenen Erleben passen und vielleicht auch deine Verlässlichkeit stärken. Beziehungen werden dadurch nicht unbedingt einfacher, du weißt aber genauer, was für dich gerade förderlich ist und was nicht.

Outing und Offenheit

Die Frage, was du über dich erzählen möchtest, stellt sich oft in Momenten, in denen jemand nachfragt oder irritiert auf dein Verhalten reagiert. Eine andere Person wundert sich vielleicht, warum du schon gehen willst oder auf eine Nachricht nicht geantwortet hast. Auch wenn du merkst, dass dein Verhalten anders gelesen wird, als du es gemeint hast, spürst du den Druck, dich erklären zu müssen.

Aus dem Coaching

Julia (35) sprach lange mit niemandem über ihre eigene Wahrnehmung und ihre Schwierigkeiten im Alltag. Für sie selbst ist klar, was sie braucht und was sie überfordert. Im Kontakt mit anderen benennt sie das kaum. Sie will nichts verstecken, sondern findet keine Worte, die sich für sie stimmig anfühlen und gleichzeitig verständlich bleiben. *»Ich habe oft gedacht, wenn ich erkläre, was bei mir los ist, klingt das wie eine Ausrede. Oder es wirkt viel größer, als es sich für mich anfühlt.«*

Mateo (31) spricht offen über sein Erleben, allerdings sehr unterschiedlich je nach Situation. Für ihn hängt viel davon ab, wie sicher sich ein Kontakt anfühlt und ob sein Gegenüber einen Bezug zu Neurodiversität hat. *»Ich merke ziemlich schnell, ob ein Mehr an Information gerade passt. Es gibt Situationen, in denen hilft eine Erklärung total, und andere, da führen sie zu nichts«*, fasst er zusammen.

Die Entscheidung, ob das eigene Erleben thematisiert wird, fällt oft erst im Moment. Erklärungen können ein entspannteres Miteinander bewirken.

Doch manchmal ist es auch gut, ganz bei sich zu bleiben. Katharina hat sehr konkrete Erfahrungen damit gemacht, was passieren kann, wenn sie offen über sich spricht. Mehrfach hatte sie versucht zu erklären, warum bestimmte Situationen für sie anstrengend sind, warum sie nach einem Treffen ausreichend Zeit für Erholung braucht oder warum sie sich in Gesprächen anders verhält als erwartet. Die anderen relativierten, verglichen oder schlugen sofort Lösungen vor, ohne dass Katharinas Erleben wirklich ernst genommen wurde. *»Ich habe irgendwann aufgehört zu erklären, wie ich ticke. Weil es meistens darauf hinausläuft, dass mir jemand sagt, dass das doch bei jedem so ist oder dass ich einfach anders damit umgehen muss.«*

Solche Erfahrungen wirken nach. Die Offenheit schwindet, weil sich die Erwartung verfestigt, wieder nicht ernst genommen zu werden. Oft folgt der innere Rückzug. Ich kenne diese Situation gut. Das kurze Innehalten, bevor ich etwas sage, und die Überlegung, ob sich das lohnt. Gerade bei neuen Kontakten ist oft unklar, ob das Gegenüber bereit oder in der Lage ist, mit solchen Erklärungen umzugehen. Ein knapper Hinweis kann ein guter Anfang sein – und reicht manchmal schon aus.

Über die Zeit lernst du dich selbst besser kennen und dein Umgang mit Neurodivergenz verändert sich. So hat Katharina angefangen, nur das zu benennen, was direkt mit der aktuellen Situation zu tun hat. Sie sagt zum Beispiel, dass sie nach einem Treffen Zeit für sich braucht oder direkte Kommunikation ihr hilft, Missverständnisse zu vermeiden. Damit bleibt sie nah an dem, was gerade passiert. Das fühlt sich für sie stimmig an und macht es gleichzeitig anderen leichter.

Mateo hat für sich gemerkt, dass er jede Situation anders handhaben kann. Manchmal gibt er mehr Information, manchmal lässt er es. Sein Gefühl dazu ist nicht immer eindeutig, es gibt ihm aber ausreichend Orientierung. So entscheidet er weniger aus dem Druck heraus, liefern zu müssen, und mehr danach, was sich im Moment passend anfühlt.

Vielleicht kennst du das Gefühl, dich erklären zu müssen, damit dein Verhalten verstanden wird. Doch dein Ermessen ist hier der Maßstab. Du allein entscheidest von Situation zu Situation, was du teilst, wie du es teilst und in welchem Rahmen. Und das wiederum hängt auch damit zusammen, wie sicher sich ein Kontakt anfühlt. So kommt mit der Zeit etwas mehr Ruhe in Beziehungen, weil du dich weniger daran orientierst, was erwartet wird, und mehr daran, was sich für dich gerade gut anfühlt.

Erwartungen und unausgesprochene Regeln

In Beziehungen wirken oft Erwartungen mit, die unausgesprochen bleiben. Es geht um Verhaltensweisen, Körpersprache und andere Konventionen, die als allgemein verständlich gelten, unter anderem darum, wie schnell geantwortet wird, wie Interesse gezeigt wird, wie ein Gespräch verläuft oder woran erkennbar ist, dass gerade alles passt. Der Großteil davon entsteht im Miteinander und bleibt doch im Verborgenen. Menschen mit AuDHS fällt es oft schwer, diese impliziten Regeln zu erfassen, wodurch Unsicherheiten entstehen.

Aus dem Coaching

> Hanna (34) beschreibt, dass sie sich in Gesprächen oft fragt, ob sie etwas übersehen hat. Sie hört aufmerksam zu, reagiert auf das Gesagte und hat trotzdem im Nachhinein das Gefühl, dass es noch eine andere Ebene gab, die für sie nicht ganz zugänglich war. *»Ich komme mir dann so vor, als hätte ich etwas verpasst, obwohl ich die ganze Zeit dabei war«*, sagt sie.
>
> Luis (39) fühlt sich ähnlich unsicher, wenn er sich mit anderen über Messenger-Apps austauscht: *»Ich überlege lange, ob meine Nachricht zu kurz ist oder schon zu viel. Ich frage mich auch, ob ich zu schnell antworte oder ob es komisch wirkt, wenn ich erst später schreibe. Es fühlt sich an, als gäbe es da so eine Art Rhythmus, den alle kennen, nur ich nicht. Gleichzeitig meine ich, dass ich mich daran halten muss. Ehrlich gesagt, ich steige da nicht durch.«*

> Auch Mary (25) denkt nach einem Treffen häufig noch lange über einzelne Momente nach: *»Ich liege abends im Bett und gehe die Gespräche noch einmal durch. Ich erinnere mich an einzelne Sätze und frage mich, ob da etwas komisch war oder ob ich etwas anderes hätte sagen sollen. Das Gefühl, dass ich nicht alles verstanden habe, bleibt. Manchmal habe ich auch Angst, dass ich nicht verstanden wurde.«*

Ich kenne diese Suche nach Orientierung auch gut. Dieses Gefühl, dass andere sich in einem Rahmen bewegen, der für sie selbstverständlich ist, während ich Mühe habe, Details zu verstehen. Dabei entsteht schnell eine hohe innere Aktivität. Beobachten, einordnen, vergleichen, prüfen, während das Gespräch weitergeht. In solchen Situationen kannst du beobachten, wann du damit anfängst, nach Unstimmigkeiten zu suchen. Wann du etwas entschlüsseln willst, das sich dir nicht eindeutig erschließt. Und wann du dich von deiner eigenen Wahrnehmung entfernst, weil du Vorgaben befolgen möchtest, die unklar für dich sind. Nach und nach verschiebt sich dann die Aufmerksamkeit von den Regeln weg hin zu deinem eigenen Erleben und deiner Wahrnehmung. Damit veränderst du den Standpunkt, von dem aus du Beziehungen mitgestaltest. Natürlich bleiben die unsichtbaren Regeln Teil des Alltags, aber du kannst mehr Ruhe im Umgang mit ihnen gewinnen, wenn du dich selbst als Bezugspunkt ernst nimmst. Indem du an deinem Selbstbewusstsein arbeitest, wird es dir zudem leichter gelingen, mehr Klarheit einzufordern oder bewusst offenzulassen, was sich nicht eindeutig klären lässt.

Konflikte und Klärung

Unstimmigkeiten in Gesprächen entstehen oft, weil Gesagtes unterschiedlich gemeint und verstanden wird. Manchmal fallen solche Missverständnisse erst im Nachhinein auf und werden angesprochen, wenn das Gespräch für die andere Person längst beendet und abgehakt ist. Konflikte werden also mit Verzögerung sichtbar und lassen sich oft nicht so leicht klären.

Aus dem Coaching

Sophie (31) erzählt von einer Situation bei sich zu Hause: Sie und ihr Partner Martin sitzen zusammen auf dem Sofa und sprechen darüber, wer sich wann meldet, wer was erledigt, es geht um die Alltagsplanung. Am Ende sagt Martin: »Passt schon.« Sophie versteht das als Abschluss, für sie ist damit alles gesagt und erledigt. Am nächsten Tag ist Martins Stimmung angespannt. Er antwortet kürzer, schaut weniger hin und wirkt genervt. Sophie merkt das sofort. Sie registriert, dass sich etwas verändert hat, doch so richtig greifen kann sie es nicht.

Am Abend spricht sie Martin darauf an. Dabei kommt heraus, dass ihn das Thema vom Vortag noch beschäftigt. Für ihn bedeutete »Passt schon« keinen Abschluss, sondern den Abbruch des Gesprächs ohne Klärung. Sophie spürt, wie sie das trifft. Sie hat Martins Aussage anders verstanden, als sie gemeint war. Ab da eskaliert die Situation, beide werden laut und fühlen sich nicht gesehen. Zu mir sagte Sophie: *»Ich habe gedacht, das ist erledigt. Für ihn war es das nicht. Das habe ich erst gemerkt, als wir schon im Streit waren.«* Der Konflikt beruhte nicht auf unterschiedlichen Meinungen zum Thema, sondern darauf, dass beide an unterschiedlichen Stellen aus dem Gespräch ausgestiegen waren.

Luca (49) schildert eine andere Situation, die zu Streit führt. Er sitzt mit Anton, einem Freund, im Café. Sie sprechen über Filme, die sie mögen. Irgendwann geht es um einen bestimmten Film, den Anton sehr gut findet. Luca sieht das anders und sagt das auch. Der Streifen sei überbewertet, zudem funktioniere er an manchen Stellen für ihn nicht. Für Luca ist das eine normale Aussage im Gespräch, für Anton nicht. Antons Stimmung verändert sich ab dem Moment. Seine Antworten fallen kürzer aus, der Ton wird schärfer. Luca spricht an, was er wahrnimmt. Er stellt fest, dass sich etwas verändert hat, und fragt nach, was los ist. Da kippt das Gespräch komplett. Anton geht in die Verteidigung, erklärt Details zum Film, wird deutlicher und persönlicher. *»Ich habe angesprochen, was ich gespürt habe«*, sagt Luca. *»Ich wollte klären, ob etwas nicht stimmt, aber für Anton war meine Aussage schon Kritik.«* Einerseits geht es um die Bewertung des Films, die Luca sachlich meinte,

Anton aber persönlich nahm. Andererseits um den Zeitpunkt, zu dem Luca die Unstimmigkeit anspricht. Er möchte klären, was im Raum steht, Anton gerät dadurch unter Druck. Der Abend endet im Konflikt.

Zusammen schauen wir uns einzelne Passagen von Gesprächen genauer an. Was wurde gesagt? Was wurde gehört? Welche Bedeutung wurde dem Gesagten gegeben? Wann fiel auf, dass sich etwas verändert hat? Und an welchem Punkt entschied sich, ob ein kritischer Punkt angesprochen wurde oder nicht? Diese Art der Reflexion verändert den Umgang mit solchen Momenten.

Sophie lässt Gespräche nun nicht mehr enden, wenn ein »Passt schon« im Raum steht. Sie fragt nach, ob das aktuelle Thema wirklich abgeschlossen oder noch etwas zu klären ist. So sind die Beteiligten auf einem gemeinsamen Stand, bevor sie auseinandergehen. Luca spricht weiterhin direkt an, was ihm auffällt. Er kündigt jetzt allerdings vorher an, dass er verstehen möchte, was gerade los ist, bevor er seine Beobachtung teilt. Dadurch wird seine Aussage anders gehört, ohne dass er sich inhaltlich zurücknimmt. Lea spricht Unklarheiten früher an, auch wenn sie sie noch nicht vollständig sortiert hat. So kann das Thema im selben Gespräch abschließend geklärt werden und muss nicht später noch einmal aufgenommen werden.

Verbindlichkeit und Verlässlichkeit

Menschen mit AuDHS meinen es meist wirklich ernst, wenn sie etwas zusagen oder Verantwortung übernehmen. Sie wollen vereinbarte Treffen einhalten und sich an Vereinbarungen halten. Das fällt schwer, wenn der eigene Zustand zum Zeitpunkt der Zusage komplett anders aussah oder wahrgenommen wurde als an dem Tag, an dem die Erledigung oder der Kinobesuch ansteht. Auf einmal reicht die eigene Energie kaum noch für den Weg ins Bad oder für einen klaren Satz. Druck entsteht, weil die gute Absicht weiterhin besteht, aber das Zugesagte nicht umgesetzt werden kann.

Aus dem Coaching

Miriam sitzt nach der Arbeit zu Hause am Küchentisch und schaut auf ihr Handy. Sie merkt, dass ihr Energielevel niedrig ist, und der Gedanke, jetzt noch einmal rauszugehen, stresst sie zunehmend. Gleichzeitig steht die Zusage für eine Verabredung im Raum. Sie tippt eine Nachricht an ihre Freundin, löscht sie wieder, legt das Handy weg und nimmt es kurz darauf erneut zur Hand. Miriam möchte verlässlich sein, doch sie spürt, dass heute nichts mehr geht. Sie selbst beschreibt das so: *»Was für ein Tag. Es war mehr los, als ich erwartet hatte, und irgendwann merkte ich, dass ich leer bin. Das passiert öfter. Ich sitze dann da, weiß, dass ich ein Treffen ausgemacht habe, aber in mir fühlt es sich so an, als ginge es heute einfach nicht. Ich will das zusammenbringen, kriege es aber nicht hin.«*

In solchen Momenten denkt Miriam darüber nach, wie ihr Verhalten auf der anderen Seite ankommen könnte. Ihre kurzfristige Absage, nicht zum ersten Mal. Sie stellt sich vor, wie das gelesen wird, während sie selbst ziemlich genau spürt, dass es keine Willensfrage ist. Am Ende sagt sie ab, ein unangenehmes Gefühl stellt sich ein. Die Entscheidung war richtig für sie, gleichzeitig hat sie das Gefühl, die andere Person enttäuscht zu haben.

Bei Elias (41) zeigt sich, warum es schwerfallen kann, Kontakte langfristig zu pflegen. Er sitzt abends auf dem Sofa und denkt an seinen Freund Micha, bei dem er sich schon längst melden wollte. Im gleichen Moment sieht er einen spannenden Clip im Netz. Später fällt ihm wieder ein, dass er doch seinem Freund schreiben wollte. Das verschiebt er auf morgen. Und denkt am nächsten Tag wieder daran, was er eigentlich vorhatte – und macht es nicht. *»Ich denke wirklich an die Leute, auch an konkrete Dinge, die wir zusammen erlebt oder über die wir gesprochen haben. Dann nehme ich mir vor, mich zu melden. Und vergesse es irgendwie. Später denke ich, jetzt passt es vielleicht nicht mehr. Oder ich müsste erst einmal erklären, warum ich mich so lange nicht gemeldet habe. Und dann mache ich es wieder nicht«*, beschreibt Elias seinen inneren Zwiespalt.

Weder Miriam noch Elias sind unzuverlässig oder gedankenlos. Miriams Zusage ist ernst gemeint und Elias nimmt sich die Kontaktaufnahme mehrfach vor. Der Bruch entsteht im Alltag, wenn sich der eigene Zustand verändert oder die Aufmerksamkeit verlagert. Zusage und Absage stehen bei Miriam nicht im Widerspruch zueinander, sondern haben mit den Bedingungen zu unterschiedlichen Zeitpunkten zu tun. Sie hat für sich einen Weg gefunden, damit umzugehen: Wenn sie schon vorab weiß, dass ein Termin ins Wanken geraten kann, spricht sie das direkt an. So entsteht weniger Druck im Umgang mit Verabredungen. Und noch etwas hat sich dadurch geändert: Nachdem Menschen in ihrem Umfeld ihr zurückgemeldet haben, dass sie dieses Nichts-geht-mehr-Gefühl kennen, ist sie noch entspannter.

Elias setzt anders an. Wenn er gerade ein bisschen Luft hat, schreibt er. Kurz, ohne Einleitung, ohne große Erklärung drum herum, zum Beispiel: »Musste gerade an dich denken, weil ...« Mehr nicht. Er wartet nicht mehr auf den perfekten Zeitpunkt und versucht nicht, irgendetwas nachzuholen.

Familie und vertraute Rollen

Innerhalb der Familie werden soziale Situationen oft noch intensiver erlebt. Die Beteiligten kennen sich lange, blicken auf gemeinsame Erfahrungen zurück und es besteht eine Vertrautheit, die es in anderen Beziehungen so nicht gibt. Vieles wird vorausgesetzt und gleichzeitig setzen sich alte Muster und Dynamiken einfach fort.

Aus dem Coaching

> Lea berichtet nach einem Familientreffen: *»Ich fahre hin und denke wie so oft, dass ich dieses Mal ganz bei mir bleibe. Und dann sitze ich da und merke, wie ich wieder in die gleiche Schiene rutsche. Ich will nicht anecken, passe mich an. Ich sage weniger, nicke mehr und bin hinterher wütend auf mich, weil ich nicht für mich einstehe.«* Als wir uns diese Situation gemeinsam anschauen, wird schnell klar, wie viel Kraft Lea solche Besuche kosten. Sie hat ihrer Familie noch nichts von ihrer Diagnose gesagt und schon der Gedanke an ein Outing löst starke Erschöpfung aus. Beim nächsten Besuch gelingt es

ihr, sie handelt anders als sonst. *»Ich habe in einer anstrengenden Phase des Treffens gesagt, dass es mir zu viel wird. Und dass ich kurz rausgehe. War zwar ungewohnt, aber es hat mir geholfen, nicht komplett auszusteigen. Ich konnte danach wieder dazukommen und mich weiter einbringen. Ich saß nicht nur still da.«* Das war ein großer Schritt für Lea.

Auch Amir erzählt mir von seiner Familie: Er sitzt mit seinem Bruder im Wohnzimmer, die beiden sprechen über die Arbeit. Sein Bruder stellt viele Fragen und gibt seine Einschätzungen ab. Amir merkt, dass er anfängt, mehr zu erklären, als er eigentlich will. Er versucht, seine Sicht zu vermitteln, geht stärker ins Detail und merkt bald, dass sein Bruder seinen Gedanken nicht wirklich folgt. Dennoch bleibt er im Gespräch, weil er möchte, dass er verstanden wird. *»Obwohl ich mich nur noch wiederhole, rede ich weiter. Ich spreche schneller und werde gleichzeitig unruhiger. Und ich weiß in dem Moment schon, dass ich danach komplett durch bin.«*

Clara kennt sie auch, diese schnelle Erschöpfung im familiären Umfeld: *»Meine Mutter steht im Flur, noch bevor ich ganz im Haus bin. Sie redet schon, während ich noch die Jacke ausziehe. Ich antworte, obwohl ich noch gar nicht angekommen bin. Und nach zehn Minuten bin ich schon müde.«* Bei diesen Besuchen gibt es keinen sanften Einstieg, es geht sofort los. Clara ist so schnell im Gespräch, dass sie selbst nicht mehr merkt, was sie eigentlich gerade braucht. Das passiert automatisch.

Für Menschen mit AuDHS können familiäre Situationen besonders herausfordernd sein. Inhalte, Tonfall, Reaktionen, die eigenen Gedanken sind parallel zu verarbeiten, das kostet Energie. Wenn du müde wirst, fällt es dir schwer, bewusst zu entscheiden, wie du reagieren möchtest. Es gibt wenig Spielraum, Dinge anders zu machen. Die Rollen sind meist fest verteilt, Erwartungen stehen im Raum, auch wenn sie nicht ausgesprochen werden. Die Beteiligten wissen oft schon früh, in welche Richtung ein Gespräch geht. Das kann dazu führen, dass du schneller in alte Muster rutschst, obwohl du sonst in deinem Alltag längst anders unterwegs bist.

Hier Grenzen zu setzen, kann schon mit vermeintlichen Kleinigkeiten anfangen. Du nimmst dir zwei Minuten Ruhe, wenn du ankommst. Führst ein Thema nicht weiter. Antwortest kürzer als sonst. Die Familie bleibt, wie sie ist. Das hat nichts damit zu tun, dass du dich nicht entwickelt hättest. Vielmehr liegt es daran, dass diese Beziehungen eine eigene Dynamik haben. Genau deshalb sind diese kleinen Momente im Gespräch so relevant. Lea nimmt sich nun einen Augenblick Zeit, bevor sie antwortet. Amir beendet ein Thema, bevor er sich weiter darin verliert. Clara gönnt sich zwei Minuten allein vor der Tür, bevor sie ins Haus eintritt, und bereitet sich bewusst auf das vor, was kommt. Es sind solche Dinge, die einen Unterschied machen, auch wenn sich die Beziehung als Ganzes nicht sofort verändert.

Anforderungen in Gruppensituationen

Wenn viele Menschen zusammenkommen, kann es für Menschen mit AuDHS schnell unübersichtlich werden. Sie benötigen Energie, um die Situation einzuordnen, haben also weniger Kapazitäten für den Austausch mit anderen. Wahrzunehmen, wer spricht und wer eher zuhört, wann jemand einsteigt oder unterbrochen wird, und gleichzeitig einzuschätzen, wann der Moment gekommen ist, selbst etwas zu sagen, löst Stress aus. Der Kontakt mit anderen innerhalb einer Gruppe fällt leichter, wenn es eine gemeinsame Basis gibt - geteilte Interessen, eine klar umrissene Tätigkeit oder einen Rahmen, der vorgibt, wie Begegnungen ablaufen. Oft führt die Überforderung durch zu viele unbekannte und unvorhersehbare Reize aber dazu, dass kein Raum für das Gefühl von Zugehörigkeit und Verbundenheit bleibt. Doch genau das macht ja Gruppenerlebnisse zu etwas Besonderem.

Aus dem Coaching

> Sofia (28) hält sich zunächst zurück, beobachtet, hört zu und ordnet ein, wie die Stimmung ist und wie die einzelnen Personen miteinander umgehen. Nach außen wirkt sie ruhig, innerlich ist sie stark beschäftigt. Wenn sie sich einbringt, geschieht das oft direkt. *»Für andere kommen meine Beiträge wohl teilweise überraschend. Für mich selbst fühlt es sich eher so an, als hätte ich lange zugehört und mich dann bewusst entschieden, etwas zu sagen«*, erklärt Sofia.

Wie sich eine soziale Situation entwickelt, hängt auch davon ab, über welche Themen gesprochen wird. Welchen Einfluss das hat, weiß Lea sehr gut: *»Wenn mich ein Thema interessiert, bin ich sofort drin. Dann denke ich nicht darüber nach, wie ich anfange oder was ich sagen darf. Ich rede einfach. Es fühlt sich dann nicht anstrengend an, sondern eher so, als würde sich das Gespräch von selbst ergeben.«*

Ein solcher Hyperfokus kann sich allerdings auch anders auswirken. So kann es passieren, dass eine Person länger spricht, als sie eigentlich vorhatte, oder weniger mitbekommt, wie das Gegenüber reagiert. *»Ich merke manchmal erst hinterher, dass ich die ganze Zeit geredet habe. Im Moment selbst ist mir das nicht bewusst, weil ich so im Thema bin. Erst später frage ich mich, ob das für die andere Person zu viel war«*, beschreibt Jonas.

Hilfreich ist es, sich bewusst zu machen, welche Faktoren eine Rolle dabei spielen, wie du dich in Gesprächen verhältst. Nicht um dich zu kontrollieren, sondern um ein Gefühl dafür zu entwickeln, was in Gruppen für dich förderlich ist und was viel Energie erfordert. Sofia merkt inzwischen, wann ihre Aufmerksamkeit in einer Gruppe nachlässt oder ihr Körper unruhiger wird. Sie geht deswegen nicht unbedingt früher, erlebt die Situation aber bewusster und kann ihre Energie besser einteilen. Jonas achtet stärker darauf, wie andere auf ihn reagieren, und macht kurze Pausen, um auch seinem Gegenüber Raum zu geben.

Ein weiteres Thema, das für Menschen mit AuDHS bedeutsam ist: Trotz regelmäßiger Kontakte in sozialen Situationen spüren sie oft eine Distanz, die sich nicht auflöst. Sie sind dabei, beteiligen sich am Gespräch und reagieren. Und doch entsteht kein Gefühl von Verbundenheit, das über den Moment hinausgeht, obwohl die Voraussetzungen eigentlich stimmen.

Aus dem Coaching

Elena spürt das häufig: *»Ich kenne die Leute. Ich weiß, wie worüber gesprochen wird. Aber ich habe oft das Gefühl, dass ich irgendwie einfach dabeisitze und außen vor bleibe.«* Manchmal wird es auch einfach zu viel mit anderen. Ab wann das der Fall ist, lässt sich nur schwer vorab einschätzen. Zumal sich das Gefühl, dass es reicht, häufig etwas verzögert einstellt. Auch das kennt Elena: *»Ich freue mich wirklich auf die Vereinstreffen. Ich plane entsprechend, stelle mir vor, wie es wird, und habe auch Lust darauf. Und dann bin ich vor Ort und merke nach einer Weile, dass es mir zu viel wird. Die Gespräche laufen durcheinander, es ist lauter als gedacht, ich versuche, dem Geschehen und Gesprochenen zu folgen. Das stresst mich manchmal sehr, trotzdem möchte ich bleiben.«*

Bei Tom (37) ist es nicht wesentlich anders: *»Ich mag es total, unterwegs zu sein. Kino, Konzerte, solche Sachen. Aber ich merke oft erst im Augenblick, wie viel das eigentlich ist. Lautstärke, Menschen, Bewegung, Gerüche, einfach alles auf einmal. Dann bin ich damit beschäftigt, die Reize irgendwie auszuhalten, statt den Abend zu genießen. Wie es mir damit geht, hängt auch sehr von meiner Tagesform ab.«* Die Belastung entsteht durch die Summe der unterschiedlichsten Eindrücke. Mit der Zeit wird es schwieriger, alle Signale zu verarbeiten und gleichzeitig mit der Umgebung in Kontakt zu bleiben. Der Wunsch nach Verbundenheit tritt in den Hintergrund, was Tom oft sehr bedauert.

Unklare Abläufe bei einem Event können ebenfalls Unruhe verursachen. Die eigene Energie lässt sich besser einteilen, wenn Details bekannt sind. *»Wenn ich weiß, wie ein Treffen mit anderen ungefähr abläuft, fällt mir alles viel leichter. Wann wir losgehen, wie lange wir bleiben, wie wir zurückkommen. Sind diese Fragen offen, werde ich nervös. Dann bin ich mehr damit beschäftigt, mich zu orientieren, als wirklich dabei zu sein«*, beschreibt Lara. Ihr macht dann das Gefühl zu schaffen, nicht Teil der Gruppe zu sein, weil so viele andere Dinge zu bewältigen sind.

Das spielt auch oft eine Rolle, wenn sich ungeplant eine gemeinsame Unternehmung ergibt. Nico erzählt: *»Wenn mich jemand spontan fragt, ob ich gleich nach der Arbeit zum Afterwork mitgehe, sage ich oft erst einmal Ja, weil ich Lust dazu habe. Kurz danach merke ich dann, dass ich gar nicht vorbereitet bin. Ich weiß nicht, wie viel Energie ich noch haben werde, ich habe keinen Überblick über meinen Tag. Dann wird es schnell anstrengend, obwohl ich die Idee eigentlich gut finde. Und das Miteinander mit meinen Arbeitskolleg:innen kann ich dann auch nicht genießen.«*

Wichtig für dich ist zu erkennen, ob Rahmen, Dauer und Intensität von Treffen und Events zu dem passen, was für dich im jeweiligen Moment möglich ist. Vor allem bei spontanen Verabredungen hilft es, wenn du deine aktuelle Belastung schnell einschätzen kannst. Elena hat sich angewöhnt, vorab schon anzukündigen, dass sie nur kurz dabei sein wird, oder geht einfach früher, wenn sich vor Ort etwas ändert. Auch wenn das am Anfang ungewohnt war, hilft ihr diese Klarheit dabei, das Erleben in Gruppen mehr zu genießen.

Du entscheidest, was du unternehmen möchtest, wie lange du mitmachst und wie du reagierst, wenn du merkst, dass deine Kapazität nachlässt. Sinnvoll kann es sein, Pausen einzuplanen und dich an einen ruhigeren Ort zurückziehen. Wichtig ist, dass du herausfindest, was sich gut anfühlt. Zugehörigkeit entsteht nicht allein darüber, wie lange du bei Treffen oder Aktivitäten dabei bist. Vor allem geht es darum, dass du regelmäßig teilnimmst und in Kontakt bleibst, ohne dich dabei zu überlasten.

Zusammenfassung

- Soziale Situationen sind mit besonderen Herausforderungen verbunden.
- Rückzug, Missverständnisse und unausgesprochene Erwartungen im Alltag können Stress und Konflikte verursachen.
- In Gesprächen zählt nicht nur, was gesagt wird. Tonfall, Pausen, Blicke und der Zeitpunkt einer Reaktion tragen ebenfalls Bedeutung und lassen sich nicht immer eindeutig einordnen.
- Freundschaften und Kontakte werden nicht von allen Beteiligten gleich wahrgenommen. Nicht alle wünschen sich nach einem guten Gespräch automatisch mehr Nähe.
- Die Entscheidung, ob und wie viel man über sich erzählt, liegt beim Einzelnen und kann von Situation zu Situation unterschiedlich ausfallen.
- Verbindlichkeit und Verlässlichkeit werden angestrebt, doch oft stehen ein niedriges Energielevel, fehlende Kapazität oder verminderte Aufmerksamkeit im Weg.
- In Familien fällt es oft schwer, Gewohntes abzulegen, obwohl in anderen Lebensbereichen längst Entwicklung stattgefunden hat.
- Das Zusammensein mit anderen kostet viel Energie, weil Reize, Tempo, Struktur und soziale Dynamik gleichzeitig verarbeitet werden müssen.
- Auch in Gruppen kann sich für Menschen mit AuDHS mit der Zeit ein entspannteres Miteinander entwickeln, das sich stärker am tatsächlichen Erleben orientiert und die individuellen Grenzen einbezieht.

4. DAS MITEINANDER IN PAARBEZIEHUNGEN

Wenn zwei Menschen in einer Beziehung zueinanderfinden, berührt das viele Themen gleichzeitig: Nähe, Kommunikation, Alltag, Körperlichkeit, Rückzug, Verbindlichkeit, gemeinsame Erwartungen und anderes mehr. Menschen mit AuDHS erleben das Miteinander oft sehr intensiv, sowohl emotional als auch sensorisch. All das, was ankommt, will eingeordnet und reguliert werden. Dabei kann Reibung entstehen. Damit geht allerdings auch die Chance einher, eine Beziehung zu gestalten, die auf ehrlicher Kommunikation und gegenseitigem Verständnis beruht.

Kommunikation in der Beziehung

In einer Paarbeziehung wird Kommunikation schnell zu einem zentralen Thema. Dabei geht es nicht nur um Inhalte, sondern auch darum, wie und wann etwas gesagt wird. Bei Menschen mit AuDHS braucht die Verarbeitung von Gesprächen oft mehr Zeit. Was in einem Moment gesagt wird, kommt erst später vollständig an oder löst erst im Nachhinein eine Reaktion aus. Hinzu kommt, dass Menschen mit AuDHS häufig direkt aussprechen, was sie wahrnehmen oder denken. Treffen sie auf ein Gegenüber, das anders kommuniziert, entstehen schnell Missverständnisse. Viele beschreiben, dass sie zunächst versuchen, die Kommunikation und den Alltag einfach laufen zu lassen. Sie hoffen darauf, dass die andere Person schon merkt, wie etwas gemeint ist oder was gerade los ist. Das funktioniert meistens nur begrenzt, sodass Frust auf beiden Seiten aufkommt.

Aus dem Coaching

> Sophie beschreibt ihr Erleben so: *»Im Gespräch selbst bin ich oft noch damit beschäftigt, alles aufzunehmen. Ich höre zu, ich nicke, ich reagiere auch, obwohl ich nicht immer folgen kann. Erst später, manchmal Stunden danach, merke ich, was einzelne Sätze bei mir ausgelöst haben. Dann fallen mir plötzlich Antworten ein oder ich merke, dass mich etwas irritiert hat, was*

ich im Moment nicht benennen konnte. Und dann will ich eigentlich noch mal zurück zu dem Punkt.« Für ihren Partner ist die Unterhaltung schon abgeschlossen, für Sophie noch nicht.

Daniel ergeht es oft ähnlich: *»Ich sitze da und merke, dass ich eigentlich noch gar nicht so weit bin wie meine Partnerin. Sie stellt mir eine Frage oder erwartet eine Reaktion und ich denke nur: Ich habe das noch nicht sortiert. Ich brauche Zeit, um zu verstehen, was gerade passiert ist. Wenn ich zu schnell antworte, sage ich oft Dinge, die gar nicht das treffen, was ich meine. Und ich ärgere mich, wenn ich merke, dass etwas an mir vorbeigegangen ist.«*

Menschen mit AuDHS erleben auch oft Momente, in denen ihnen alles zu viel wird, weil die Gedanken durcheinanderlaufen oder die Kapazität nicht mehr reicht, um einem Gespräch zu folgen. Sophie kennt das gut: *»Irgendwann haben mein Partner und ich uns darauf geeinigt, dass Gespräche später weitergeführt werden dürfen. Wir setzen bewusst eine Pause. Am Anfang hatte ich Angst, dass das, was wir besprechen wollen, einfach im Sand verläuft. Aber wir haben die Erfahrung gemacht, dass wir besser zurechtkommen, weil wir beide nach der Unterbrechung wieder klarer sind. Und wir haben nicht den Druck, sofort eine Lösung finden zu müssen.«*

Hanna hat in ihrer Beziehung gelernt, dass kurze Signale der anderen Person dabei helfen, sich zu orientieren, ohne lange nachfragen zu müssen. *»Ich sage manchmal einfach, dass ich gerade nur halb da bin. Das klingt vielleicht komisch, aber mein Partner weiß genau, was ich meine. Er erwartet dann kein langes Gespräch, sondern eher kurze Antworten. Früher entstand in solchen Momenten schnell Streit, weil die Vorstellungen nicht zusammenpassten. Heute läuft das viel entspannter.«*

Hinzu kommt, dass unterschiedliche Kommunikationsstile aufeinandertreffen: *»Ich dachte lange, ich vermittle eindeutig, was ich meine. Ich sage doch, was ich denke. Irgendwann hat meine Partnerin mir gesagt, dass sie oft gar nicht versteht, was ich konkret von ihr will. Das hat mich komplett überrascht«,* erzählt Miriam. Sie ging davon aus, dass sie sich klar ausdrückte, und stellte erst durch die Reaktion ihrer Partnerin fest, dass Informationen fehlten.

Auch David hat diese Erfahrung gemacht, doch mittlerweile versucht sein Partner, ohne Zweideutigkeiten zu kommunizieren und sich möglichst klar und direkt auszudrücken: *»Ich muss nicht mehr überlegen, was mein Partner vielleicht noch gemeint haben könnte. Wenn etwas ist, sagt er das. Das ist anders, als ich es von früher kenne, aber ich merke, wie gut mir diese Art der Kommunikation tut. Ich muss mich weniger anstrengen, weil ich nicht ständig nach versteckten Bedeutungen suche, und kann auch direkter sagen, was gerade bei mir los ist.«*

Direktheit im Kontakt entlastet beide Seiten. So entfällt das Lesen zwischen den Zeilen und es entsteht eine Form von Ehrlichkeit, die Vertrauen schafft.

Was im Alltag hilft, ist der bewusste Umgang mit Unterschieden. Gespräche dürfen noch einmal aufgenommen werden, auch wenn sie formal beendet wurden. Themen dürfen erneut angesprochen werden, wenn der Zugriff darauf erst später möglich ist. Du musst nicht sofort alles einordnen oder auf alles antworten. Gleichzeitig kannst du es deinem Gegenüber leichter machen, indem du aussprichst, was bei dir gerade passiert und ob überhaupt Raum für ein Thema zur Verfügung steht oder das Timing nicht passt.

Mit der Zeit entwickeln viele Paare sehr konkrete Formen der Abstimmung. Sie nutzen kurze Hinweise, die helfen, den jeweiligen Moment einzuordnen. Das kann ein Satz sein, der signalisiert, wie viel gerade geht, oder die Bitte, etwas später aufzugreifen. So entsteht eine Bindung, die sich stabil anfühlt, ohne starr zu sein. Die Beteiligten lernen, sich darauf zu verlassen, dass Gesagtes auch gemeint ist und keine zweite Ebene mitgedacht werden muss. Ein offener Umgang bringt Entlastung, auch wenn er sich zunächst ungewohnt anfühlt, vor allem nach Beziehungen, in denen viel zwischen den Zeilen mitlief. Du musst weniger interpretieren und gleichzeitig entsteht mehr Sicherheit im Miteinander.

Nähe und Abstand

Für Menschen mit AuDHS hat das Thema Nähe große Bedeutung. Oft stimmen die Wünsche in dieser Hinsicht bei Paaren nicht überein. Auch kann die Situation sich abrupt verändern, weil die Stimmung wechselt oder sich plötzlich Erschöpfung zeigt. Vielleicht kennst du das auch: Manchmal willst du reden und mit der anderen Person zusammen sein, im selben Moment merkst du, dass es dir zu viel wird. Oder du bist ruhig, brauchst weniger Kontakt, während die andere Person dir gerade nah sein möchte. Beide Situationen kommen im Alltag immer wieder vor. Viele machen dann einfach weiter, hören zu, antworten, halten das Gespräch am Laufen, obwohl sie merken, dass sie nicht mehr können.

Aus dem Coaching

> Katharina kommt in Gesprächen mit ihrem Partner schnell an ihre Grenzen: *»Er erzählte mir etwas und ich wollte wirklich zuhören. Mir war aber klar, dass ich nicht mehr hinterherkomme. Also fing ich an, nur noch zu reagieren, damit das nicht auffällt. Am Ende war ich komplett durch. Und Stefan war irritiert, weil ich irgendwie da war und irgendwie nicht.«*
>
> Wenn sich ohne erkennbaren Grund etwas verändert, kann das Gegenüber nicht nachvollziehen, was vor sich geht. Weniger Reaktion, kürzere Antworten, mehr Stille. Das wird schnell auf die Beziehung bezogen und persönlich genommen. Das erlebte Lars mit seiner Partnerin: *»Ich dachte sofort, ich hätte etwas falsch gemacht. Deshalb wollte ich Nähe erzeugen, redete mehr und versuchte, irgendwie gegenzusteuern. Erst später verstand ich, dass es gar nicht darum ging. Es war einfach zu viel für sie in dem Moment.«*
>
> Solche Situationen fühlen sich schnell falsch an, obwohl beide im Kontakt bleiben wollen. Hier kann es helfen, früher auszusprechen, was los ist. So macht es Katharina: *»Ich sage inzwischen einfach, wie es mir geht, zum Beispiel: ›Ich kann gerade nicht mehr gut zuhören, ich brauche kurz Ruhe.‹ Früher bin ich über solche Empfindungen hinweggegangen, bis die Situation kippte. Inzwischen kann ich viel klarer signalisieren, was los ist, das tut dem Miteinander gut.«* So hat es auch die andere Person leichter. Denn

manchmal ist es sinnvoller, nicht sofort zu reagieren, wie Lars herausfand: *»Ich hake nicht mehr direkt nach, wenn meine Partnerin ruhiger wird. Wenn sie sagt, dass gerade nichts geht, lasse ich das so stehen. Früher hätte ich gleich versucht zu klären, ob es ein Problem gibt, heute verstehe ich, dass einfach Sendepause ist.«*

Stille oder innerlicher Rückzug bedeuten nicht automatisch Distanz oder Ablehnung. Diese Unterscheidung ist bedeutsam. Es geht dann nämlich nicht darum, eine Situation sofort zu klären oder etwas zu reparieren, sondern der anderen Person erst einmal Raum zu lassen. Das ist für Miriam wichtig: *»Manchmal ist meine Partnerin einfach ruhiger. Früher habe ich sofort gedacht, ich hätte etwas falsch gemacht oder es stimme etwas nicht zwischen uns. Heute weiß ich, dass das für sie ein Bedürfnis ist. Dann gebe ich ihr Zeit und meistens kommt sie von selbst wieder zurück. Dieses Wissen fühlt sich viel sicherer an als das ständige Nachfragen bei Unklarheit.«* So kann das Vertrauen wachsen, dass solche Wechsel nicht automatisch mit dem Stand der Beziehung verbunden sind. Nicht jede kleine Verschiebung der Stimmung muss sofort analysiert und bewertet werden.

Viele Menschen mit AuDHS, die längere Beziehungen führen, beschreiben auch, dass sie und ihr Gegenüber mit der Zeit ein Gefühl füreinander entwickeln, das weniger auf Annahmen als auf Erfahrungen basiert. Man merkt, wie die andere Person reagiert, wann etwas zu viel wird, wann ein Gespräch gut möglich ist und wann eher nicht. Dabei geht es nicht um Perfektion beim Lesen des anderen, sondern darum, den gemeinsamen Alltag zu entlasten. *»Meine Partnerin und ich bewegen uns nicht immer im gleichen Tempo. Manchmal bin ich schneller, manchmal sie. Früher hat uns das total aus dem Takt gebracht. Heute wissen wir, dass das eben so ist. Wir verlieren uns nicht mehr deswegen, sondern finden wieder zusammen, wenn es für uns beide passt«*, sagt Miriam.

Für manche entsteht Nähe im Gespräch, im Austausch, im gemeinsamen Tun. Für andere ist sie auch da, wenn wenig passiert und Ruhe einkehrt. Das kann zu Unsicherheiten führen oder dem Gefühl, dass etwas fehlt. *»Ich dachte* *lange, wir brauchen mehr Gespräche, damit wir uns nah fühlen können. Für meinen Partner war es völlig in Ordnung, dass wir einfach nebeneinandersitzen. Ich habe erst verstanden, dass für ihn dadurch Nähe entsteht, als wir darüber sprachen«*, beschreibt Clara, was sie erlebt hat.

Nähe ist nicht für alle das Gleiche und nicht alle haben das gleiche Bedürfnis danach. Wichtig ist also herauszufinden, wie es bei dir und deinem Partner oder deiner Partnerin aussieht. Wenn ihr lernt zu erkennen, was beim anderen und bei euch selbst gerade los ist, seid ihr einen Schritt weiter. Schon das Gespräch darüber verändert etwas.

Körperlichkeit und Sex

Verbundenheit kann nicht nur durch Gespräche, gemeinsame Zeit und Verlässlichkeit entstehen, sondern auch durch Berührungen und Sexualität. Manche Menschen mit AuDHS suchen Körperkontakt, weil er beruhigt und die Verbindung mit der anderen Person spürbar macht. Andere erleben Berührung schnell als zu viel, vor allem nach einem Tag mit vielen Reizen, Gesprächen oder innerer Anspannung. Es geht nicht nur um sexuelle Lust oder Unlust im Moment, sondern auch darum, wie sich eine Person selbst wahrnimmt und ihren Körper spürt. Zudem spielen das Energielevel, Scham, Sicherheit und die Frage, wie gut jemand spüren kann, was er oder sie möchte, eine Rolle.

Aus dem Coaching

Mara (34) beschreibt, dass sie ihren Partner liebt und grundsätzlich körperliche Nähe als etwas Schönes wahrnimmt. Trotzdem gibt es Abende, an denen ihr selbst eine sanfte Berührung zu viel ist. *»Er legt seine Hand auf meinen Arm und ich merke direkt, wie mein ganzer Körper dichtmacht. Das hat nichts damit zu tun, dass ich ihn nicht mag. Aber in dem Moment ist selbst das zu viel. Früher habe ich versucht, solche Momente auszuhalten, weil ich meinen Partner nicht verletzen wollte. Doch ich bin dabei innerlich komplett weggedriftet.«* Bei Mara hängt viel davon ab, wie ihr Tag verlief. Wenn sie stark beansprucht war, kann eine Berührung, die sie sonst als angenehm empfindet, unangenehm sein. Ihr

Partner nahm das lange persönlich, weil ihre Reaktion so plötzlich kam. Mara wiederum merkt nicht immer rechtzeitig, wann sie an ihre Grenzen kommt.

Für David kann Körperkontakt regulierend sein. Gedrückt zu werden oder einfach neben einer anderen Person zu liegen, hilft ihm, wieder bei sich anzukommen. Leichte Berührungen lösen dagegen Unruhe aus. *»Wenn meine Partnerin mir sanft über den Rücken streicht, halte ich das kaum aus. Ich habe lange gebraucht, um zu verstehen, dass es um die Art der Berührung geht. Für mich fühlt sich eine feste Umarmung besser an.«*

Nähe ist erwünscht, aber manche Berührungen sind kaum auszuhalten – das kann widersprüchlich wirken. Wenn es um Sex geht, wird das noch deutlicher. Lust, Intimität und körperliche Reaktion gehören nicht zwingend zusammen. Eine Person kann Nähe, aber trotzdem keinen Sex wollen. Lust kann sich im Kopf abspielen, während der Körper müde, angespannt oder überreizt ist. Oder der Körper reagiert, obwohl es innerlich noch keine klare Zustimmung gibt. Diese Mehrdeutigkeit kann verunsichern, besonders wenn die eigenen Körpersignale ohnehin verzögert oder gar nicht ankommen.

Leonie (35) erzählt: *»Ich brauche manchmal sehr lange, bis ich überhaupt weiß, ob ich Sex möchte. Wenn mein Partner mich zum Beispiel fragt, ob wir ins Bett gehen wollen, merke ich häufig, dass ich gar keine schnelle Antwort für ihn habe. Ein Teil von mir will Nähe, ein anderer einfach nur Ruhe. Dann fühle ich mich unter Druck gesetzt, obwohl mein Partner das sicher nicht beabsichtigt.«* Leonie muss erst einordnen, wie müde sie ist, ob ihr Körper angenehm spürbar ist, ob Nähe gerade gut wäre und ob sie nach einem langen Tag noch genug Zugang zu sich selbst hat. Wenn sie zu schnell antwortet, sagt sie Ja, obwohl sie innerlich nicht bereit ist. Wenn sie Nein sagt, fühlt es sich manchmal zu endgültig an, denn eigentlich bräuchte sie nur Zeit.

»Reden ist für mich oft schwierig. Beim Sex weiß ich eher, dass wir verbunden sind«, so beschreibt Amir sein Empfinden. Körperlicher Kontakt kann Nähe vermitteln, die auf andere Art nicht entsteht – eindeutig, unmittelbar und ohne viele Worte. Ist Sex allerdings die wichtigste Form von Nähe, bekommt

er deutlich mehr Gewicht. Das kann Druck erzeugen, wenn die Bedürfnisse auseinandergehen. Die eine Person fühlt sich abgewiesen, die andere übernimmt die Verantwortung dafür. *»Wenn meine Partnerin keine Lust hat, fühle ich mich sofort schlecht. Zwar weiß ich vom Kopf her, dass sie mich nicht ablehnt, aber trotzdem fühle ich mich zurückgewiesen«*, sagt Amir.

Körperpflege, Scham und das Selbstbild spielen ebenfalls eine Rolle. Katharina fällt es in Phasen von Erschöpfung schwer, sich körperlich wohlzufühlen. An Sexualität ist dann natürlich nicht zu denken. *»Wenn ich mehrere Tage nur funktioniere, dusche ich manchmal erst spät, ziehe irgendetwas an und fühle mich fremd in meinem Körper. Dann will ich auch nicht angefasst werden. Ich halte mich dann selbst kaum aus.«*

Bei anderen steht Reizempfindlichkeit im Vordergrund. Kleidung kratzt, Haare stören, Düfte sind zu intensiv, im Bett ist es zu warm, eine Berührung kommt überraschend. Auch Licht, Geräusche, Körpergeruch oder das Gefühl auf der Haut nach dem Duschen können irritieren. Was nach Stimmungsschwankungen aussieht, hat mit sehr konkreten körperlichen Wahrnehmungen zu tun. Wenn mehrere starke Reize zusammenkommen, kann Intimität unmöglich werden.

Auch kann das Interesse an Sex stark schwanken. Einige Menschen mit AuDHS verspüren ein starkes Verlangen. Für andere ist Sex weniger wichtig oder sie brauchen lange, bis Lust bei ihnen aufkommt. Wieder andere kennen beides: intensive Phasen, in denen Sexualität sehr präsent ist, und Zeiten, in denen sie sich weit weg anfühlt. Viele Faktoren können den Zugang zur Lust verschieben, darunter Stress, Hormone, Erschöpfung, Reizsuche, innere Unruhe, Medikamente, Beziehungsunsicherheit oder das eigene Energielevel.

In Noras Worten: *»Es gibt Zeiten, da denke ich viel an Sex und habe auch Lust. Dann ist das Thema wieder komplett weg. Meine Partnerin kann das schwer einschätzen, weil es für sie so wirkt, als würde sich meine Haltung grundsätzlich ändern. Für mich fühlt es sich eher so an, als wäre das Interesse an Sex mal da und mal nicht.«*

Ein offener Umgang mit intimen Momenten und klare Absprachen helfen. Was ist angenehm? Welche Berührung passt? Was ist heute zu viel? Was darf ausprobiert werden? Welches Signal bewirkt einen Stopp? Sicherheit im Miteinander kann entstehen, wenn die Beteiligten wissen, was gemeint und gewünscht ist und wo Grenzen liegen. Tom sagt dazu: *»Ich dachte früher, Sex müsste irgendwie spontan und intuitiv passieren. Das hat mich aber total gestresst. Ich war dauernd damit beschäftigt zu überlegen, was erwartet wird. Heute sprechen wir viel klarer darüber. Das fühlt sich für mich nicht künstlich an, sondern gibt mir Sicherheit. Ich muss weniger raten und kann mich besser fallen lassen.«*

Menschen mit AuDHS sind beim Dating, in Beziehungen und beim Sex oft besonders verletzlich. Das liegt daran, dass unausgesprochene Regeln für sie schwer zu lesen sind, sie ihre eigenen Bedürfnisse oft erst spät wahrnehmen und der Wunsch nach Zugehörigkeit sehr stark ist. Alina (28) erzählt: *»Ich habe früher oft erst im Nachhinein bemerkt, dass ich etwas nicht wollte. In dem Moment war ich damit beschäftigt, passend zu reagieren. Ich wollte nicht schwierig sein. Erst später kam dieses Gefühl auf, mich selbst übergangen zu haben.«* Impulsivität, Unsicherheit, Scham oder die Angst, kompliziert zu wirken, können dazu führen, dass eine Person über ihre Grenzen geht. Solche Erfahrungen können lange nachwirken. Sie verändern, wie sicher sich Nähe anfühlt, und machen es schwerer, sich bei einem so sensiblen Thema auf die eigenen Empfindungen zu verlassen.

Für Menschen mit AuDHS kann es sehr bedeutsam sein, dass sich Körperlichkeit eindeutig, freiwillig und sensorisch passend gestaltet. Dazu gehört, dass ein Ja nicht aus Anpassung entsteht und ein Nein nicht als Beziehungsurteil verstanden wird. Sexualität und Beziehung bedeuten nicht für alle dasselbe. Manche leben monogam, andere polyamor oder in anderen einvernehmlichen Beziehungsformen. Manche sind heterosexuell, andere bi, pan, lesbisch, schwul, asexuell, aromantisch, trans, nicht-binär oder suchen noch nach Begriffen, die zu ihnen passen. In der Forschung zeigt sich, dass autistische Menschen häufiger vielfältige sexuelle Orientierungen und Geschlechtsidentitäten angeben als nicht autistische Vergleichspersonen.[82] Es gibt also nicht die eine richtige Form von

Nähe, Beziehung und Sexualität. Entscheidend ist, ob sie freiwillig, sicher und klar abgesprochen ist und ob sie sich für alle Beteiligten Menschen gut anfühlt.

Der gemeinsame Alltag

Oft zeigt sich erst nach einer gewissen Zeit des Zusammenseins, wie unterschiedlich zwei Menschen ihren Alltag erleben. Das betrifft nicht nur besondere Situationen, sondern auch das, was nebenbei passiert: wie der Morgen beginnt oder wie leicht oder schwer es fällt, tagtäglich in Kontakt zu bleiben, wenn viele Dinge gleichzeitig ablaufen.

Aus dem Coaching

Oft baut sich Belastung im Alltag schrittweise auf, ohne dass es einen einzelnen Auslöser gibt. Eindrücke, kleine Anforderungen und Störungen sammeln sich über Stunden hinweg an. *»Ich kann gar nicht immer genau sagen, was es ist. Ein Geräusch hier, eine Frage von meiner Partnerin da, ich soll kurz entscheiden, was wir heute essen, und das Radio läuft auch noch im Hintergrund. Ich mache alles mit, merke aber irgendwann, dass meine Haut dünner wird. Kommt dann noch eine Kleinigkeit dazu, bin ich plötzlich gereizt, obwohl jedes Detail für sich genommen gar nicht schlimm ist«*, sagt Lea. Für ihre Partnerin kommt dieser Umschwung manchmal überraschend. Das führt schnell zu Missverständnissen, weil von außen nicht erkennbar ist, was Lea noch verarbeiten kann.

Beim Organisieren des Alltags braucht es manchmal klare Absprachen. Jonas hat hier einiges für sich gelernt: *»Ich gehe oft davon aus, dass sich Dinge schon ergeben. Man merkt, was ansteht, und macht das dann. Meine Partnerin braucht mehr Klarheit. Sie will wissen, wann wir was erledigen und wer sich worum kümmert. Früher hat mich das gestresst, heute hilft es mir, weil ich weniger vergesse.«* Unterschiedliche Herangehensweisen können sich ergänzen, das hat auch etwas Verbindendes. Die eine Person bringt Struktur hinein, die andere Flexibilität. Dieses Zusammenspiel funktioniert nicht automatisch, entwickelt sich aber mit der Zeit, wenn beide begreifen, wie der oder die andere tickt.

Auch Reize des Alltags – Geräusche, Licht, Bewegung, Gespräche nebenbei – beeinflussen das Miteinander in Beziehungen. Für manche läuft das alles einfach mit, andere spüren die Aktivierung durchgehend. Lea handhabt das so: *»Ich habe in bestimmten Situationen gemerkt, dass ich nicht grundsätzlich schlecht drauf bin, sondern dass es mir einfach zu viel wird. Seit ich das früher erkenne, kann ich rechtzeitig reagieren. Ich sage dann, dass ich kurz meine Ruhe brauche, oder ziehe mich für ein paar Minuten zurück. Das hat in meiner Beziehung viel verändert, weil ich nicht mehr so oft über mein Limit gehe.«* Schon kleine Hinweise machen es beiden Seiten leichter, wie David weiß: *»Manchmal sagt meine Partnerin direkt, dass sie gerade nicht so viel aufnehmen kann. Dann halte ich meine Ausführungen kurz oder spreche mein Thema später noch einmal an. Früher habe ich das persönlich genommen, heute ordne ich ihre Ansage anders ein. Das sorgt für einen entspannteren Alltag.«*

Es hilft, wenn nicht die Erwartung im Raum steht, dass das Miteinander jeden Tag ähnlich ablaufen muss. Für viele ist es wichtig, dass es Phasen geben darf, in denen viel Kontakt da ist, und andere, in denen jeder mehr bei sich ist, ohne dass das sofort bewertet wird. *»An manchen Tagen reden wir viel und sind uns total nah, an anderen bleibt jede eher für sich. Früher hätte ich gedacht, da stimmt etwas nicht. Heute sehe ich, dass das einfach zu uns gehört«*, so Miriam.

Wenn du spürst, dass sich Druck in dir aufbaut, hilft es zu reagieren, bevor es dir zu viel wird. In solchen Momenten muss nicht alles auf einmal geklärt werden. Oft reicht es, einzelne Punkte sichtbar zu machen: was du gerade brauchst, worin ihr euch unterscheidet oder wo du Orientierung von der anderen Person benötigst oder sie von dir. Was für dich selbstverständlich ist, muss dein Gegenüber nicht automatisch wissen – und umgekehrt. Kurze Hinweise oder klare Absprachen darüber, wie die Beteiligten gemeinsam ihren Alltag gestalten können, genügen, damit sich das Zusammensein entspannter gestaltet und kein unnötiger Druck entsteht.

Verantwortung und Anpassung

In einer Paarbeziehung verteilen sich Aufgaben und Verantwortlichkeiten oft ohne bewusste Absprache. Eine Person fängt Spannungen ab, behält Abläufe im Überblick oder kümmert sich um ein stabiles Miteinander. Im Alltag geschieht das oft wie selbstverständlich, weil es sich im Moment passend anfühlt, aber für Menschen mit AuDHS kann diese dauerhafte Anpassungsleistung besonders viel Kraft kosten.

Aus dem Coaching

> Lea hat sich in ihrer Beziehung für vieles verantwortlich gefühlt: *»Ich habe lange gar nicht gemerkt, was ich alles übernehme, sondern einfach reagiert. Wenn etwas zu kippen drohte, wollte ich wieder Ruhe reinbringen. Ich habe meine Bedenken oder Zweifel nicht angesprochen, mich zurückgenommen, gedacht, das ist eben mein Part in der Beziehung. Gleichzeitig wurde ich unsicherer, was mir eigentlich wichtig war. Mich hintanzustellen, war keine bewusste Entscheidung, es ist einfach passiert.«*
>
> Eine solche Dynamik baut sich meist über längere Zeit auf. Eine Person passt sich an und regelt Dinge, weil dies gerade sinnvoll erscheint. Erst später wird klar, wie oft das passiert und dass die Person selbst dabei zu kurz kommt. Viele Menschen mit AuDHS nehmen diese Rolle ein, denn sie spüren im Kontakt mit anderen schnell, was gerade gebraucht wird, und reagieren entsprechend. Diese Fähigkeit kann eine große Stärke sein. Sie schafft Verbindung, macht feinfühlig für Stimmungen und hilft dabei, schwierige Situationen zu entschärfen. Manchmal gerät die eigene Position dabei aber in den Hintergrund und wird weniger beachtet. So war es auch bei Alina: *»Ich merke sehr schnell, wenn sich etwas verändert. Wenn mein Partner ruhiger wird oder angespannt ist, habe ich das sofort auf dem Schirm. Dann gehe ich automatisch in einen Modus, in dem ich versuche, das auszugleichen. Ich frage nach, ich passe mich an, ich nehme mich zurück. Das klappt auch oft gut. Aber irgendwann merke ich, dass ich gar nicht mehr weiß, wo ich selbst eigentlich stehe.«*

Erschwerend kommt hinzu, wie sich Menschen mit AuDHS selbst erleben. Viele beschreiben, dass sie ständig zwischen zwei Polen schwanken. In einem Moment nehmen sie sich als zu direkt, zu sensibel oder zu intensiv wahr, im nächsten als nicht präsent genug oder zu distanziert. Diese Wechsel können schnell stattfinden und machen es schwer, einen stabilen Bezugspunkt zu finden. Selma (32) beschreibt das so: *»Ich habe oft das Gefühl, ich bin entweder zu viel oder zu wenig. Entweder ich spreche Dinge direkt an und habe Angst, dass ich andere überfordere. Oder ich halte mich zurück und merke später, dass ich mich selbst dabei übergehe. Beides fühlt sich nicht richtig an und ich suche dann die ganze Zeit nach einem Weg, der dazwischenliegt.«*

Anpassung und Kompromisse gehören zu Beziehungen dazu. Sie festigen die Verbindung und das gemeinsame Handeln. Herausfordernd wird es jedoch, wenn eine Person dauerhaft zurücksteckt und sich in der Folge immer weniger spürt. Dann wird es Zeit, das Miteinander bewusster zu gestalten. Das hat Nico (40) getan: *»Ich erkannte, dass ich nicht alles auffangen muss. Und meinem Partner wurde klar, dass ich Dinge oft früher wahrnehme als er. Seitdem sprechen wir aus, was jeweils in uns vorgeht. Und das tut uns beiden gut.«*

Wenn du wahrnimmst, wo du dich in deiner Beziehung anpasst, was du mitträgst und wann du für Ausgleich sorgst, erweitert sich dein Spielraum. Du merkst, was dir leichtfällt und wofür du viel Kraft aufwenden musst. Lea erkennt inzwischen schneller, wenn sie anfängt, sich zurückzunehmen. Sie entscheidet dann bewusst, wie sie sich verhalten will. Seither wird in ihrer Beziehung mehr gesprochen, die Rollen sind eindeutig verteilt und beide wissen genauer, wer welche Aufgaben übernimmt.

Entwicklung in der Beziehung

Beziehungen verändern sich – und die Menschen mit ihnen. Dinge, die wir am Anfang als selbstverständlich empfinden, zeigen sich mit der Zeit in einem anderen Licht. Gleichzeitig entsteht eine neue Art von Verständnis füreinander. Solche Entwicklungen verlaufen selten gleichmäßig und auch selten bei beiden gleichzeitig.

Aus dem Coaching

Miriam beschreibt, was sich bei ihr im Lauf der Jahre getan hat: *»Früher habe ich gar nicht gemerkt, was bei mir passierte. Ich war einfach drin in einer Situation. Heute nehme ich eher wahr, wann ich mich besser zurückziehe und wann ich wieder mehr Kontakt will. Das kommt nicht plötzlich, sondern kündigt sich an. So kann ich meiner Partnerin mitteilen, was gerade los ist, statt einfach zu verschwinden oder plötzlich wieder da zu sein.«* Diese Veränderung macht im Alltag einen großen Unterschied. Sie bringt Klarheit darüber, was gerade passiert, selbst wenn sich das, was dahintersteckt, nicht grundlegend verändert hat.

Viele Menschen mit AuDHS erleben, dass Rückzug, Nähe oder Anspannung bestimmten Mustern folgen. Wer das erkennt, kann ein besseres Verständnis für seine eigenen Reaktionen entwickeln. Jonas beschreibt das so: *»Ich habe irgendwann kapiert, dass es bei mir immer ähnlich abläuft. Erst bin ich total im Kontakt, dann wird es mir zu viel, ich ziehe mich zurück und brauche Zeit. Früher dachte ich, das ist unberechenbar. Heute erkenne ich bestimmte Abläufe. Das hilft mir, mit diesen Wechseln umzugehen.«*

Allerdings verändern sich in Beziehungen oft nicht beide gleichzeitig. Vielleicht ordnest du Dinge schon anders ein, während deine Partnerin oder dein Partner dich noch so wahrnimmt wie früher. So hat es Tobias (41) erlebt: *»Nach meinem Empfinden hatte ich mich verändert. Ich ging anders mit mir um und reagierte auf vieles anders als vorher. Doch mein Partner nahm das gar nicht wahr. Das irritierte mich total, weil ich spürte, dass ich längst weiter war.«*

Veränderung verläuft selten synchron – und das Gegenüber braucht manchmal Zeit, um nachzuziehen. Viele beschreiben, dass das Gefühl füreinander wächst, wenn man lernt, die andere Person besser einzuschätzen. *»Wir verstehen uns nicht perfekt, aber wir erkennen inzwischen schneller, was beim anderen los ist. Ich merke eher, wann ich meinen Partner in Ruhe lassen sollte und wann es gut ist dranzubleiben. Das hat sich einfach entwickelt, ohne dass wir das groß geplant haben«*, erzählt Nora.

Wenn Entwicklung stattfindet, muss nicht immer alles sofort benannt oder geklärt werden. Oft reicht es, das Neue wahrzunehmen und ihm Raum zu geben. Selten sind es große Sprünge, vielmehr geht es um die kleinen Veränderungen, die sich mit der Zeit bemerkbar machen.

Zusammenfassung

- Es gibt keine feste Vorgabe dafür, wie Beziehung sein sollte, und auch keinen Punkt, an dem alles dauerhaft passt.
- Gespräche beginnen und enden bei beiden Beteiligten oft nicht gleichzeitig. Verzögerte Reaktionen und direkte Kommunikation können zu Missverständnissen führen, klare Absprachen helfen hier.
- Nähe und Rückzug wechseln sich ab und hängen stark von Energielevel und Reizlage ab. Das wird von außen nicht immer richtig eingeordnet.
- Berührung und Sexualität werden unterschiedlich erlebt. Das Interesse kann je nach innerer Verfassung stark schwanken.
- Aufgaben und Verantwortlichkeiten verteilen sich oft ohne bewusste Absprache. Menschen mit AuDHS übernehmen häufig mehr, als gut für sie ist, was auf Dauer Kraft kostet.
- Beziehungen, in denen AuDHS eine Rolle spielt, bleiben meist lange lebendig. Mit der Zeit entstehen mehr Orientierung, mehr Verständnis und oft auch mehr Gelassenheit im Kontakt miteinander.

5. ARBEITSWELT

Viele Menschen mit AuDHS erfassen komplexe Zusammenhänge sehr gut, denken schnell, bringen gute Lösungen ein und haben trotzdem im Arbeitsalltag Schwierigkeiten. Sie stehen hier vor den gleichen Herausforderungen, die auch in anderen Lebensbereichen eine Rolle spielen.

Aufgaben beginnen und beenden

Oft fällt es schwer, einen Einstieg in Aufgaben zu finden. Alles ist bereit, doch es passiert nichts.

Aus dem Coaching

> David, der in einem technischen Beruf arbeitet, beschreibt seine Probleme mit dem Beginn von Aufgaben so: *»Ich weiß genau, was ich machen muss. Ich habe das Ergebnis meiner Überlegungen schon im Kopf. Aber ich fange nicht an. Dann kommt jemand in mein Büro oder eine E-Mail erreicht mich und ich bin komplett raus. Danach fällt es mir noch schwerer, wieder einzusteigen.«*
>
> Manchmal fehlt ein Detail oder eine Rückmeldung, um loszulegen, aber statt nachzufragen, wird weitergearbeitet und selbst nach Antworten gesucht. Tobias weiß, wie das ist: *»Ich habe oft Fragen, aber ich stelle sie nicht. Ich denke sofort, ich müsste das eigentlich selbst wissen. Also versuche ich es allein und das dauert dann viel länger.«*
>
> David wiederum kennt die Deadline für einen Arbeitsschritt und zunächst sieht es so aus, als wäre alles geklärt. Später fällt ihm auf, dass er gar nicht genau weiß, wann er das Ziel tatsächlich erreicht hat. So geht er seine Berechnungen mehrfach durch, ändert Details, prüft wieder und verliert irgendwann den Überblick. *»Ich fange an und komme auch rein. Aber irgendwann merke ich, dass ich gar nicht mehr weiß, wann es gut ist. Ich mache weiter, verliere die Vorgaben aus dem Blick und will einfach nur alles richtig machen.«*

Auch im beruflichen Miteinander stehen oft Erwartungen im Raum, die nicht ausgesprochen werden. Es geht um passende Zeitpunkte für Rückmeldungen oder Reaktionen, die Eigenständigkeit bei der Arbeit oder Schlusspunkte. Laura beschreibt das so: *»Ich weiß oft nicht, wann ich einen Zwischenstand melden soll. Manchmal bin ich noch beim Sortieren oder Zu-Ende-Denken und sage nichts. Dann heißt es, ich hätte schon früher mal etwas zum Stand der Dinge sagen sollen.«* Solche Unsicherheiten entstehen, wenn Abläufe nicht klar sind oder unterschiedlich verstanden werden. Eine Person ist noch im Prozess, während andere schon ein Ergebnis sehen wollen. So entstehen schnell Missverständnisse.

Hinzu kommen oft die Gleichzeitigkeit unterschiedlicher Anforderungen und Prioritäten, die sich kurzfristig verschieben. Miriam kennt das: *»Ich habe oft mehrere Sachen gleichzeitig offen. Ich weiß, dass alles wichtig ist, aber ich kriege nichts richtig zu Ende, weil ständig etwas Neues dazukommt. Das sorgt für Durcheinander in meinem Kopf.«*

Viele reagieren auf solche Erfahrungen, indem sie sich stärker kontrollieren oder den Druck auf sich selbst erhöhen. Das hilft dauerhaft nicht weiter. Sinnvoller ist es, die Bedingungen mitzudenken, unter denen du arbeitest: wie genau die Aufgabe definiert ist, wie ruhig das Umfeld ist und wie die Kommunikation mit deinen Kolleg:innen abläuft. Dadurch verschiebt sich der Blick, das kann entlasten. Im nächsten Schritt lohnt es sich, nach konkreten Ansatzpunkten für Erleichterung zu suchen. Was kann hilfreich sein, um trotz Unterbrechungen im Kontakt mit der Arbeit zu bleiben? Wie lassen sich Erwartungen klar vermitteln? Hier helfen oft kleine Veränderungen. David schreibt sich inzwischen kurz auf, wo er mit seiner Arbeit gerade steht, wenn er unterbrochen wird. So kann er schneller wieder einsteigen. Andere unterteilen ihre Aufgaben in überschaubare Schritte, die sie nach und nach abarbeiten.

Die eigene Arbeitsweise

Die Leistung in der Arbeit wird in der Regel daran festgemacht, was am Ende herauskommt – ein Ergebnis, eine Antwort, eine erledigte Aufgabe – und wie viel

Zeit jemand dafür benötigt braucht. Bei Menschen mit AuDHS laufen auf dem Weg dorthin innerlich viele Prozesse ab, die jedoch nicht einbezogen werden.

Aus dem Coaching

»Ich arbeite viel, denke viel, bin ständig dran«, erzählt Jana. *»Ich spiele Dinge mehrfach im Kopf durch, überlege mir verschiedene Wege, bevor ich überhaupt anfange. Nach außen wird aber nur das Ergebnis sichtbar. Und wenn ich das zu spät liefere, wirkt es so, als hätte ich mich gar nicht reingehängt.«* Was Jana innerlich leistet, wird nicht gesehen, obwohl sie sehr viel Energie hineingibt. So entsteht schnell ein falscher Eindruck.

Das verstärkt sich noch, wenn jemand eher gründlich arbeitet. Lukas (40) berücksichtigt oft alle möglichen Probleme und Bedenken, damit seine Lösung sicher passt. Sein Tempo wird dann als zu langsam bewertet, selbst wenn das Ergebnis richtig gut ist. *»Ich brauche manchmal länger, weil ich Dinge wirklich verstehen will. Ich prüfe Details, will mögliche Fehler vorwegnehmen. Mir wird dann gesagt, ich würde langsam arbeiten, obwohl ich einfach gründlich bin.«*

Janas Geschwindigkeit wurde ähnlich bewertet, was Druck in ihr auslöste. *»Ich fing an, Schritte wegzulassen und weniger tief einzusteigen, um Aufgaben früher abschließen zu können. Innerlich war ich die ganze Zeit angespannt, weil ich wusste, dass ich kein vollständiges Ergebnis erreicht hatte.«* Gegen die eigene Arbeitsweise zu handeln, kann eine Zeit lang funktionieren, doch das kostet Kraft. Auf Dauer entsteht Erschöpfung, weil das eigene Tempo und die äußeren Erwartungen sich nicht vereinbaren lassen.

Hinzu kommt, dass manchmal trotz bester Planung einfach nichts vorangehen oder der Einstieg nicht gelingen will. Das fällt schnell auf, vor allem, wenn von außen erwartet wird, dass gleichmäßig gearbeitet wird. *»Ich plane Dinge ein und denke, die erledige ich einfach. Und dann sitze ich da und merke, dass ich gar nicht loslegen kann. Nicht, weil ich nicht will, sondern weil es mir nicht möglich ist«*, erzählt Sophie.

Wenn du solche Abläufe kennst, kann es helfen, nicht nur das Ergebnis deiner Arbeit zu zeigen, sondern auch nachvollziehbar zu machen, was davor passiert. Dazu kannst du zwischendurch Rückmeldungen geben. Du sagst, wo du mit der Aufgabe gerade stehst, welche Schritte du schon geschafft hast und was noch offen ist. So kann sich der Druck verringern und dein Tempo wird besser eingeschätzt.

Mach dir auch bewusst, dass das Energielevel bei AuDHS oft stark schwankt. Es gibt Phasen, in denen Klarheit und Konzentration herrschen, und andere, in denen der Kopf langsamer ist oder die Gedanken schneller abschweifen. Wichtig ist es, diese Unterschiede ernst zu nehmen. Die Annahme, dass du die gesamte Arbeitszeit auf gleichem Niveau funktionierst, erzeugt unrealistische Erwartungen und Druck.

Kommunikation im Job

Im Arbeitsalltag gelten eigene Kommunikationsregeln. Im Unterschied zum Privatleben spielen hier zusätzlich Hierarchien und Zielvorgaben eine Rolle und Missverständnisse haben andere Konsequenzen.

Aus dem Coaching

> Falsche oder fehlende Informationen, ungenaue Absprachen oder missverständliche Rückmeldungen können zu Störungen im Arbeitsablauf führen, obwohl alles geklärt und eindeutig erschien. »*Ich habe genau das gemacht, was vereinbart war. Wirklich Schritt für Schritt so, wie ich es verstanden hatte. Und dann kam das Feedback, dass man sich das Ergebnis anders vorgestellt hatte. Aber dieses ›Anders‹ war vorher nicht benannt worden. Ich frage mich, woran ich mich in solchen Situationen eigentlich orientieren soll*«, erzählt Aylin.
>
> Leonie nimmt deswegen alles, was gesagt wird, sehr genau: »*Ich merke mir konkrete Formulierungen, halte mich daran, setze alles um. Und dann höre ich später so etwas wie: ›Ja, aber es ist doch selbstverständlich, dass …‹ Für*

mich war das eben nicht klar, weil es nicht ausgesprochen wurde. Und dann fange ich an, alles zu hinterfragen.«

Schwierig wird es immer dann, wenn Vorgaben für einen Arbeitsauftrag stillschweigend gelten sollen, aber nicht konkret benannt werden. Wenig hilfreich ist auch, dass Feedbacks oft nicht eindeutig ausfallen. Allgemeine Rückmeldungen wie »Das passt noch nicht ganz« oder »Schau da noch einmal drüber« lösen Unsicherheit aus. Aylin sagt dazu: *»Wenn jemand vage Formulierungen benutzt, weil etwas noch nicht so ist, wie es sein soll, weiß ich nicht weiter. Ich kann dann jeden Schritt noch einmal gehen, habe aber keine Ahnung, was ich anders machen soll.«*

Wer solche Erfahrungen macht, fragt irgendwann gar nicht mehr nach. Es könnte komisch wirken, vermeintliche Selbstverständlichkeiten anzusprechen. *»Ich bin öfter unschlüssig, ob ich alles verstanden habe, sage aber nichts. Ich denke dann sofort, dass ich das eigentlich wissen müsste. Also arbeite ich noch einmal alles durch, suche mir selbst Antworten und am Ende fühle ich mich unsicherer als vorher«*, sagt Tobias.

Das unsichere Gefühl verfestigt sich, wenn die Klärung ausbleibt. Gleichzeitig entsteht Druck, weil mehr Zeit gebraucht wird oder die Arbeit mehrfach nachgebessert werden muss, und das ohne nachvollziehbare Vorgaben. In solchen Situationen auszusprechen, was dir durch den Kopf geht, ist der erste Schritt hin zur Veränderung. Du fragst nach, worauf es wirklich ankommt, lässt dir Beispiele geben oder klärst, wann etwas als erledigt gilt. So gewinnst du mehr Sicherheit im Arbeitsalltag.

Arbeitsumfeld und Reize

Neben den Aufgaben fordern auch Geräusche, Licht, Bewegungen und Gespräche Aufmerksamkeit. Für Menschen mit AuDHS ist es schwierig, unter diesen Umständen konzentriert bei der Sache zu bleiben, immer wieder wird der Fokus weggezogen.

Aus dem Coaching

»Ich sitze an meinem Platz und will einfach nur arbeiten. Und dann höre ich die Gespräche, die zwei Tische weiter geführt werden, jemand telefoniert, irgendwo fällt etwas herunter, jemand läuft vorbei. Ich merke richtig, wie ich jedes Mal kurz weg bin. Und kaum bin ich wieder drin, passiert wieder etwas Neues«, sagt Nora. Der Wille ist da, die Aufgabe ist klar, und trotzdem kostet es immense Kraft, die Aufmerksamkeit aufrechtzuerhalten.

Daniel berichtet: »Ich kann die Reize von außen nicht ausblenden. Wenn irgendwo im Raum etwas passiert, bin ich sofort gedanklich dort. Ich höre alles, nehme alles wahr, ohne dass ich mich bewusst dafür entscheide. Ich merke nur, wie ich immer wieder rausfalle und wieder hineinfinden muss.«

Vor allem in Großraumbüros fällt die Konzentration schwer, denn dort passiert vieles gleichzeitig. Das muss nicht einfach hingenommen werden. Jede:r darf sagen, was er oder sie braucht, um arbeiten zu können, und was konkret stört. Miriam hat das getan und dann Abmachungen mit den anderen getroffen: *»Ich habe gesagt, dass ich nicht jedes Mal direkt reagieren kann, wenn jemand etwas braucht. Wir haben dann ausgemacht, dass Fragen und offene Punkte gesammelt werden oder feste Zeiten gelten, in denen ich ansprechbar bin. Seitdem schaffe ich mein Pensum viel besser.«*

In ruhigeren Räumen oder im Homeoffice treffen zwar weniger Reize ein, doch hier gibt es andere Herausforderungen. Wer so arbeitet, ist stärker auf sich gestellt und muss selbst entscheiden, wann die Arbeit losgeht, wann Pausen stattfinden und wann Feierabend ist. Es gibt nur wenig äußere Orientierung. *»Zu Hause ist es ruhiger und das hilft mir. Aber ich merke auch, dass ich schneller abdrifte, wenn ich keine klare Struktur habe. Für mich wird es nicht automatisch einfacher, nur weil es leiser ist«,* stellt Nora klar.

Es lohnt sich anzusprechen, was dich stört, um zusammen mit anderen Lösungen zu finden. Kopfhörer zum Beispiel blenden Störgeräusche aus und signalisieren den anderen, dass du ungestört arbeiten möchtest. Vielleicht ist es auch möglich, einen ruhigeren Arbeitsplatz zu nutzen oder ins Homeoffice zu gehen, wenn eine Aufgabe mehr Konzentration erfordert.

Ebenso ist offene Kommunikation hilfreich. Such das Gespräch, wenn eine Aufgabe in deinen Augen viel Abstimmung erfordert oder wenn du merkst, dass zu viele parallele Anforderungen dich ablenken. So kannst du nach und nach mit den Menschen in deiner Umgebung für Bedingungen sorgen, die allen das Arbeiten erleichtern.

Veränderte Anforderungen

Eine Arbeitsstelle wurde mit einem bestimmten Profil ausgeschrieben. Eine Person mit AuDHS hat sich beworben, die Stelle bekommen und angetreten. Sie findet sich ein, versteht die Abläufe, weiß, was von ihr erwartet wird. Eine ganze Weile passt alles gut - bis sich die Anforderungen verändern.

Aus dem Coaching

»Erst war alles in Ordnung. Mir war klar, was ich zu tun hatte, und konnte mich darauf konzentrieren. Doch dann kam immer mehr dazu: mehr Themen, mehr Abstimmung, mehr neue Aufgaben. Irgendwann war ich nur noch damit beschäftigt, irgendwie hinterherzukommen und nichts zu vergessen«, erzählt Sarah. Solche Veränderungen passieren meistens nicht plötzlich, sondern nach und nach. Für sich genommen ist jede Neuerung zu bewältigen. Sarah passte sich an und strukturierte sich neu. Und hoffte, dass sich die Lage wieder beruhigen würde. Doch irgendwann funktionierte das nicht mehr, es wurde einfach zu viel für sie.

Oft bleiben Menschen mit AuDHS zu lange in solchen Situationen. Sie strengen sich an, arbeiten übermäßig viel, bis die Erschöpfung zu groß wird und gar nichts mehr geht. Auch Tobias kam an einen solchen Punkt: *»Von außen sah es vielleicht so aus, als hätte ich grundlos gekündigt. Doch ich war schon* *längere Zeit immer wieder bis an meine Grenzen und darüber hinaus gegangen. Ich konnte einfach nicht mehr.«*

Bei vielen Menschen mit AuDHS finden sich in der Arbeitsbiografie häufige Jobwechsel und Brüche. Kündigung, Pause, neuer Job – dieser Ablauf wiederholt sich. Das wirkt unstet und wirft im Bewerbungsprozess Fragen auf. Von innen sieht das anders aus: Viele haben lange Zeit versucht, die Anforderungen zu erfüllen, und konnten nicht rechtzeitig erkennen, wann es zu viel wurde. Sarah kann sich gut erinnern: *»Ich bin lange davon ausgegangen, dass ich es einfach nicht geschafft habe. Dachte, ich hätte besser organisiert oder belastbarer sein müssen. Erst im Rückblick erkannte ich, wie viel sich in meinem Job verändert hatte und dass er einfach nicht mehr zu mir passte. So wurde mir klar, dass die Kündigung der richtige Schritt gewesen war.«*

Vielleicht hast du auch solche Phasen erlebt, in denen sich am Arbeitsplatz vieles verändert hat, ohne dass du nachvollziehen konntest, was genau geschah. Wenn das passiert, schau dir bewusst an, wie sich Anforderungen und Bedingungen wandeln und was das mit dir macht. Und dann triffst du eine Entscheidung. Eine Kündigung bringt Unsicherheit mit sich, eröffnet aber auch Raum für neue Gedanken und Möglichkeiten.

Outing und der Umgang damit

Soll ich im neuen Job über meine Neurodivergenz sprechen? Diese Frage stellt sich oft schon bald nach dem Einstieg ins Arbeitsverhältnis. Im neuen Umfeld geht es zunächst darum, die Abläufe kennenzulernen, zuzuhören und zu beobachten, wie die Menschen im Unternehmen miteinander umgehen. Gleichzeitig würden klare Absprachen, weniger parallele Aufgaben und direkte Rückmeldungen die Zusammenarbeit von Anfang an erleichtern. Jede:r entscheidet selbst, ob er oder sie das offen anspricht oder nicht.

Aus dem Coaching

Sina (34) hat in ihrem letzten Job offen über ihre Neurodivergenz gesprochen – und die Erfahrung gemacht, dass das die Wahrnehmung ihrer Arbeit verändert hat: *»Am Anfang war das überhaupt kein Thema. Aber irgendwann hatte ich das Gefühl, dass ich mehr unter Beobachtung stand als meine Kolleg:innen. Plötzlich wurden Abläufe oder mein Verhalten kommentiert oder hinterfragt, was vorher nicht der Fall gewesen war.«*

Auch anderen geht es so. Häufig reagieren die Menschen im Umfeld zunächst verständnisvoll, doch ihren Arbeitsalltag wollen sie nicht anpassen. Oder sie geben sich offen, setzen aber neurotypische Maßstäbe an. Auch deshalb sprechen manche lieber über konkrete Rahmenbedingungen, ohne sich weiter zu erklären. So macht es Jonas: *»Ich sage nicht direkt, dass ich neurodivergent bin. Ich stelle aber gleich am Anfang klar, dass ich eindeutige Arbeitsaufträge brauche, lieber eine Sache nach der anderen bearbeite und genaue Feedbacks brauche. Und dann schaue ich mir an, wie damit umgegangen wird.«*

Es liegt ganz bei dir, was du teilst, wann du das tust und mit wem. Du kannst gar nichts sagen und den Arbeitsalltag, so gut es geht, passend für dich gestalten. Dann gibst du dir selbst eine Struktur vor, hältst mehr aus oder passt dich stärker an. Das kostet viel Energie, weil du versucht, allein zu regeln, was besser im Austausch zu klären wäre. Oder du entscheidest dich dafür, deine Neurodivergenz zu benennen und zu erklären, was du brauchst und warum das so ist. Achte also auf die Rahmenbedingungen um dich herum und spür in dich hinein, mit welcher Variante du dich sicher fühlst.

Zusammenfassung

- Arbeit zeigt sich nicht nur in Form von Ergebnissen. Was davor passiert, gehört dazu: sich einlesen, Dinge durchdenken, Informationen sortieren, entscheiden, was wichtig ist und was nicht, sich selbst auf Kurs halten.
- Unklare Aufgaben, volle Tage, viele Unterbrechungen und vage Rückmeldungen führen häufig zu Überforderung und Erschöpfung.
- Im Arbeitsalltag entstehen Missverständnisse oft dort, wo Erwartungen stillschweigend vorausgesetzt werden. Klare Absprachen und direktes Feedback helfen.
- Reize im Arbeitsumfeld wie Geräusche, Licht und Gespräche binden Aufmerksamkeit und erschweren konzentriertes Arbeiten. Wer erkennt, wo Belastungen entstehen, kann gezielt ansprechen, was sich ändern lässt. Das erleichtert nicht nur die eigene Arbeit, sondern oft auch die Zusammenarbeit.
- Wenn sich Anforderungen schleichend verändern, bleibt das oft lange unbemerkt. Wer erkennt, wann ein Job nicht mehr passt, gewinnt Handlungsspielraum.
- Ob die eigene Neurodivergenz angesprochen wird, ist eine persönliche Entscheidung.
- Zu erkennen, welche inneren Prozesse ablaufen, macht die Arbeit nicht automatisch leichter. Aber es hilft zu entscheiden, wie mit den Anforderungen umgegangen wird.

Teil 3

Den Alltag mit AuDHS hilfreich gestalten

Du hast bis hierher eine Menge über AuDHS und seine Ausprägungen erfahren. Vielleicht hast du dich in den Beispielen aus meinen Coachings wiedererkannt und bist überrascht, dass wir so viele sind und das tägliche Erleben sich durchaus ähnelt. In Teil 3 findest du Impulse und Ideen, wie du deinen Alltag gestalten kannst, sodass er besser zu dir und deinem AuDHS passt. Am besten testest du aus, was dich spontan anspricht, und findest so heraus, was für dich unterstützend und sinnvoll ist.

Ich würde mich freuen, wenn du aus diesem Teil einzelne Anregungen mitnimmst. Eine Frage, die du dir öfter stellen möchtest. Eine kleine Verhaltensvariante, die du ausprobieren willst. Oder auch einfach den Gedanken, dass du nicht alles sofort verstehen oder lösen musst. Der individuell passende Umgang mit AuDHS entwickelt sich Schritt für Schritt. Manchmal geht es fast unbemerkt voran, manchmal mit einem Ruck. Und manchmal kann Veränderung auch erst dann passieren, wenn du einen Punkt erreichst, an dem es einfach nicht mehr weitergehen kann wie bisher.

Das eine oder andere wird dir nicht völlig neu sein. Du hast bereits Wege gefunden, mit Anforderungen umzugehen, Dinge ausprobiert und wieder verworfen. Vielleicht hast du dich an manchen Stellen stark angepasst, aus dem Geschehen zurückgezogen oder nach Orientierung gesucht. Ich lade dich nun ein, genauer hinzuschauen. Was passt zu dir und deinem Alltag? Was funktioniert für dich aktuell nicht (mehr)? Was möchtest du verändern? Nutze die Checklisten, um dir darüber Klarheit zu verschaffen. Vielleicht möchtest du dir erst mal ein bestimmtes Thema anschauen, vielleicht auch gleich alle Ideen lesen. Lass dir Zeit dabei, deinen eigenen Weg zu finden. Es geht nicht darum, etwas richtig zu machen, sondern darum, das zu finden, was dir dauerhaft hilft.

1. DEIN UMGANG MIT AUDHS

Viele der Schwierigkeiten im Zusammenhang mit AuDHS haben nicht allein mit den Anforderungen von außen zu tun. Sie entstehen auch daraus, wie du dein eigenes Erleben einordnest. Ob du dir glaubst. Ob du dich ernst nimmst. Ob du versuchst, dich anzupassen, obwohl du längst merkst, dass dich etwas überfordert. Dabei entwickeln sich mit der Zeit bestimmte Muster. Du relativierst deine Wahrnehmung, stellst dich infrage oder versuchst, Anforderungen zu erfüllen, die dich auf Dauer überlasten. Gleichzeitig übergehst du vielleicht die frühen Warnsignale deines Körpers, solange du noch funktionierst. Im Folgenden schauen wir uns diese Muster genauer an.

Gaslighting

Gaslighting bei AuDHS bedeutet, dass das eigene Erleben relativiert, umgedeutet oder falsch eingeordnet wird. Reaktionen auf Reize gelten als übertrieben. Erschöpfung wird mit mangelnder Belastbarkeit gleichgesetzt. Stocken, Rückzug oder Überforderung werden als Unlust, Strukturlosigkeit oder fehlende Disziplin verstanden.[83] Solche Erfahrungen prägen, wie du dich selbst siehst, und tragen dazu bei, dass du deiner eigenen Wahrnehmung misstraust. Du nimmst Warnzeichen dann vielleicht erst spät wahr und kennst deine Grenzen nicht immer. Sätze wie »Das ist doch nicht so schlimm«, »Du reagierst über« oder »Du musst dich einfach mehr konzentrieren« hast du vielleicht als Kind schon oft gehört.

Check: Bist du von internalisiertem Gaslighting betroffen?	✓
Dir wird plötzlich etwas zu viel. Fast im gleichen Moment taucht der Gedanke auf, dass es dafür eigentlich keinen Grund gibt.	
Du wertest Erschöpfung zuerst als eigenes Versagen und verstehst erst im Nachhinein, dass sie Folge einer belastenden Situation ist.	
Du deutest Anspannung, Überforderung oder Widerstand als mangelnde Disziplin oder fehlende Belastbarkeit.	
Der Vergleich mit anderen führt dazu, dass du dein eigenes Erleben relativierst oder deine Empfindungen infrage stellst.	
Du nimmst deine Grenzen oft erst dann ernst, wenn du schon fast an dem Punkt bist, an dem nichts mehr geht.	
Du vertraust den Einschätzungen von außen mehr als deiner eigenen Wahrnehmung, obwohl sich das nicht stimmig anfühlt.	
Du findest schneller Erklärungen, die sich gegen dich selbst richten, als Worte für das, was tatsächlich bei dir los ist.	

Ansatzpunkte für Veränderung im Alltag

→ Typische Formulierungen gegen dich selbst erkennen

Nimm dir eine Woche lang Zeit, auf Sätze zu achten, die fast automatisch in deinem Kopf auftauchen, wenn etwas anstrengend oder nicht sofort zu bewältigen war. Es geht nicht darum, deine Formulierungen gleich zu verändern. Es reicht, wenn du sie zunächst bemerkst und notierst. Oft zeigt sich dadurch, wie schnell das eigene Erleben relativiert wird. Schreib dir drei typische Sätze auf, die bei dir häufig auftauchen, zum Beispiel:

- »So schlimm war das nicht.«
- »Ich hätte mich einfach besser organisieren müssen.«
- »Andere kriegen das doch auch hin.«

....

....

....

→ Zwischen Wahrnehmung und Bewertung einen kurzen Stopp setzen

Oft nimmst du etwas wahr und bewertest es fast unmittelbar. Mach dir diesen Moment des Übergangs bewusst, indem du eine kleine Pause setzt. Wenn du Anspannung, Erschöpfung oder Widerstand bemerkst, geht es erst einmal nur ums Benennen. Formuliere einen schlichten Satz, der keine Bewertung enthält, zum Beispiel:

- »Das hat mich sehr angestrengt.«
- »Ich komme gerade nicht gut rein.«
- »Das ist mir im Moment zu viel.«

....

....

....

→ Belastende Situationen im Nachhinein anders lesen

Wenn du es lange gewohnt warst, deiner eigenen Wahrnehmungen zu misstrauen, hilft es oft, Situationen noch einmal an dir vorbeiziehen zu lassen. Stell dir dabei bitte nicht die Frage, ob du dich richtig verhalten, sondern was du gespürt hast. Nimm dir nach einer anstrengenden Situation zwei Minuten Zeit für ein paar Notizen zu den Fragen:

- Was war für mich belastend?
- Woran habe ich das gemerkt?
- Was hätte ich in dem Moment gebraucht?

....

....

....

→ Mit einer geeigneten Person Situationen sortieren

Viele erkennen erst im Gespräch, wie sie mit ihrem eigenen Erleben umgehen. Hilfreich sind Menschen, die nicht alles sofort erklären, dich beruhigen oder korrigieren wollen, sondern mit dir zusammen anschauen, was passiert ist. Wähle eine Person deines Vertrauens aus, der du von belastenden Momenten erzählen kannst. Bitte sie, dir nur diese beiden Fragen zu stellen:

- Was war für dich in der Situation anstrengend?
- Was hätte dir an der Stelle geholfen?

→ Belastung und Anpassung voneinander unterscheiden

Manche Tage sind anstrengend, weil viel los war. Andere, weil du fast durchgehend damit beschäftigt warst, passend zu wirken. Diese beiden Dinge zu trennen, kann sehr hilfreich sein, um Erkenntnisse zu gewinnen. Frag dich nach einem sozialen oder beruflichen Termin:

- Was war sachlich anstrengend?
- Wie viel Kraft ging zusätzlich in Anpassung, Kontrolle oder erschöpftes Weitermachen?

Notiere dazu zwei Stichwörter.

....

....

→ Kleine Erleichterungen testen

Verinnerlichte Anpassung lässt sich selten im Kopf lösen. Veränderungen kannst du anstoßen, indem du ausprobierst, was dir konkret helfen kann, auch wenn sich das neue Verhalten erst ungewohnt anfühlt. Wähle eine kleine Erleichterung pro Woche aus, zum Beispiel:

- Setz deine Kopfhörer früher auf.
- Mach früher eine Pause.
- Plan nach einem Termin zehn Minuten Stille ein.
- Frag bei Unklarheit einmal zu viel nach, statt weiter zu raten.

Beobachte danach nur: Hat dir das veränderte Verhalten geholfen?

→ Eigene Bedürfnisse in eine nüchterne Sprache bringen

Viele Menschen mit AuDHS haben das Gefühl, sich für ihre Bedürfnisse rechtfertigen zu müssen. Um hier mehr Bewusstsein zu entwickeln, sind Formulierungen förderlich, die weder entschuldigend noch hart klingen. Probiere Sätze wie diese aus:

- Ich benötige dafür mehr Ruhe.
- Ich möchte eine klarere Absprache.
- Ich merke, dass ich jetzt eine Pause brauche.

Das Ziel ist es, Wünsche und Bedürfnisse auszusprechen, ohne sich selbst kleinzumachen oder das eigene Erleben zu relativieren.

Ableismus und verinnerlichte Anpassung

Ableismus beschreibt die Abwertung von Menschen, deren Körper, Wahrnehmung oder Verhalten von den aktuellen gesellschaftlichen Normen abweichen. Der Begriff umfasst Angriffe, subtile Erwartungen und Maßstäbe, die oft so selbstverständlich wirken, dass sie nicht hinterfragt werden. Dazu zählen zum Beispiel die Vorstellungen, dass Belastbarkeit immer verfügbar sein muss, dass Anpassung ein Zeichen von Reife ist oder dass jemand, der nach außen funktioniert, keine besondere Unterstützung braucht.

Für viele Menschen mit AuDHS hat Ableismus im Alltag konkrete Folgen. Sie sollen konzentriert und trotzdem präsent sein. Sie sollen offen und freundlich wirken und sämtliche Reize unauffällig verarbeiten können. Sie sollen mitziehen, spontan sein, flexibel bleiben und dabei zuverlässig funktionieren. Wenn dir das schwerfällt, hast du bestimmt auch schon oft Folgendes gehört: Du bist zu empfindlich, zu unstrukturiert, zu anstrengend, zu wenig belastbar, generell zu viel und Ähnliches mehr. Doch an welchen Maßstäben orientieren sich diese Einschätzungen? Was gilt als normal, belastbar, professionell oder sozial angemessen? Bei Ableismus geht es nicht um deine Wahrnehmung, sondern darum, welche Folgen es für dich hat, wenn du dich an der Norm ausrichtest, und wie viel Kraft dich das kostet. Anfangs wirkt Anpassung oft vernünftig. Du willst dazugehören, ernst genommen werden und möglichst wenig Reibung erzeugen. Vielleicht hast du früh gelernt, Gespräche innerlich vorzubereiten, Reaktionen zu kontrollieren oder Erschöpfung zu verbergen. Vielleicht warst du stolz darauf, dass du gut funktioniert hast. Vielleicht war genau das lange deine Art, durch Schule, Ausbildung, Beruf oder Familiensituationen zu kommen.

Doch wenn dieses Verhalten für dich so selbstverständlich wird, dass du den Aufwand dahinter kaum noch wahrnimmst, entsteht eine schädliche Dynamik. Dir fällt vielleicht erst am Abend auf, wie angespannt du den ganzen Tag über warst. Oder du merkst nach einem Treffen, dass du fast durchgehend damit beschäftigt warst, passend zu wirken oder mitzuschwingen. Nach außen kann das souverän wirken. Doch du fühlst dich erschöpft, gereizt oder so, als wärst du die ganze Zeit ohne Pause auf Empfang gewesen.

Hinzu kommt, dass Anpassung oft belohnt wird. Du bist unkompliziert. Du funktionierst. Du machst mit. Solche Rückmeldungen klingen erst einmal gut, doch sie verstärken häufig genau das, was dich auf Dauer stark belastet. Und so mündet verinnerlichte Anpassung über längere Zeit bei vielen in Muster. Masking kann dazugehören, ebenso starkes Mitziehen in Gruppen oder bei der Arbeit ohne echte Überzeugung, People Pleasing, also das ausgeprägte Bemühen, es anderen recht zu machen, oder die Angewohnheit, Überforderung möglichst lange zu überspielen.[84] Ein solches Verhalten über längere Zeit aufrechtzuerhalten, kann in tiefe Erschöpfung oder einen Burnout führen.

Check: Bist du von verinnerlichter Anpassung betroffen?	✓
Unterstützung, Pausen oder Veränderungen, die auf deinen Wunsch erfolgen, wertest du als Sonderbehandlung.	
Wenn du nicht so belastbar bist, wie die anderen zu sein scheinen, empfindest du das als Schwäche.	
Dein eigener Wert hängt stark daran, wie gut du funktionierst und wie wenig Umstände du anderen machst.	
Du hältst Belastung lange aus, weil der Wunsch nach Rückzug, Entlastung oder Klarheit sich falsch anfühlt.	
Dir fällt es leichter, dich zusammenzureißen, als deine Bedürfnisse auszusprechen.	
Du wertest Maßnahmen und konkrete Ideen, die dir Erleichterung verschaffen könnten, innerlich ab, obwohl sie deinen Alltag deutlich verbessern würden.	
Die Frage »Was brauche ich?« stellst du seltener als die Frage »Wie kriege ich die Situation geregelt, obwohl die Bedingungen für mich nicht gut sind?«.	
Du wertest Erschöpfung als persönliches Problem, nicht als Folge von Daueranpassung.	

Ansatzpunkte für Veränderung im Alltag

→ Nicht förderliche Gedanken erkennen

Notiere Sätze, die in dir hochkommen, wenn du an Unterstützung, Entlastung, Pausen, Rücksicht oder Anpassungen denkst.

- So etwas muss ich auch ohne Hilfe schaffen.
- Ich will keine Umstände machen.
- Das ist jetzt wirklich nicht zu viel verlangt.
- Wenn andere das können, muss ich das auch schaffen.
- Extrawürste gebraten zu bekommen, wird nicht gern gesehen.

....

....

....

→ Hilfsangebote annehmen

Finde heraus, wann du selbst denkst, dass hilfreiche Veränderungen »zu viel verlangt« sind, obwohl sie dir den Alltag erleichtern würden. Schau dazu auf Situationen zurück, in denen dir jemand konkrete Unterstützung angeboten hat.

→ Den Aufwand für Anpassung wahrnehmen

Beobachte, in welchen Situationen du sehr damit beschäftigt bist, nicht aufzufallen. Nimm wahr, wie viel Energie es dich kostet, deine Impulse zu unterdrücken und von eigenen Vorstellungen Abstand zu nehmen.

→ Mit einer geeigneten Person Situationen sortieren

Auch hier gilt: Viele erkennen erst im Gespräch, wie sie mit ihrem eigenen Erleben umgehen. Wähle eine Person deines Vertrauens aus, der du von belastenden Momenten erzählen kannst und die mit dir zusammen anschaut, was passiert ist. Bitte sie, dir nur diese beiden Fragen zu stellen:

- Was hätte dir in dieser Situation geholfen?
- Wie kannst du Bedürfnisse formulieren und damit verbundene Ansprüche durchsetzen?

→ Kleine Erleichterungen testen

Auch Ableismus lässt sich im Kopf nicht lösen. Veränderungen kannst du anstoßen, indem du ausprobierst, was dir konkret helfen kann, auch wenn sich das neue Verhalten erst ungewohnt anfühlt. Wähle eine kleine Erleichterung pro Woche aus, zum Beispiel:

- Sprich eines deiner Bedürfnisse an.
- Bitte um Hilfsmittel, die dir das Arbeiten erleichtern.
- Frag nach, ob du einen ruhigeren Arbeitsplatz bekommen kannst.
- Überleg dir eine passende Pausenregelung und bitte darum, sie so umsetzen zu dürfen.

Beobachte danach nur: Wie ging es dir mit dem veränderten Verhalten?

Selbstzweifel, Impostor-Gefühl und Selbstsabotage

Selbstzweifel gehören für viele Menschen mit AuDHS zum Alltag. Sie tauchen nicht nur auf, wenn etwas schiefläuft, sondern auch, wenn etwas gelingt. Ein Gespräch läuft gut, ein Termin ist erfolgreich, eine Aufgabe wird abgeschlossen und trotzdem spürst du große Unruhe und Unsicherheit. Du fragst dich, ob du wirklich gut gearbeitet hast. Vielleicht waren die Ergebnisse Zufall oder die Erwartungen sehr niedrig. Bestimmt fällt bei nächster Gelegenheit auf, dass du doch nicht so gut bist, wie es gerade wirkt. Genau dieses Schlechtdenken über die eigene Leistung ist mit dem Impostor- oder Hochstaplergefühl gemeint. Du hast etwas gut bewältigt, kannst das aber nicht annehmen. Du erklärst, relativierst und machst dich selbst klein. Und am Ende bist du überzeugt davon, eigentlich nichts zu können, und fragst dich, wieso das noch niemandem aufgefallen ist.

Bei AuDHS kommt häufig noch die lange Vorgeschichte mit Kritik, Missverständnissen, Brüchen und schwierigen Phasen hinzu. Solche Erfahrungen mindern das Vertrauen in die eigene Stabilität[85] und Erfolge geben erstaunlich wenig Halt. Ein guter Tag beweist dann nicht, dass du etwas kannst, sondern erhöht den Druck, dass du auch beim nächsten Mal wieder alles hinbekommen musst. Diese Einschätzungen und Gefühle bewirken, dass du mit dir selbst schärfer ins Gericht gehst als jede andere Person. Vieles davon ist Selbstsabotage, die unbewusst geschieht und der Jahre der Anpassung vorausgehen. Wer viel maskiert, sich selbst stark beobachtet und lange versucht, möglichst wenig Irritation auszulösen, entwickelt keinen besonders freundlichen inneren Resonanzraum.

Check: Bist du von Selbstzweifeln, Impostor-Gefühlen oder Selbstsabotage betroffen?	✓
Du gehst mit Erfolgen und Zweifeln an deiner Leistung automatisch gleich um.	
Du nimmst deine Selbstzweifel für bare Münze und überzeugst dich selbst davon, dass du gar nicht erfolgreich sein kannst.	
Du bist mit dir selbst streng, misstraust dir und fragst dich oft, ob du genügst.	
Du legst Fehler, Hänger oder eine schwankende Tagesform als Beweis für deine grundsätzliche Unfähigkeit aus.	
Du vermeidest Sichtbarkeit, weil du sofort das Gefühl hast, neue Erwartungen, Prüfungen oder Enttäuschungen könnten auftauchen.	
Du hast Sorge, andere könnten erkennen, dass du doch nicht so kompetent bist.	
Nach Erfolgen wächst der Druck, beim nächsten Mal wieder genauso gut performen zu müssen.	

Ansatzpunkte für Veränderung im Alltag

→ Gelungenes festhalten, bevor es durch innere Kommentare kleiner wird

Du hast vielleicht auch Momente erlebt, in denen dir etwas gelingt, du das Ergebnis aber sofort relativierst. Um das zu vermeiden, kann es hilfreich sein, Gelungenes knapp und nüchtern festzuhalten, bevor die vertrauten Gegenstimmen laut werden. Schreib in Erfolgsmomenten drei Dinge auf:

- Was ist dir gelungen?
- Welche deiner Fähigkeiten hast du dabei eingesetzt?
- Woran lässt sich erkennen, dass das Ergebnis kein Zufall war?

....

....

....

→ Schritt für Schritt vorgehen

Manchmal hilft es, eine Aufgabe in Einzelschritte zu unterteilen, damit nicht sofort die ganze Wucht der Erwartungen und Anforderungen mitschwingt. Vielleicht erleichtert es dir den Einstieg und das Vorankommen, wenn du

- anderen Beteiligten einen Entwurf schickst,
- deine Gedanken notierst,
- Rückfragen stellst oder
- zunächst eine grobe Version der Lösung erarbeitest.

Für Menschen mit AuDHS entsteht Sicherheit oft beim Tun.

→ Rückmeldungen sammeln

An Tagen mit starkem Selbstzweifel ist es manchmal nicht möglich, auf die eigenen Kompetenzen zuzugreifen. Ruf dir dann in Erinnerung, was du schon alles geschafft hast und kannst. Leg für solche Momente eine Sammlung mit wohltuenden Feedbacks an und nimm Folgendes auf:

- positive Rückmeldungen
- gelungene Ergebnisse
- Beschreibungen von Momenten, die dich mit Stolz und einem guten Gefühl erfüllt haben

Sei freundlich zu dir und mach dir bewusst, wie viel du schon erreicht hast.

Späte Erkenntnis, Trauer und Hoffnung

Viele Menschen, die spät erfahren oder erkennen, dass sie AuDHS haben, fühlen sich erst einmal erleichtert. Für sie bekommen Dinge, die lange unklar, widersprüchlich oder schwer einzuordnen waren, einen Zusammenhang. Sie können Reaktionen, Überforderung, Brüche oder das häufige Gefühl, nicht richtig zu passen, plötzlich in einem anderen Licht sehen. Nach einiger Zeit verspüren viele auch Trauer. Sie wird von dem Gedanken ausgelöst, dass vieles hätte anders laufen können, wenn AuDHS früher erkannt worden wäre. Das Leben hätte vielleicht etwas leichter sein können. Diagnosen wecken aber auch die Hoffnung darauf, dass manches nun einfacher wird, weil man selbst und das Umfeld nun Bescheid weiß.

Im Rückblick wirkt die eigene Biografie verändert. Vielleicht kannst du manche Erlebnisse und Gefühle besser einordnen oder Mitgefühl mit dir selbst entwickeln, wenn du verstehst, dass es Gründe für deine Wahrnehmungen und dein Verhalten gibt. Vielleicht wird dir klar, dass du an manchen Stellen nicht zu wenig wolltest, sondern zu wenig Unterstützung hattest. Damit verändert sich auch dein Selbstbild. Dieser Prozess erfordert Mut und wird dich mit wechselnden Gefühlen wie Wut, Freude, Hoffnung und Zuversicht überraschen. Klar, dass das Zeit und Kraft kosten kann.

Check: Welche Emotionen wirken bei dir?	✓
Du spürst Erleichterung und Schmerz gleichzeitig.	
Frühere Erfahrungen gehen dir durch den Kopf. Du nimmst sie heute anders wahr und lässt neue Gefühle zu, etwa Bedauern oder Empathie mit dir selbst.	
Alte Zuschreibungen verlieren an Kraft, hängen innerlich aber noch nach.	
Du spürst Wut darüber, wie lange die Neurodivergenz bei dir unbemerkt blieb und das damit Verbundene falsch gedeutet wurde.	
Erinnerungen an fehlende Unterstützung, anstrengende Umwege oder unnötige Härte gegen dich selbst machen dich traurig.	
Es fällt dir (noch) schwer, die neuen Erkenntnisse in das bisherige Bild von dir zu integrieren.	
Du nimmst die Erwartung von außen wahr, dass du dich erleichtert fühlen müsstest. Doch du bist sehr damit beschäftigt, dich innerlich zu sortieren, und kommst an dieses Gefühl (noch) nicht heran.	

Ansatzpunkte für Veränderung im Alltag

→ Gedanken und Erinnerungen sammeln

Eine späte Erkenntnis kann überwältigend sein. Erinnerungen und offene Fragen kommen hoch, neue Zusammenhänge bilden sich heraus, du spürst Wut, Traurigkeit und Erleichterung, dein Selbstbild verändert sich. Wenn du merkst, dass etwas immer wieder auftaucht, notiere ungefiltert, was dich bewegt. Du brauchst deine Wahrnehmungen und Gefühle nicht zu sortieren oder zu ordnen. Wenn du möchtest, liest du deine Aufzeichnungen später noch einmal. Manches sortiert sich auch wie von selbst. Schreib einfach auf, was hochkommt. Alles findet seinen Platz in deinem Notizbuch oder deiner Datei:

- Erinnerungen
- Fragen
- Sätze, die dir nachhängen
- Erfahrungen oder Emotionen, die plötzlich anders wirken

....

....

....

....

→ Der eigenen Reaktion Zeit geben

Viele wollen nun schnell durchstarten, ihr Leben in Ordnung bringen und Klarheit über sich selbst gewinnen. Das ist verständlich, wird aber dem Prozess, in den du eingetreten bist, nicht gerecht.

Lass deinen Empfindungen Zeit und gib ihnen Raum. Frag dich ab und zu: Was nehme ich im Moment am stärksten wahr?

- Erleichterung
- Wut
- Trauer
- Verunsicherung
- Hoffnung
- Ängste
- Kraft

Das ist nur eine Auswahl. Es geht nicht darum, die richtige Antwort zu finden, sondern herauszufinden, was du gerade empfindest. Du wirst spüren, wie die Gefühle kommen und gehen und wie sich nach und nach Klarheit einstellt.

→ Das Umfeld realistisch einschätzen

Hast du auch erlebt, dass sich durch deine Erkenntnisse über AuDHS und die Gespräche darüber im Umfeld nicht automatisch etwas verändert? Diese Erfahrung kann sehr schmerzhaft sein, denn oft ist die Hoffnung groß. Du kannst auch hier Schritt für Schritt vorgehen, um Veränderung anzustoßen. Schau dir die wichtigen Menschen um dich herum genauer an:

- Wer ist offen und lernbereit?
- Wer braucht vermutlich sehr viel Erklärung, um Verständnis entwickeln zu können?
- Wer wird wohl auch mit Erklärung kaum verstehen, was eine Neurodivergenz und speziell AuDHS mit sich bringen?

Mit einem klareren Bild kannst du deine Energie gezielter einsetzen und dich mit mehr Menschen umgeben, die förderlich für dich sind. Manchmal kann es in solchen Phasen auch dazu kommen, dass sich die Wege trennen – nicht im Streit, sondern weil eine gemeinsame Grundlage fehlt.

→ Die eigene Geschichte neu lesen

Manche Erinnerungen werden sich durch die veränderten Bedingungen anders anfühlen. Vielleicht gewinnst du Klarheit oder spürst manchmal Bedauern oder Trauer. Für viele ist es entlastend, auf prägende Situationen in der Vergangenheit zurückzuschauen, um sie noch einmal mit anderen Vorzeichen anzusehen. Ruf dir eine Situation in Erinnerung, die dich häufiger beschäftigt, und frag dich:

- Was dachte ich damals über mich?
- Wie würde ich diese Situation heute einordnen?
- Was hätte ich damals gebraucht?

Auf diese Weise kannst du viel über dich erfahren, Altes hinter dir lassen und mit mehr Klarheit über dich selbst in die Zukunft blicken.

Der Körper als Frühwarnsystem

Gehörst du auch zu denjenigen, die erst spät merken, wenn ihr Körper Warnsignale schickt? Hier etwas zu verändern, lohnt sich sehr. Häufig sind die frühen Anzeichen klein und im Alltag leicht zu übersehen. Ein verspannter Kiefer, kürzere Antworten oder wachsender innerer Widerstand gegen kleine Anforderungen sind Signale eines Körpers in ständiger (Über-)Aktivierung. Sie weisen früh auf eine starke Belastung hin und du kannst lernen, sie schneller zu erkennen.

Check: Schickt dir dein Körper frühe Signale?	✓
Die Spannung in deinen Schultern, im Kiefer oder in deinen Händen verstärkt sich.	
Input wie Geräusche, Licht oder Gespräche überfordert dich schnell.	
Deine Antworten werden kürzer, obwohl du noch im Kontakt mit den Menschen um dich herum bist.	
Kleine Anforderungen lösen plötzlich deutlich mehr Widerstand aus.	
Du nimmst Hunger, Durst oder Müdigkeit erst sehr spät wahr.	
Dein Blick verengt sich und du willst Reize oder die Personen um dich herum ausblenden.	
Du verspürst das dringende Bedürfnis, Situationen mit anderen Menschen und Anforderungen zu entfliehen, still zu sein und nichts mehr entscheiden zu müssen.	

Ansatzpunkte für Veränderung im Alltag

→ Wiederkehrende Körpersignale notieren

Nimm dir nach belastenden Situationen eine halbe Minute Zeit und reflektiere:

- Was war in der Situation los?
- Wie hat dein Körper reagiert?
- Was hättest du direkt danach gebraucht?

Notiere drei Stichwörter zu jedem Punkt, um mit der Zeit wiederkehrende Muster zu erkennen.

- Situation:

....

- Körpersignal:

....

- Bedürfnis:

....

Achte auf immer gleiche Signale, zum Beispiel Anspannung im Kiefer, Wortkargheit oder den Wunsch, sofort die Situation verlassen zu wollen. So entdeckst du dein eigenes Warnsystem, erkennst rechtzeitig, wann Überforderung droht, und kannst entsprechend reagieren.

→ Rückblick auf anstrengende Situationen

In der Reflexion kannst du oft leichter erkennen, wie sich Belastung bei dir aufbaut. Wähle dazu einen Tag aus, an dem du plötzlich an deine Grenzen kamst oder sogar darüber hinausgehen musstest. Nimm dir drei Minuten Zeit und lass nun die betreffende Situation rückwärts vor deinem inneren Auge ablaufen wie beim Zurückspulen eines Films. Frag dich:

- An welchem Punkt ist die Lage gekippt?
- Wie hast du die letzten Minuten davor erlebt?
- Was war anders als sonst?

....

....

....

Deine Aufzeichnungen helfen dir dabei, Muster besser zu erkennen. So kann aus einem diffusen »Auf einmal war es zu viel« eine nachvollziehbare Abfolge werden. Mit diesem Wissen kannst du früher reagieren und deinen Alltag für dich und die Menschen und dich herum entspannter gestalten.

→ Check-in-Momente in den Alltag einbauen

Mit etwas Übung wirst du lernen, dich auf deine Körpersignale zu verlassen und die Erkenntnisse aus den Rückblicken umzusetzen. Wenn du herausgefunden hast, wann bei dir Überlastung entsteht und wie sich das ankündigt, beginnst du am besten mit kleinen Check-ins. Du gehst dann jeweils kurz in dich und prüfst, was bei dir los ist. Wähl dafür pro Woche zwei feste Anlässe aus, zum Beispiel:

- bevor eine Besprechung beginnt
- nach einem Kundentermin
- wenn du nach der Arbeit zu Hause ankommst

Stell dir dann diese zwei Fragen:

- Wie fühlt sich mein Körper gerade?
- Was brauche ich als Nächstes?

Es reicht, innerlich mit Stichwörtern zu antworten, zum Beispiel:

- müde; Ruhe
- eng; spazieren gehen
- fahrig; fokussieren
- hungrig; Banane essen

Kleine, wiederkehrende Momente der Aufmerksamkeit eignen sich sehr gut. Die eigenen Körpersignale ständig mitzulesen, würde anstrengen und eher zu Anspannung als zu Entspannung führen.

→ Signale früher ernst nehmen

Wer sich belastet oder überfordert fühlt, hat oft mit Wertungen unterschiedlichster Art zu kämpfen, von außen wie von innen. Durchhalteparolen und die Forderung, sich doch nicht so anzustellen, können echte Hindernisse sein, wenn es um Selbstfürsorge geht. Auch deswegen werden Anzeichen von Stress oft lange ignoriert. Um hier etwas zu verändern, hilft es, das eigene Empfinden zunächst als reine Information zu betrachten. Wenn du ein kleines Signal bemerkst, formuliere einen neutralen Satz, zum Beispiel:

- Ich merke gerade Anspannung.
- Ich werde gerade schneller gereizt.
- Ich brauche ab sofort weniger Input.

Achte darauf, diese Sätze nicht mit Erklärungen oder Wertungen anzureichern.

→ Sich von anderen Menschen unterstützen lassen

Manchmal lassen sich Muster leichter erkennen, wenn du sie nicht allein finden musst. Vertraute Personen, Coachings oder Psychotherapie können eine echte Hilfe sein. Wenn es dir schwerfällt, die Signale deines Körpers zu lesen, kann die Rückschau mit jemandem, der nicht sofort urteilt oder wertet, den Blickwinkel verändern. Bitte eine vertraute Person um Unterstützung, die dir nach belastenden Situationen zwei einfache Fragen stellt:

- Was war anders als sonst?
- Was hätte dir in dem Moment geholfen?

Du kannst in Ruhe dein Erleben sortieren und schildern. Wenn du anfängst, zu werten oder dich selbst in Stress zu versetzen, gibt die andere Person dir ein Zeichen. So werden nach und nach Muster für dich erkennbar.

Stresssymptome und Überlastung

Du spürst, dass du dich sehr anstrengen musst, damit du durch den Tag kommst. Viele Dinge beschäftigen dich gleichzeitig, am Abend bist du erschöpft. Wichtig ist zu erkennen, ob du nach einem anstrengenden Tag einfach müde bist oder ob du dich in einer Phase befindest, in der sich die Belastung nicht mehr abbaut. Anzeichen dafür: Du kommst gar nicht mehr zur Ruhe, ein ruhiger Abend zu Hause verändert nichts an deinem Stresslevel oder Körper und Kopf fühlen sich auch nach gutem Schlaf in der Nacht nicht erholt an.

Check: Bist du von Überlastung betroffen?	✓
Reize, Gespräche oder Störungen bei deinen Abläufen strengen dich deutlich schneller und stärker an als üblich.	
Kleine Anforderungen fühlen sich für dich unverhältnismäßig groß an.	
Es fällt dir schwerer, Entscheidungen zu treffen oder Worte für das zu finden, was du zum Ausdruck bringen möchtest.	
Gereiztheit, Rückzug oder Unruhe treten verstärkt auf.	
Du kannst dich in Pausen und in der Nacht nicht so gut erholen wie sonst.	
Aufgaben bleiben liegen, obwohl du im Grunde weißt, was zu tun wäre.	
Du hast das Gefühl, dass du nur noch irgendwie durch den Tag kommen willst.	
Du schläfst schlecht und grübelst viel.	
Du suchst Entspannung und greifst häufiger zu schädlichen Substanzen.	

Ansatzpunkte für Veränderung im Alltag

→ Den Belastungsstand überprüfen

Um zu erkennen, ob du auf dem Weg zur Überlastung bist, geh am Abend den Tag gedanklich noch einmal durch und frag dich:

- Was war mir heute schneller zu viel als sonst?
- Was fiel mir heute schwerer als gewöhnlich?
- Was hat mich heute deutlich mehr Kraft gekostet?

So kannst du im Lauf der Zeit erkennen, ob die Belastung zunimmt oder ob es einfach nur ein besonders herausfordernder Tag für dich war.

→ Die eigene Reizschwelle beobachten

Eine sinkende Reizschwelle ist oft ein frühes Zeichen von Überlastung. Wenn du dein Warnsystem gut kennst, kannst du rechtzeitig gegensteuern. Achte daher eine Woche lang darauf, wie gut du Geräusche, Gespräche und Unterbrechungen bei der Arbeit aushältst, und notiere täglich kurz die Intensität.

- Geräusche: gut aushaltbar - schnell zu viel - kaum auszuhalten
- Gespräche: gut aushaltbar - schnell zu viel - kaum auszuhalten
- Unterbrechungen: gut aushaltbar - schnell zu viel - kaum auszuhalten

→ Erholung realistischer einschätzen

Bist du schon länger stark belastet, reicht es oft nicht, kurze Zeit nichts zu tun. Schau genauer hin und frag dich nach Pausen oder am Abend nach der ersten Ruhephase:

- Bin ich wirklich ruhiger geworden?
- Oder war ich nur kurz nicht gefordert?

Diese Unterscheidung hilft dir zu erkennen, ob sich die Belastung weiter aufbaut oder ob du echte Momente der Entspannung erlebst.

→ Für Entlastung sorgen

Spätestens wenn du spürst, dass es dir wirklich zu viel wird und du schon Richtung Kipppunkt gehst, lohnt es sich, deinen Terminkalender und deine To-do-Liste zu checken. Manchmal hilft es, ein Treffen abzusagen, einen Termin zu verschieben oder eine Aufgabe anzupassen. Frag dich in solchen Momenten:

- Was muss heute wirklich noch passieren?
- Was kann warten?

Hier geht es vor allem darum, den Druck zu verringern, also dort anzusetzen, wo echte Entlastung zu erwarten ist.

→ Stimming und Fidget Tools

Du bist überfordert, angespannt und merkst, dass sich innerlich etwas aufstaut. Oder du fühlst dich unruhig und suchst nach etwas, worauf du deine Aufmerksamkeit richten kannst. In solchen Momenten kann selbststimulierendes Verhalten helfen. Hierzu folgen zwei Vorschläge:

- Du kannst zum einen Stimming ausprobieren. Das sind kleine, rhythmische Bewegungen, Geräusche oder Sinnesreize, die du selbst erzeugst, indem du beispielsweise summst, eine raue Oberfläche mit der Hand reibst oder mit dem Fuß wippst.
- Fidget Tools sind handliche Gegenstände, die du nebenher benutzt und die dir ähnliche Reize von außen liefern.

Beide Varianten sorgen für eine verlässliche, vorhersagbare Empfindung. Genau das kann regulierend wirken, wenn dir alles zu viel wird oder wenn du merkst, dass du Aktivierung brauchst. Eine große Auswahl an Fidget Tools findest du im Internet, beim Stimming ist es sinnvoll, einfach auszuprobieren, was das Richtige für dich ist.

→ Kurze Atemübung ausprobieren

Manchmal lässt sich mit einer kleinen Atemübung die Anspannung im Körper verringern. Das hilft insgesamt, aber auch vor Entscheidungen oder schwierigen Gesprächen. Nimm dazu erst einmal deinen Atem wahr. Dann versuchst du, ihn zu verlangsamen und zu vertiefen. Es geht nicht um richtig oder falsch, sondern um deine Wahrnehmung. Der Ablauf ist dann folgender:

- Atme etwas länger aus als ein.
- Wiederhole das drei bis fünf Atemzüge lang.
- Beobachte, wie dein Körper reagiert.

Fühlst du dich anschließend ruhiger, kannst du diese Übung in deinen Alltag einbauen. Wenn sie dich eher stresst oder du unruhiger wirst, lass sie einfach weg.

→ Momente der Achtsamkeit einbauen

Achtsamkeit bedeutet nicht zwangsläufig, lange still zu sitzen oder alles in dir genau wahrzunehmen. Vielleicht helfen dir kurze Momente mit konkreten Ankern im Außen, um zur Ruhe zu kommen. Versuch es einfach mal mit den folgenden Ideen, wenn du merkst, dass die Anspannung in dir wächst oder du dich nur schwer sortieren kannst:

- Spür für einen Moment in beide Fußsohlen hinein und nimm den Untergrund wahr, der dich trägt.
- Nimm einen Gegenstand in die Hand und richte die Aufmerksamkeit auf Form, Gewicht oder Temperatur.
- Schau dich im Raum um und benenne innerlich drei Dinge, die du gerade siehst.

Teste auch hier aus, was hilfreich für dich ist. Wenn du durch die Übung klarer und ruhiger wirst, bau solche Momente in deinen Alltag ein.

Reizschutz und gute Vorbereitung

Von außen wirkt es widersprüchlich: zu einem Konzert gehen - kein Problem. Eine Veranstaltung mit unbekannten Faktoren - schwierig. Auf Geschäftsreise sind neue Ziele und Umgebungen herausfordernder als Orte, an denen du schon öfter warst. Der Grund ist nachvollziehbar: Je vorhersehbarer eine Situation ist – wer dabei ist, was passiert, was erwartet wird –, desto leichter fällt der Umgang, ob im privaten oder beruflichen Bereich. Denn dann gibt es weniger Neues und es ist klar, was auf dich zukommt. Gute Vorbereitung ist für Menschen mit AuDHS deshalb sehr wichtig.

- Je bekannter eine Umgebung, desto weniger Überraschungen. Mach dich vorab mit den Gegebenheiten vor Ort vertraut. Du kannst dafür Google Maps benutzen oder vor Veranstaltungen oder beruflichen Terminen die Wege abgehen, Eingänge checken und Fotos machen.

- Nutze eine kleine Tasche, in der du alles verstaust, was dir Sicherheit gibt: eine kleine Flasche Wasser, Müsliriegel, Bonbons oder Kaugummis, Pflaster, Kopfschmerztabletten, Lippenpflegestift.
- Wenn du unterwegs bist, achte darauf, dass du mit Safe Foods versorgt bist oder dich damit versorgen kannst. Das sind Lebensmittel, die du kennst und verträgst und die keine unangenehmen Reize auslösen. Menschen mit AuDHS bevorzugen zum Beispiel oft Essen mit einer bestimmten Konsistenz. Auch das fördert Sicherheit und Wohlbefinden.
- Finde heraus, welche Reize für dich besonders herausfordernd sind. Wähle dann die für dich passenden Utensilien, um dich davor zu schützen. Hilfreich sind zum Beispiel Sonnenbrille, Noise-Cancelling-Kopfhörer oder dämpfende Ohrstöpsel. Um Reize zu unterbrechen, eignen sich scharfe Bonbons oder Getränke sowie kaltes Wasser. Eine Gewichtsdecke kann helfen, wenn du weißt, dass dich flächiger Druck beruhigt. Du kannst sie zu Hause nutzen, aber auch mit auf Reisen nehmen, wenn das logistisch möglich ist.

Ansatzpunkte für Veränderung im Alltag

→ Eigene Bedürfnisse beobachten

Um herauszufinden, welche der vorgeschlagenen Maßnahmen und Methoden dir Sicherheit und Ruhe verschaffen, beobachte einige Wochen lang deinen Alltag, wobei du dich auf diese beiden Fragen konzentrierst:

- Was hilft dir in unbekannten Situationen?
- Was beunruhigt dich besonders, wenn etwas Neues auf dich zukommt?

→ Informationen sammeln

Finde heraus, wie sich andere bereits selbst helfen und was sich bewährt hat.

- Fand in Community-Foren schon mal ein Austausch dazu statt?
- Gibt es entsprechende Produkte bereits im Handel?

→ Listen erstellen

Wenn du genug Erkenntnisse gewonnen hast, erstelle dir eine Checkliste für Arbeitstage und für Reisen. Mit der Zeit geht dir das Tasche- oder Kofferpacken dann deutlich leichter von der Hand, weil du genau weißt, was du brauchst.

Arbeitsbedingungen und eigenes Tempo

Du kennst das Gefühl, im Tunnel zu sein? Dich voll und ganz einer Sache zu widmen, in die Tiefe zu gehen, alles zu durchdenken? In der Arbeitswelt wird diese starke Auseinandersetzung mit einer Aufgabe oft als Langsamkeit oder gar Untätigkeit wahrgenommen. Wichtig für dich ist herauszufinden, unter welchen Bedingungen du gut und weniger belastet arbeiten kannst und wann es für dich schwieriger wird. Erkenne an, dass die Art, wie du Belastung und Stress verarbeitest, nichts mit deinen fachlichen Kompetenzen zu tun hat.

Check: Was sorgt in der Arbeit für Belastung?	✓
Unter Zeitdruck fällt es dir schwer, einen klaren Anfang zu finden.	
Die zur Aufgabe passenden Gedanken sind in deinem Kopf, du kannst sie aber nicht schnell genug sortieren oder aussprechen.	
Entscheidungen fallen dir schwer, wenn viele Möglichkeiten gleichzeitig im Raum stehen.	
Die Gespräche im Meeting laufen weiter, während du innerlich noch bei einem früheren Punkt bist.	
Kleine Unterbrechungen reichen aus, um den Faden zu verlieren.	
Aufgaben, die grundsätzlich für dich machbar sind, erscheinen dir unverhältnismäßig schwierig, wenn du unter Druck stehst.	
Im Nachhinein weißt du oft genau, was du in einer bestimmten Situation hättest sagen oder tun wollen.	

Ansatzpunkte für Veränderung im Alltag

→ Den ersten Schritt sichtbar machen

Große oder komplexe Aufgaben wirken oft wie der sprichwörtliche Berg, vor dem du stehst und dessen Anblick dich überwältigt. Hier hilft es meist, den ersten konkret machbaren Schritt festzulegen. Frag dich also:

- Welche kleinste Einheit kann ich von der gesamten Aufgabe abtrennen und gleich erledigen?
- Und zum Check: Was gehört nicht dazu?

Schreib auf, wie dieser erste Schritt konkret aussieht. Und dann gehst du ihn. Mach so Stück für Stück weiter.

....

....

→ Beim Denken Zeit gewinnen

Vielleicht kennst du diese Situationen aus Gesprächen oder Meetings: Wenn eine Person etwas gesagt hat, sollst du sofort reagieren, weißt aber im Augenblick nicht, was du sagen willst. Dann kann es entlasten, Sätze oder Phrasen parat zu haben, mit denen du dir etwas Zeit verschaffst. Probiere Formulierungen aus wie:

- Ich brauche einen Moment, um das Gesagte zu sortieren.
- Ich bin gedanklich noch beim vorherigen Punkt, einen Moment bitte.
- Interessanter Gedanke. Ich denke kurz darüber nach und melde mich dann.

→ Druckquellen unterscheiden

Wenn sich eine Situation für dich verschärft, kann das mit dem Tempo, sozialer Anspannung, Reizüberflutung oder Unklarheit zusammenhängen. Frag dich nach schwierigen Situationen: Was hat hier den meisten Druck ausgelöst?

- Die Zeit?
- Die Situation mit anderen?
- Zu viele offene Fragen?
- Zu viele Reize?

Deine Antworten zeigen dir, wo du ansetzen kannst, um dich Schritt für Schritt zu entlasten.

→ Gedanken aus dem Kopf nach außen holen

Wenn angesichts einer Aufgabe zu viele Gedanken gleichzeitig in dir arbeiten, bring sie aus deinem Kopf auf Papier oder den Bildschirm. So gewinnst du mehr Ruhe und Übersicht. Schreib stichwortartig auf:

- Was genau ist zu tun?
- Wie kann der erste Schritt aussehen?
- Was ist noch unklar?

....

....

....

3. SELBSTHILFEGRUPPEN, ONLINEPLATTFORMEN UND PEERGROUPS

Vieles, was mit AuDHS zusammenhängt, wird verständlicher und konkreter, wenn du dich mit Menschen austauschst, die ähnliche Erfahrungen machen, ähnliche Widersprüche kennen oder an ähnlichen Stellen an Grenzen kommen wie du. Vielleicht suchst du aktuell nach Räumen, wo du dich weniger erklären musst und mit dem, was du erlebst, nicht allein bist. Was du erlebst – Überforderung, Masking, Reizüberflutung, Erschöpfung oder Missverständnisse –, wird nicht sofort in Zweifel gezogen.[86] Vor allem nach einer späten Diagnose kann das viel bedeuten: Manche erleben zum ersten Mal, dass ihre Reaktionen nicht als übertrieben, kompliziert oder anstrengend wahrgenommen werden.

Manche Menschen mit AuDHS suchen sich eine Selbsthilfegruppe vor Ort, andere fühlen sich eher in einer Onlinecommunity oder einem Internetforum wohl. Wieder andere bevorzugen eine kleine Austauschgruppe oder eine einzelne Person als Ansprechpartner. Selbsthilfegruppen und Peer-Kontakte zeichnen sich dadurch aus, dass die Erfahrung anderer zugänglich wird.[87] Hier geht es nicht um fertige Lösungen, sondern um Wiedererkennen, Austausch und konkrete Einblicke. Eine Person beschreibt einen Zustand und plötzlich wird dir klar, dass du selbst dafür nie zutreffende Worte hattest. Eine andere erzählt, wie sie mit einer bestimmten Situation umgegangen ist, und du merkst, dass es auch außerhalb deiner bisherigen Muster Möglichkeiten gibt. Dadurch kann in Bewegung kommen, was vorher festgefahren war.

In Communitys kommen oft konkrete Angebote hinzu, darunter zum Beispiel Body-Doubling. Damit ist gemeint, dass eine Person oder eine Gruppe online oder vor Ort anwesend ist, während du eine Aufgabe erledigst. Das kann dir helfen, zügiger anzufangen, dranzubleiben und weniger schnell den Faden zu verlieren. Für manche ist Co-Regulierung wichtig. Das kann die beruhigende Stimme einer vertrauten Person sein, eine kurze verabredete Rückmeldung oder einfach die Erfahrung, einen belastenden Moment nicht ganz allein durchstehen zu müssen.

Wichtig zu wissen ist, dass das Miteinander in solchen Räumen nicht automatisch entlastet. Manche Gruppen harmonieren gut, andere nicht. Manche Plattformen geben Halt, in anderen kann es zu Überforderung oder Verunsicherung kommen. Nicht jede Community fühlt sich sicher an und nicht jede Erfahrung von anderen hilft dir weiter. Deshalb ist es umso wichtiger, dass du dich damit beschäftigst, was dich in deiner aktuellen Situation weiterbringt. Wo du dich orientieren kannst und dich ernst genommen fühlst. Wo du eher klarer wirst oder am Ende entspannter bist als vorher. Wenn du Angebote ausprobierst, hilft dir die folgende Checkliste, den Nutzen anschließend zu überprüfen. Mach dir dabei auch bewusst, was gute Kriterien bei deinen Überlegungen sein können.

Check: Welche Kriterien weisen auf echte Unterstützung hin?	✓
Du musst weniger erklären, um verstanden zu werden.	
Du erkennst dich in den Erfahrungen anderer wieder und fühlst dich zugehörig oder weniger allein.	
Der Austausch klärt etwas, statt dich noch mehr zu verunsichern.	
Du fühlst dich bereit, über dich und dein Erleben zu sprechen.	
Du hast nach den Treffen mehr Orientierung, auch wenn nicht alles gelöst ist.	
Für dich entsteht Entlastung, kein zusätzlicher Druck.	
Unterschiede zwischen dir und anderen dürfen da sein, ohne dass du dich sofort falsch fühlst.	

Ansatzpunkte für Veränderung im Alltag

Selbsthilfe, Community oder Peer-Kontakt können viel geben, aber nicht alles auffangen. Außerdem ersetzen sie keinesfalls Psychotherapie, Coaching, Medikamente und strukturelle Veränderungen.

→ Die eigene Erwartung klären

Bevor du eine Gruppe oder Plattform ausprobierst, kläre kurz für dich, was du dort finden willst. Frag dich:

- Suche ich eher Verständnis?
- Konkrete Informationen?
- Kontakt?
- Oder geht es mir einfach um das Gefühl, nicht allein zu sein?

→ Nach dem Kontakt kurz nachspüren

Ob dir der Austausch guttut, hat nicht nur mit dem Inhalt der Gespräche zu tun. Wichtiger ist, wie du dich danach fühlst. Frag dich im Anschluss:

- Bin ich eher ruhiger oder aufgewühlter?
- Fühle ich mich eher verstanden oder verunsichert?
- Konnte ich etwas klären oder bin ich unsortierter als vorher?

→ Echte Passung suchen

Es lohnt sich, genau hinzuschauen, ob eine Gruppe wirklich zu dir passt - und wieder herauszugehen, wenn es nicht so ist. Erlaube dir Fragen wie:

- Fühle ich mich hier grundsätzlich sicher?
- Wird hier differenziert gesprochen?
- Tut mir der Ton gut?
- Möchte ich wiederkommen?

→ Klein anfangen

Wenn dich größere Gruppen, Onlineräume oder starke Beteiligung eher überfordern, eignet sich ein sanfter Einstieg besser. Prüf, was die einzelnen Angebote umfassen, und fang mit dem an, was dich anspricht. Manchmal ist es möglich,

- erst einmal nur mitzulesen,
- eine einzelne Frage zu stellen,
- nur zu einem Treffen zu gehen oder
- mit einer einzelnen Peer-Person ins Gespräch zu kommen.

→ Unterschiede aushalten

Selbst wenn du den passenden Raum gefunden hast, wirst du nicht in allem mit den anderen Anwesenden übereinstimmen. Das muss kein Problem sein. Um dir das zu erleichtern, kannst du innerlich folgende Sätze zu dir sagen:

- Ich muss nicht genauso sein wie die anderen.
- Ich darf mitnehmen, was für mich passt.
- Ich darf Dinge auch wieder beiseitelegen.

4. MEDIKAMENTE

Medikamente sind ein sensibles Thema. Manche Menschen mit einer Neurodivergenz erhoffen sich davon Entlastung. Andere sind skeptisch, vorsichtig oder haben schon schlechte Erfahrungen gemacht. Wieder andere merken erst nach einer Diagnose, dass sich ihnen diese Frage überhaupt stellt. Insgesamt hilft es wenig, Medikamente zu idealisieren oder grundsätzlich abzulehnen. Entscheidend ist, was sie tatsächlich verändern können und was eher nicht. In jedem Fall können sie ausreichend Erholung, die passenden Rahmenbedingungen und eine Auseinandersetzung mit dem eigenen Alltag nicht ersetzen. Auch über die Nebenwirkungen sollte ausreichend nachgedacht werden. Für wichtig halte ich darüber hinaus, dass medikamentöse Unterstützung nicht darauf ausgerichtet ist, ein Funktionieren zu ermöglichen, sondern als eine von mehreren Möglichkeiten betrachtet wird, den Alltag zu erleichtern.

Für Menschen mit AuDHS gibt es kein eigenes Medikament, das auf das gesamte Profil hilfreich einwirkt. Deshalb ist es hier wichtig, die Symptome von Autismus und ADHS auseinanderzuhalten. Bei ADHS können manche Wirkstoffe Aufmerksamkeit, Impulssteuerung, Antrieb und das innere Sortiersystem deutlich unterstützen.[88] Manche schaffen es damit zum ersten Mal, Aufgaben sowohl zu beginnen als auch zu Ende zu bringen. Andere erleben, dass plötzlich mehr Raum zwischen Reiz und Reaktion entsteht oder sich die innere Unruhe abmildert. Wieder andere sind irritiert, weil bei ihnen dann der autistische Anteil stärker zum Vorschein kommt. Es kann unangenehm oder nicht auszuhalten sein, wenn der ADHS-Anteil plötzlich in den Hintergrund tritt und dies als Ungleichgewicht wahrgenommen wird.

Bei Autismus rät das britische National Institute for Health and Care Excellence (NICE), eine öffentliche Einrichtung in England für evidenzbasierte Leitlinien im Gesundheitswesen, ausdrücklich davon ab, Medikamente zur Behandlung der Kernmerkmale einzusetzen.[89] Das bedeutet nicht, dass sie grundsätzlich ausgeschlossen sind. Bestimmte Wirkstoffe bei einzelnen Begleitsymptomen oder zusätzlichen Belastungen können hilfreich sein, etwa bei Schlafproblemen, starker innerer Unruhe, Ängsten, Depressionen oder auch begleitendem ADHS.

Bei ADHS werden vor allem Wirkstoffe eingesetzt, die die Signalübertragung von Dopamin und Noradrenalin beeinflussen. Diese Botenstoffe werden in dem kleinen Zwischenraum zwischen zwei Nervenzellen, dem synaptischen Spalt, ausgeschüttet, damit ein Signal weitergegeben werden kann. Danach werden sie normalerweise wieder aufgenommen oder abgebaut. Manche ADHS-Medikamente sorgen dafür, dass Dopamin und Noradrenalin in diesem Zwischenraum länger verfügbar bleiben oder mehr davon freigesetzt wird. Dadurch können bestimmte Signale im Gehirn stabiler weitergegeben werden. Das betrifft besonders die Bereiche, die mit Aufmerksamkeit, Antrieb, Impulskontrolle, Planung und Aufgabenwechsel zu tun haben.

Wirkstoffgruppe	Beispiele	Wirkung auf den Körper	Wirkung im Alltag
Stimulanzien (BTM-pflichtig)			
Phenidate	Methylphenidat (Ritalin, Concerta, Medikinet)	Hemmt die Wiederaufnahme von Dopamin und Noradrenalin in die Nervenzelle	Mehr Fokus, weniger Ablenkbarkeit, besserer Aufgabenstart, weniger impulsives Reagieren
Amphetamine	Lisdexamfetamin (Elvanse)	Wird im Körper zu Dexamfetamin umgewandelt und erhöht die Aktivität von Dopamin und Noradrenalin auf anderem Weg als Methylphenidat	Mehr Antrieb, längerer Zugriff auf Aufgaben, weniger inneres Springen, teilweise stabileres Dranbleiben
Nicht-Stimulanzien			
Selektive Noradrenalin-Aufnahmehemmer	Atomoxetin (Strattera)	Wirkt vor allem über Noradrenalin; die Wirkung baut sich meist langsamer auf als bei Stimulanzien	Vor allem hilfreich bei Ängsten, Missbrauch von Substanzen und Schlafproblemen, reguliert Reizverarbeitung und Emotionen
Alpha-2A-Agonisten	Guanfacin (Intuniv)	Beeinflusst Rezeptoren, die mit innerer Steuerung, Impulskontrolle und Reaktivität verbunden sind	Vor allem hilfreich bei emotionaler Dysregulation und Impulsivität

Einige Medikamente gibt es als Retard-Präparate, die ihre Wirkung zeitverzögert entfalten, dafür seltener eingenommen werden müssen. Welche Variante besser geeignet ist, hängt vom Einzelfall ab. Manche brauchen eine gleichmäßigere Wirkung, andere kommen mit einer kürzeren Wirkdauer besser zurecht. Das Nachlassen der Wirkung im Tagesverlauf kann manchmal als Müdigkeit, Gereiztheit, inneres Abrutschen oder stärkeres Wiederauftauchen von ADHS-Symptomen spürbar werden.

Manche Medikamente werden außerhalb ihrer offiziellen Zulassung eingesetzt. Das nennt man Off-Label-Use. Gemeint ist damit zum Beispiel, dass ein Wirkstoff für eine andere Altersgruppe, eine andere Diagnose oder eine andere Anwendung genutzt wird, als es in der Zulassung vorgesehen ist. Das sollte ärztlich sorgfältig abgeklärt werden. Gerade bei AuDHS, bestimmten Komorbiditäten oder Verträglichkeitsfragen kann es vorkommen, dass Ärzt:innen solche Optionen prüfen.

WISSEN+

Kaffee, Energydrinks, Mate, Cola oder stark koffeinhaltiger Tee sind anregend und können Nebenwirkungen verstärken. Das betrifft vor allem Wirkstoffe wie Methylphenidat oder Lisdexamfetamin und Menschen, bei denen Puls, Blutdruck, innere Unruhe oder Schlaf ein Thema sind. Bei manchen treten Herzklopfen, Zittern, Magen-Darm-Beschwerden oder Einschlafprobleme auf. Das bedeutet nicht, dass Koffein grundsätzlich verboten ist. Doch gerade während der Eindosierung oder bei Nebenwirkungen ist es sinnvoll, den Konsum von Koffein bewusst zu beobachten, zu reduzieren oder ärztlich zu besprechen.

Für Menschen mit AuDHS, die Medikamente nehmen, ist nicht der Wirkmechanismus an sich entscheidend, sondern was sich für sie im Alltag verändert. Manche beschreiben, dass der Kopf ruhiger wird. Andere merken, dass sie eine Aufgabe beginnen können, ohne vorher lange festzuhängen. Wieder andere erleben weniger impulsive Unterbrechungen, mehr Geduld in Gesprächen oder schaffen es, Reize leichter auszublenden. Auch die emotionale Regulation kann sich verändern: Gefühle treten manchmal weniger plötzlich und überwältigend auf, zudem sind sie besser steuerbar.

Genauso gibt es Menschen, die kaum eine Veränderung spüren oder mit Nebenwirkungen wie Appetitminderung, Schlafproblemen, Müdigkeit, Kopfschmerzen, Magen-Darm-Beschwerden, Gereiztheit oder Veränderungen bei Puls und Blutdruck zu tun haben. Da bei AuDHS Veränderungen im Körper oft besonders genau wahrgenommen werden, kann dies eine Belastung darstellen. Auch kann es zu paradoxen Wirkungen oder unerwünschten Effekten kommen. Die Einstellung braucht deshalb Zeit, Rückmeldung und ärztliche Begleitung. Medikamente ersetzen weder passende Strukturen noch Erholung oder neurodivergenzsensible Selbstfürsorge. Sie können aber für manche Menschen den Zugang zu diesen Aspekten erleichtern.

Wer kann Medikamente verordnen?

Medikamente werden von ärztlichen Fachpersonen verordnet. Dazu gehören insbesondere Fachärzt:innen für Psychiatrie oder Neurologie sowie entsprechend qualifizierte Hausärzt:innen. Wenn die Diagnose einer psychologischen Fachperson vorliegt, kann die medikamentöse Einstellung erfolgen. Sind mehrere Ärzt:innen beteiligt, ist es sinnvoll, sie von der Schweigepflicht zu befreien, sodass Befunde und Berichte weitergegeben werden können. So können sie sich leichter austauschen und die medizinische Behandlung entsprechend anpassen. Besonders wertvoll ist es, wenn Menschen mit unterschiedlicher Expertise zusammenarbeiten, damit eine Person in ihrer Gesamtheit gesehen wird.

Impulse zur medikamentösen Therapie

Du denkst darüber nach, ob Medikamente für dich infrage kommen? Oder hast schon mit der Einnahme angefangen, bist aber unsicher, ob du den richtigen Wirkstoff gefunden hast? Im Folgenden findest du Anregungen, die dir bei deinen Überlegungen an den verschiedenen Punkten der Therapie Orientierung geben können.

→ Eigene Ziele vorab klären

Bevor du mit einer Fachperson über Medikamente sprichst und sie dann ausprobierst, solltest du ein möglichst konkretes Zielbild entwickeln. Frag dich:

- Was soll im Alltag leichter werden?
- Woran würde ich merken, dass mir ein Medikament hilft?
- Wie wären erste Anzeichen einer Verbesserung?

....

....

....

→ Veränderungen im Alltag beobachten

Wenn du ein Medikament einnimmst, achte nicht allein auf das Gefühl direkt nach der Einnahme. Hilfreicher ist oft der Blick darauf, was sich im Alltag verändert, zum Beispiel:

- Komme ich leichter in Aufgaben hinein?
- Bleibe ich besser bei einer Sache?
- Bin ich weniger schnell reizüberflutet?
- Ist mein Tag strukturierter?
- Ist mein Kopf klarer?

....

....

....

→ Nebenwirkungen und Nutzen ansehen

Nicht jede Veränderung, die durch Medikamente entsteht, ist automatisch hilfreich. Deshalb lohnt es sich, Erwünschtes und Unerwünschtes nebeneinander zu betrachten. Schreib eine Zeit lang mit:

- Was hilft dir?
- Was stört dich?
- Was ist anders, lässt sich aber noch nicht klar zuordnen?

....

....

....

So gehst du gut vorbereitet in Besprechungen darüber, ob die medikamentöse Therapie für dich die richtige ist und wo Anpassungen nötig sind.

→ Eine zweite Perspektive einbeziehen

Zudem kann es hilfreich sein, eine dir vertraute Person einzubeziehen, die dich gut kennt. Frag sie:

- Wirke ich ruhiger oder klarer?
- Bin ich besser ansprechbar oder eher angespannt?
- Fällt dir etwas auf, das ich selbst nicht bemerke?

5. PSYCHOTHERAPIE UND LIFEHACKS

Psychotherapie kann dabei unterstützen, Zusammenhänge besser zu verstehen, Muster klarer zu sehen und mit Selbstzweifeln, schwierigen Gefühlen wie Trauer oder Scham oder mit alten Erfahrungen anders umzugehen. Für Menschen mit AuDHS - ob mit oder ohne Diagnose - öffnet sie einen Raum, um sich neu zu sortieren und zu finden. Sie kann begleiten und stärken sowie Unterstützung bei der Emotionsregulation und bei aktuellen Belastungen geben. Klar ist, dass sich AuDHS nicht wegtherapieren lässt. Wichtig finde ich auch, dass das Ziel nicht Anpassung um jeden Preis heißt. Dein Nervensystem wird weiterhin auf seine eigene Art arbeiten. Deswegen brauchst du die für dich passenden Rahmenbedingungen im Alltag, damit du gut zurechtkommst. Genau hier liegen die Grenzen von Psychotherapie. Die Herausforderungen im Außen sind da, zum Beispiel wenn dein Arbeitsplatz einfach nicht der richtige für dich ist, dein Umfeld wenig Verständnis hat, du in medizinischen oder sozialen Kontexten immer wieder alles erklären musst oder in einer Lebensphase bist, in der schlicht zu viel gleichzeitig auf dir lastet. Doch Therapie kann den Blick klären, sodass du genauer weißt, was du brauchst, und besser für dich eintrittst.

Lifehacks, also kleine Kniffe oder Tricks, können im Alltag durchaus für Erleichterung sorgen. Manche davon machen für manche einen echten Unterschied, zum Beispiel feste Orte für Dinge, Timer, Kopfhörer, Routinen, visuelle Hilfen, Body-Doubling oder kleine Übergangsrituale.[90] Manchmal kann es so wirken, als würden Maßnahmen wie diese alles lösen. Doch auch hier gilt: Das Außen bleibt und Lifehacks lösen keine strukturellen Probleme. Ein Timer hilft nicht, wenn du dauerhaft überlastet bist. Eine gute Liste verhindert keine Reizüberflutung. Mit einer App lässt sich ein überfüllter Alltag nicht automatisch besser bewältigen. Finde heraus, was dir wirklich guttut, nützt und sich praktikabel in deinem Alltag umsetzen lässt.

Skripte und vorbereitete Abläufe

Aus der Autismusarbeit bekannt und auch bei AuDHS hilfreich sind sogenannte Skripte. Gemeint sind vorbereitete Sätze oder kleine Entscheidungsroutinen, die dir in bestimmten Situationen Orientierung geben.[91] Das können einzelne Formulierungen für Gespräche sein, feste Einstiege in Aufgaben oder klare Abläufe für wiederkehrende Situationen.

Skripte können entlasten, weil sie vorwegnehmen, was sonst spontan passieren müsste. Du musst nicht alles gleichzeitig verstehen, einordnen und entscheiden, sondern kannst auf etwas zurückgreifen, das du dir vorher in Ruhe überlegt hast. Das kann besonders in Situationen sinnvoll sein, die schnell unübersichtlich werden. Gespräche, Übergänge oder neue Aufgaben lassen sich damit oft besser meistern. Manche nutzen Skripte nur punktuell, andere entwickeln nach und nach eine kleine Sammlung. Auch hier zeigt sich häufig erst im Ausprobieren, was für dich nützlich ist.

Ein Skript kann sehr klein sein, zum Beispiel aus einem Satz bestehen, mit dem du eine Pause ankündigst. Oder es umfasst einen ersten Schritt, mit dem du in Aufgaben startest, ohne lange überlegen zu müssen. Solche Anker können helfen, auch unter ungünstigen Bedingungen ins Handeln zu kommen. Skripte funktionieren dann gut, wenn sie dir Orientierung geben, ohne dich festzulegen, sie sind also keine starren Vorgaben. Es geht nicht darum, alles richtig zu machen, sondern darum, dir selbst mehr Halt zu geben.

Um beispielsweise eine Verabredung abzusagen, kann ein vorbereiteter Satz reichen: »Ich merke, dass ich heute keine Energie mehr habe, und sage unser Treffen ab. Ich melde mich morgen, um einen neuen Termin auszumachen.« In einem Gespräch, das dich überfordert, kann ein anderer Satz helfen: »Ich möchte dir zuhören, merke aber, dass ich im Moment nicht mehr alles aufnehmen kann. Können wir später weiterreden?« Vielen hilft es, solche Formulierungen aufzuschreiben. Das Verschriftlichen trägt dazu bei, schwierige Situationen überhaupt erst zu erkennen und eine passende Sprache dafür zu finden. Manchmal prägen sich solche Sätze so gut ein, dass sie im entscheidenden Moment abrufbar sind. Sie schriftlich parat zu haben, etwa auf dem Handy, in einem Notizbuch oder als kleine Karte, gibt zusätzliche Sicherheit.

Skripte können auch Übergänge im Alltag erleichtern. Wenn du nach Hause kommst und nicht direkt beim nächsten Reiz hängen bleiben möchtest, kann ein fester Ablauf helfen: Schuhe ausziehen, ein Glas Wasser trinken, Tasche abstellen, fünf Minuten sitzen, erst dann aufs Handy schauen. Dieser Ablauf ist überschaubar und verhindert, dass du dich nach einem vollen Tag verzettelst. Beim Erledigen von Aufgaben kann ein Skript ebenfalls hilfreich sein. Wenn du zum Beispiel eine E-Mail beantworten musst, kann der erste Schritt sein: Nachricht öffnen, nur lesen, noch nicht antworten. Nach einer kurzen Pause folgt der zweite Schritt: drei Stichpunkte notieren, erst dann die Antwort ausformulieren.

Überforderung kommt bei AuDHS häufig vor. Auch hier können vorbereitete Sätze für Entlastung sorgen: »Ich brauche eine kurze Pause«, »Ich kann gerade nicht entscheiden«, »Bitte gib mir das schriftlich«, »Ich antworte später darauf«, »Ich habe den Faden verloren, kannst du den letzten Punkt noch einmal wiederholen?«. Solche Sätze wirken schlicht, genau darin liegt oft ihr Wert. Sie müssen in schwierigen Momenten nicht neu erfunden werden, sondern können abgerufen werden, wenn Sprache, Entscheidung oder Orientierung gerade nicht leichtfallen.

Impulse zu Therapie und Lifehacks

→ Therapieerfahrungen sortieren

Wenn du bereits in einer Psychotherapie warst oder derzeit in Therapie bist, kann es helfen zu reflektieren, was für dich der Nutzen war oder ist. Frag dich:

- Verstehe ich mich nach den Gesprächen besser?
- Fühle ich mich ernst genommen?
- Geht es um Passung oder vor allem um Funktionieren?
- Gewinne ich mehr Klarheit oder vor allem das Gefühl, wieder nicht genug geschafft zu haben?

So kannst du herausfinden, ob der beschrittene Weg für dich hilfreich ist und ob du die passende Form und Person gefunden hast.

→ Lifehacks auf Alltagstauglichkeit prüfen

Nicht jede gute Idee muss für dich und deinen Alltag hilfreich sein. Probiere eine Methode aus, bevor du dir die nächste anschaust. Frag dich jeweils nach einigen Tagen:

- Entlastet mich dieser Hack tatsächlich?
- Ist es für mich realistisch, dieses Hilfsmittel regelmäßig anzuwenden?
- Oder entsteht eher zusätzlicher Druck?

→ Zwischen Unterstützung und Selbstoptimierung unterscheiden

Manchmal festigt sich der Gedanke, nur die richtige Methode finden zu müssen, damit alles reibungslos läuft. So einfach ist es aber nicht. Frag dich also bei neuen Versuchen:

- Hilft mir das wirklich?
- Oder geht es eher darum, belastende Bedingungen besser auszuhalten?
- Macht mich dieser Ansatz freier oder nur funktionaler?

→ Nicht nur an dir selbst arbeiten

Probleme lassen sich oft besser lösen, wenn du sie nicht automatisch als persönliches Versagen betrachtest. Nimm eine aktuelle Belastung in den Blick und frag dich:

- Was davon liegt wirklich bei mir?
- Was hängt mit Umfeld, Anforderungen oder fehlender Passung zusammen?
- Wo brauche ich eher Veränderung im Außen als eine neue Methode?

WISSEN+

Neben Medikamenten, Psychotherapie und Coaching gibt es weitere Formen von Unterstützung, die für Menschen mit AuDHS hilfreich sein können. Was davon im Einzelfall sinnvoll ist, hängt davon ab, was im Vordergrund steht: Alltag, Reizverarbeitung, Orientierung, Arbeit, Studium, Beziehungen oder der Wunsch nach Austausch mit anderen.

- **Ergotherapie** setzt oft sehr alltagsnah an, zum Beispiel was Reizverarbeitung, Routinen, Handlungsplanung, Körperwahrnehmung oder praktische Abläufe angeht.
- **Angeleitete Gruppenangebote** können helfen, AuDHS besser zu verstehen, eigene Muster einzuordnen und Erfahrungen mit anderen zu teilen. Dabei gibt es meist fachliche Impulse, Austausch und einen klaren Rahmen.
- **Selbsthilfegruppen, Peer-Beratung und Onlinecommunitys** können wichtig sein, weil dort Erfahrungen geteilt werden und vieles nicht erst erklärt werden muss.
- **Beratung in Ausbildung, Beruf und Studium, Integrationsfachdienste oder spezialisierte Stellen** können gute Anlaufstellen sein, wenn es um Arbeitsalltag, Prüfungen, Struktur, Kommunikation, Wiedereinstieg, Nachteilsausgleiche oder passende Rahmenbedingungen geht.
- **Sozialberatung oder Teilhabeberatung** kann hilfreich sein, wenn du Fragen zu speziellen Leistungen, Anträgen, Zuständigkeiten oder Unterstützung im Alltag hast.

Richte bei deinen Überlegungen den Blick zunächst auf deine aktuelle Situation. Worum geht es dir? Um Orientierung, ein besseres Verständnis für dich selbst, konkrete Herausforderungen im Alltag oder mehr Stabilität? Je genauer du das weißt, desto besser kannst du einschätzen, welche Art von Unterstützung sinnvoll sein könnte. Nach dem ersten Kontakt mit Organisationen, Einrichtungen oder einzelnen Personen, bei dem du dir ein paar Eindrücke verschafft hast, helfen folgende Fragen, um das Angebot zu überprüfen:

- Fühle ich mich verstanden?
- Wird meine Wahrnehmung ernst genommen?
- Gehe ich mit mehr Klarheit oder mit mehr Druck aus dem Gespräch?
- Passt das Tempo für mich?
- Kann ich dort so sein, wie ich bin?

Entscheidend ist, ob dich eine Unterstützung im Alltag weiterbringt und ob sie sich für dich stimmig anfühlt.

6. UMGANG MIT BEHÖRDEN UND ÄRZT:INNEN

Kontakte mit Ärzt:innen, Kliniken, Krankenkassen, Ämtern oder anderen Einrichtungen können für Menschen mit AuDHS sehr belastend sein. Das liegt oft an den bürokratischen Abläufen, unübersichtlichen Situationen, zeitlich eng getakteten, reizintensiven Terminen oder Erwartungen, die nicht erklärt werden. Hinzu kommen die Zeit im Wartezimmer, Telefonate, Formulare, Nachfragen, Fristen und der Druck, in kurzer Zeit verständlich zu sagen, was gerade das Problem ist.[92] Die Herausforderung besteht darin, Informationen aufzunehmen und gleichzeitig Reize zu verarbeiten, die eigenen Gedanken zu sortieren, freundlich und klar zu wirken, auf unerwartete Fragen zu reagieren und dabei den Überblick zu behalten. Wird etwas vergessen, kommt ein Termin nicht zustande oder läuft ein Gespräch nicht gut, wird das in der Regel dir zugeschrieben.

Im Kontakt mit Ärzt:innen erleben viele Menschen mit AuDHS, dass ihre Schilderungen verkürzt, psychologisiert oder vorschnell eingeordnet werden. Beschwerden werden relativiert, Zusammenhänge nicht verstanden oder die Belastung wird unterschätzt, weil sie nach außen nicht deutlich genug sichtbar wird.[93]

Bei Behörden oder anderen formalen Stellen müssen Briefe verstanden, Fristen eingehalten, Unterlagen gesammelt und Anträge korrekt gestellt werden. Was für andere nach ein wenig Papierkram aussieht, kann bei AuDHS schnell zu einer massiven Hürde werden, vor allem wenn ohnehin schon wenig Kraft da ist oder das Vorgehen sich nicht erschließt. Da hilft es wenig, solche Schwierigkeiten als individuelles Organisationsproblem zu behandeln. Häufig geht es um fehlende Passung zwischen einem hochstandardisierten System und einem Nervensystem, das durch Druck, Unklarheit oder Reizbelastung schneller an Grenzen kommt. Vorbereitung kann einiges erleichtern, auch wenn das System dadurch nicht inklusiver wird.

Impulse für den Umgang mit Behörden und Ärzt:innen

Wiederkehrende Abläufe lassen sich vereinfachen, indem du dich gut auf Gespräche vorbereitest. Nachfragen schriftlich zu formulieren, hilft ebenfalls, wenn ein Telefonat oder Gespräch zu viel Energie kosten würde. Auch sinnvoll: Bewahre Arztbriefe, Bescheide, Anträge und Befunde an einem Platz auf, zum Beispiel in einer Mappe, einem Hefter oder einem Ordner auf dem Rechner.

→ Termine gut vorbereiten

Wenn Arzttermine oder Behördengespräche anstehen, ist gute Vorbereitung hilfreich. Beschäftige dich dazu mit folgenden Fragen und notiere dir die wichtigsten Punkte:

- Was ist mein Anliegen?
- Was will ich unbedingt besprechen?
- Welche Frage darf ich nicht vergessen?
- Was möchte ich am Ende geklärt haben?

Ein solches Skript kann dir helfen, im Gespräch bei deinem Anliegen zu bleiben. Schreib nicht zu viel auf, damit du im Gespräch nicht den Faden verlierst.

→ Mit Formularen und Briefen umgehen

Wenn Briefe oder E-Mails von Behörden oder Krankenkassen Druck verursachen, hilft es oft, die Angelegenheit nicht sofort komplett lösen zu wollen. Geh stattdessen in zwei Schritten vor:

- Zuerst liest du den Brief nur und markierst für dich mit Leuchtstift: Worum geht es? Bis wann muss ich reagieren? Was wird verlangt?
- Erst danach entscheidest du, wie der erste kleine Schritt aussieht.

→ Begleitperson mit konkretem Auftrag

Eine andere Person bei solchen Terminen dabeizuhaben, tut oft gut. Wichtig ist, vorher zu klären, wofür sie da ist. Dabei helfen diese Fragen:

- Soll die Person nur anwesend sein?
- Soll sie Wichtiges notieren?
- Soll sie bei Unklarheiten nachfragen?
- Möchtest du, dass sie im Anschluss mit dir das Besprochene sortiert?

→ Nach einem Termin kurz reflektieren

Oft wird erst mit ein bisschen Verzögerung deutlich, was unklar geblieben ist oder was du noch wissen willst. Nimm dir direkt nach dem Termin zwei Minuten Zeit und notiere:

- Was wurde gesagt?
- Was ist noch unklar?
- Was ist der nächste Schritt?

Vor allem bei großer Anspannung geht sonst schnell etwas verloren.

....

....

....

→ Nicht alles allein tragen

Manche Situationen sind nicht nur anstrengend, sondern lösen Überforderung aus. Überlege dir vor solchen Momenten, wer eine gute Begleitung sein kann. Frag dich:

- Wer aus meinem Umfeld kann mich bei dem, was ansteht, unterstützen?
- Wer kann die Anschreiben mit mir lesen?

- Wer kann mir beim Ausfüllen von Formularen helfen?
- Wo kann ich etwas delegieren?
- Welche Stellen bieten Begleitung oder Unterstützung an?

....

....

....

....

....

7. RECHTLICHES FÜR ALLTAG UND BERUFSLEBEN

Menschen mit AuDHS können in vielen Lebensbereichen - Schule, Ausbildung, Studium, Beruf, medizinische Versorgung - rechtliche Ansprüche haben. Dabei geht es um Nachteilsausgleiche, Schwerbehinderung (Grad der Behinderung, GdB), Teilhabeleistungen und andere Angebote. Auch das betriebliche Eingliederungsmanagement kann wichtig werden, wenn bereits längere Fehlzeiten in der Arbeit aufgelaufen sind. Die Lage ist unübersichtlich: Es gibt unterschiedliche Regelungen und Ansprechstellen in den Bundesländern. Hinzu kommt die Belastung durch Anträge und Abläufe bei offiziellen Stellen. Außerdem ist AuDHS noch keine eigenständige Diagnose. Das heißt, hier kommst du oft nur mit den Einzeldiagnosen Autismus und ADHS weiter.

WISSEN+

Einige Begriffe tauchen in diesem Zusammenhang immer wieder auf. Sie beschreiben unterschiedliche Wege zu Unterstützung, Ausgleich und Schutz.

- **GdB** steht für Grad der Behinderung. Er beschreibt, wie stark eine gesundheitliche Beeinträchtigung die Teilhabe am Leben in der Gesellschaft erschwert. Ein festgestellter GdB kann bestimmte Rechte und Nachteilsausgleiche eröffnen, zum Beispiel im Arbeitsleben, was Steuern angeht oder bei bestimmten Unterstützungsleistungen.
- **Nachteilsausgleich** bezeichnet Anpassungen, die Nachteile ausgleichen sollen, ohne die eigentliche Anforderung aufzuheben. In Schule, Ausbildung, Studium oder Beruf kann das zum Beispiel mehr Zeit, eine reizärmere Umgebung, angepasste Prüfungsbedingungen, klarere Kommunikation oder technische Hilfen betreffen. Entscheidend ist meist nicht nur die Diagnose, sondern die konkrete Auswirkung im jeweiligen Bereich: Welche Barriere besteht, wodurch entsteht sie und welche Maßnahme würde helfen? Je nach Bereich können dafür ärztliche, psychologische oder andere fachliche Unterlagen nötig sein.
- **Schutzrechte** greifen, wenn ein anerkannter GdB vorliegt. Dazu gehören zum Beispiel besonderer Kündigungsschutz, Beteiligung der Schwerbehindertenvertretung oder bestimmte Ansprüche auf passende Arbeitsbedingungen. Welche Rechte konkret greifen, hängt vom Einzelfall und vom jeweiligen Bereich ab.

Rechtliche Möglichkeiten sind oft an formale Voraussetzungen gebunden. Dennoch setzt nicht jede Form von Unterstützung oder Ausgleich einen festgestellten GdB voraus.

Es lohnt sich, hier Schritt für Schritt vorzugehen. Was ist dein Anliegen? Geht es um einen Nachteilsausgleich? Um Unterstützung im Alltag? Um einen GdB? Um Schule oder Studium? Um Kündigungsschutz? Um medizinische oder soziale Leistungen? Ist deine Teilhabe im Zusammenhang mit der Arbeit und/oder der Gesellschaft beeinträchtigt? Je genauer du weißt, was du brauchst, desto besser kannst du recherchieren, welche Stelle zuständig sein könnte.

Vielleicht ist auch eine unabhängige Beratung das Richtige für dich, weil du noch gar nicht einschätzen kannst, welche Unterstützungswege dir überhaupt offenstehen. Hier kann die Ergänzende unabhängige Teilhabeberatung (EUTB) erste Anlaufstelle sein. Sie gibt Orientierung und unterstützt dich dabei, dir hinsichtlich der Zuständigkeiten und rechtlichen Möglichkeiten einen Überblick zu verschaffen. Ich empfehle dir, mit der Recherche möglichst bald anzufangen, sodass du bei eventuellen Krisen oder in schwierigen Situationen schon gut Bescheid weißt, was dir zusteht und welche Rechte du hast.

Impulse zu Hilfe- und Unterstützungsleistungen

Bei Behörden oder Beratungsstellen entsteht leicht das Gefühl, etwas beweisen oder rechtfertigen zu müssen. Dabei geht es nicht darum, eine Prüfung zu bestehen, sondern darum, Orientierung und konkrete Unterstützung zu finden.

→ Eingrenzen, worum es geht

Rechtliche Themen wirken oft deshalb so groß, weil zu viele Fragen gleichzeitig im Raum stehen. Finde daher für dich heraus, was du am dringendsten klären möchtest, zum Beispiel:

- Will ich eine konkrete Leistung beantragen?
- Geht es um einen Nachteilsausgleich?
- Oder wäre erst einmal eine allgemeine Beratung hilfreich?

→ Nach Hilfe bei der Orientierung suchen

Die Überlegung, wer überhaupt für deine Anliegen zuständig ist, kann früh zur Hürde werden. Um das zu vermeiden, wende dich an eine Stelle, die dir hilft, deine Situation einzuordnen, zum Beispiel die EUTB, die unabhängige Beratungen anbietet. Dort kannst du Folgendes klären:

- Welche Möglichkeiten bestehen für mich?
- Welche davon helfen mir bei meinem Anliegen?
- Wohin kann ich mich wenden?
- Welche Unterlagen sind nötig, um einen Antrag zu stellen?

→ Unterlagen übersichtlich aufbewahren

Auch hier gilt: Bewahre wichtige Dokumente an einem festen Platz auf, zum Beispiel in einer Mappe, einem Hefter oder einem Ordner auf dem Rechner, darunter:

- Bescheide
- Anträge
- Arztbriefe
- Nachweise
- Wichtige Notizen

→ Fristen und nächste Schritte sichtbar machen

Oft wächst der innere Druck, wenn Schreiben und Formulare gelesen, aber nicht bearbeitet werden. Markiere deshalb in Briefen oder Bescheiden die zentralen Fakten, um dann zu entscheiden, was der nächste kleine Schritt ist.

- Worum geht es?
- Bis wann ist etwas zu erledigen?
- Was wird verlangt?

→ Beratung als Entlastung sehen

Du musst nicht erst alles selbst verstehen, bevor du dir Unterstützung holst. Warte nicht zu lang. Stell dir in einem ruhigen Moment die Frage: Muss ich mich wirklich allein um alles kümmern oder wäre es sinnvoller, mir gemeinsam mit einer anderen Person oder durch Beratung einen Überblick zu verschaffen?

8. SPECIAL FÜR DIE ARBEITSWELT

Für viele Menschen mit AuDHS geht es in der Arbeitswelt vor allem um Passung: Unter welchen Rahmenbedingungen können sie ihre Aufgaben dauerhaft erfüllen?

Arbeitsbedingungen auf dem Prüfstand

Das Ziel kann nicht sein, dass Menschen mit AuDHS noch disziplinierter, sozial angepasster oder widerstandsfähiger werden sollen. Vielmehr besteht die Herausforderung darin, die Bedingungen von Arbeit zu verändern, sodass auch neurodivergente Menschen gut darin zurechtkommen.

Check: Belasten dich deine Arbeitsbedingungen?	✓
Du brauchst unverhältnismäßig viel Erholung, um nach der Arbeit wieder bei dir anzukommen.	
Meetings, Unterbrechungen oder soziale Anforderungen kosten dich mehr Kraft als die eigentliche Aufgabe.	
Du funktionierst nach außen, bist aber fast durchgehend damit beschäftigt, den Überblick zu behalten oder mit den anderen mitzuhalten.	
Kleine Unklarheiten führen schnell zu großem innerem Aufwand.	
Du verstehst die Strukturen im Team/in der Abteilung nicht.	
Deine Leistung schwankt abhängig davon, wie Reize, Druck und der Umgang miteinander auf dich einwirken.	
Du denkst häufiger über Rückzug, Wechsel oder Ausstieg nach.	
Dir bleibt wenig Energie für die restlichen Bereiche deines Lebens.	

Ansatzpunkte für Veränderung im Alltag

→ Belastung im Job genauer aufschlüsseln

Oft spürst du nur, dass dir die Arbeit zu viel wird. Verschaff dir Klarheit, wo die Belastung entsteht. Beschäftige dich dazu zum Feierabend ein paar Tage hintereinander mit folgenden Fragen:

- Was war heute meine eigentliche Aufgabe?
- Was hat mich zusätzlich zu deren Bearbeitung Kraft gekostet?
- Wo ging die meiste Energie verloren?

....

....

....

→ Aufgabe und Arbeitsumgebung trennen

Manche Tätigkeiten liegen dir sehr, doch die Bedingungen passen nicht. Schreib zwei Listen, um klarer zu sehen, wo deine Kompetenzen liegen und was dir die Arbeit erschwert:

- Was kann ich grundsätzlich gut?
- Unter welchen Bedingungen kippt die Situation trotzdem?

....

....

→ Konkrete Entlastungen sammeln

Manchmal stellst du fest, dass etwas nicht passt, kannst es aber nicht genau benennen. Frage dich in solchen Momenten: Was würde mir meine Arbeit erleichtern? Je konkreter du das weißt, desto leichter fallen Gespräche über Veränderung. Hier ein paar Beispiele:

- weniger Unterbrechungen
- mehr Klarheit durch schriftliche Kommunikation
- eindeutige Prioritäten
- reizärmere Umgebung

....

....

....

....

→ Gespräche vorbereiten

Wenn du über deine Arbeitsbedingungen sprechen willst, hilft ein allgemeines »Mir ist alles zu viel« kaum. Du brauchst präzise Beschreibungen, was in deinem Fall relevant ist. Halte daher vor einem Gespräch schriftlich fest:

- Was belastet mich konkret?
- Wie wirkt sich das auf meine Arbeit aus?
- Welche Veränderung wäre hilfreich?

....

....

....

→ Herausfinden, was sinnvoll ist

Manches kannst du direkt im Unternehmen klären, für andere Anliegen sind externe Ansprechstellen die richtige Wahl. Erstelle zwei Listen:

- Was kann ich intern ansprechen oder selbst verändern?
- Wo brauche ich Beratung oder eine rechtliche Einordnung?

....

....

Outing im Job?

Die Frage, ob es sinnvoll ist, das Thema AuDHS im Arbeitskontext offen anzusprechen, lässt sich nicht allgemein beantworten. Manche empfinden es als entlastend, sich zu outen. Andere halten es für zu riskant, der Zeitpunkt stimmt für sie nicht oder sie fühlen sich zu unsicher. Hilfreich kann es sein, die Frage etwas genauer zu fassen und deine individuelle Situation anzuschauen. Geht es dir darum, dich weniger erklären zu müssen? Oder möchtest du bestimmte Anpassungen im Arbeitsalltag umsetzen? Willst du, dass weniger Missverständnisse entstehen, oder geht es darum, nicht dauerhaft überspielen zu müssen, was in dir passiert? Je klarer du deine Ziele formulieren kannst, desto leichter kannst du entscheiden, ob und in welcher Form du über deine Neurodivergenz sprechen möchtest.

Wenn du über einen offenen Umgang nachdenkst, lohnt es sich, das Umfeld mitzudenken. Wie sieht dort der Umgang mit Unterschieden aus? Ist ein Grundvertrauen untereinander spürbar? Werden Belastungen ernst genommen? Oder musst du eher mit Vereinfachungen, Zweifeln oder unpassenden Zuschreibungen rechnen? Mach dir bewusst, dass es nicht darum geht, die mutigste oder offenste Entscheidung zu treffen, sondern darum zu erkennen, was für dich dauerhaft tragfähig ist. Offenlegung kann entlasten, aber auch Energie kosten. Wie du vorgehst, sollte zu dir, deiner Situation und deinem Ziel passen.

Unternehmen in der Verantwortung

Was können Unternehmen im Zusammenhang mit Neurodiversität konkret tun? Im Grunde sollte Neuroinklusion schon einsetzen, bevor ein Mensch mit entsprechender Diagnose in den Betrieb eintritt. Vieles, was bei AuDHS hilft, verbessert die Arbeitsbedingungen auch für andere Mitarbeiter:innen. Wer für einen förderlichen Rahmen in seinem Unternehmen sorgt, fährt kein Sonderprogramm, sondern zeigt, dass eine hilfreiche Arbeitsplatzgestaltung Wichtigkeit hat und mitgedacht wird. Wer sich für dieses Thema einsetzt und darüber spricht, kann auch Bewerbungen von neurodivergenten Menschen erwarten. Das ist der Gedanke hinter »Universal Design«: Arbeitsbedingungen von Anfang an so zu gestalten, dass möglichst viele unterschiedliche Menschen damit gut arbeiten können.[94] Hier liegt für Unternehmen ein großer Hebel.

Viele Führungskräfte denken bei Neuroinklusion zuerst an Offenheit, Sensibilisierung und Workshops für die Mitarbeiter:innen. Das kann ein Anfang sein, trägt im Alltag jedoch nur, wenn sich auch an den Arbeitsbedingungen etwas verändert. Ansatzpunkte gibt es viele. So kann es darum gehen, wie klar Erwartungen sind. Ob klare Zuständigkeiten gelten. Wie Informationen weitergegeben werden. Wie planbar ein Arbeitstag ist. Wie mit Unterbrechungen, Prioritäten, Reizen, Fehlern und Rückfragen umgegangen wird. Denn in der Praxis ist es oft so: Die Arbeitsaufgaben sind gut lösbar. Doch eine hohe Reizbelastung, dauernde Störungen, spontane Wechsel, unvorhersehbare Anforderungen oder eine Meetingkultur mit vielen impliziten Erwartungen können dazu führen, dass sehr viel Energie verloren geht.[95]

Unternehmen wissen oft nicht, was hilfreich sein kann. Sinnvoll sind zum Beispiel flexiblere Arbeits- und Pausenzeiten, damit Ruhephasen dann eingelegt werden können, wenn Konzentration und Belastbarkeit nachlassen. Visuelle Methoden können dazu beitragen, Aufgaben besser zu vermitteln und überschaubarer zu machen. Dazu eignet sich zum Beispiel ein Kanban-Board mit mehreren Spalten, um den Stand von Arbeitsaufgaben zu dokumentieren. Ebenso wichtig sind reizarme Arbeitsplätze und ruhigere Büros, zudem ein Ruheraum, in den sich Mitarbeiter:innen kurz zurückziehen können, um sich zu regulieren, bevor ihre Belastung zu sehr ansteigt.

Manches, was in Unternehmen üblich ist, kann für Menschen mit AuDHS die Arbeit unnötig erschweren. Dazu gehören zum Beispiel strenge Clean-Desk-Vorgaben oder Modelle, bei denen Mitarbeiter:innen täglich ein anderer Arbeitsplatz zugewiesen wird. Für manche mag das unproblematisch sein. Für andere bedeutet es, dass sie sich jeden Tag neu orientieren müssen. Wie laut ist es hier? Wie ist das Licht? Wo liegen meine Sachen? Welche Reize kommen an diesem Platz auf mich zu? Das kann viel Kraft kosten, noch bevor die eigentliche Arbeit beginnt.[96] Sichtbare Unterlagen, Notizen oder die Anordnung von Gegenständen am Arbeitsplatz sind für viele keine Unordnung, sondern eine Art externer Struktur.

Unterstützung sollte auch nicht erst dann angeboten werden, wenn eine Person im Unternehmen ausfällt oder sehr deutlich signalisiert, dass sie an ihre Grenzen kommt. Vieles ließe sich rechtzeitig regeln oder anpassen, wenn Führungskräfte und Teams es gewohnt wären, im Arbeitsalltag offen über Arbeitsbedingungen zu sprechen. Auch hier können Unternehmen gezielt ansetzen. Vor allem bei Kommunikation und Führungsverhalten lässt sich sehr häufig Verbesserungspotenzial entdecken.

Vorsichtige Annäherung

Wenn der Eindruck entsteht, dass eine Person im Unternehmen mit den gegebenen Arbeitsbedingungen zu kämpfen hat, empfiehlt sich ein vorsichtiges Vorgehen. Es ist nicht Aufgabe von Führungskräften oder der Human-Resources-Abteilung, Diagnosen zu stellen. Hilfreicher ist ein Gespräch darüber, was konkret auffällt und was die Arbeit erschwert. Daran kann sich ein Austausch darüber anschließen, welche Veränderungen sinnvoll sein könnten. Solche Gespräche gelingen oft besser, wenn nicht von Neurodivergenz ausgegangen, sondern mit einer konkreten und respektvollen Frage nach Passung und Arbeitsbedingungen gestartet wird.

Das Gleiche gilt für Kolleg:innen, auch hier empfiehlt sich Zurückhaltung. Eine Zuschreibung von außen kann schnell zu viel sein, selbst wenn sie mit guter Absicht geschieht oder ein ähnliches Erleben vermutet wird. Sinnvoll sind auch hier Gespräche über bestimmte Situationen und wie sie wahrgenommen wurden. Im weiteren Verlauf kann gemeinsam überlegt werden, was die Zusammenarbeit erleichtert, wie sich Unklarheiten vermeiden lassen und was in bestimmten Momenten hilft.

9. SPECIAL FÜR ELTERN

Wenn bei deinem Kind AuDHS festgestellt wird oder du das stark vermutest, verändert sich nicht nur dein Blick auf das Kind, sondern auch auf den Familienalltag. Vieles, was im Umfeld als schwierig, anstrengend oder widersprüchlich wahrgenommen wird, entlädt sich zu Hause mit besonderer Wucht. Emotionale Eskalationen und vermeintlich kleine Anforderungen fordern unverhältnismäßig viel Kraft. Reize, Missverständnisse, Druck oder unklare Erwartungen führen zu Überforderung auf beiden Seiten.

Herausforderungen durch Kinder mit AuDHS

Mach dir bewusst, dass du als Elternteil zwei Aufgaben zu bewältigen hast. Einerseits geht es darum, dein Kind im Alltag zu begleiten, zu schützen und zu stärken. Andererseits übersetzt du nach außen, erklärst, ordnest ein und trittst immer wieder für passende Bedingungen ein. Das kann auf Dauer ausgesprochen anstrengend sein. Viele Eltern erleben, dass sie, während sie sich um ihr Kind kümmern, gedanklich Gespräche mit Schule, Ärzt:innen, Familie oder anderen Bezugspersonen vorbereiten, Missverständnisse vorwegnehmen und Entscheidungen treffen müssen. Dabei sind sie selbst längst total erschöpft.[97]

Erleichterung ergibt sich dort, wo Verhalten nicht vorschnell als Absicht oder Unwillen gedeutet wird. Ein Kind, das aussteigt, alles verweigert, ausrastet, sich verkriecht oder andauernd diskutiert, will meist nicht schwierig sein.[98] Vielmehr steckt häufig Überforderung dahinter, ausgelöst durch Reizstress, plötzliche Wechsel, fehlende Klarheit oder die Erfahrung, dass ihm etwas entgleitet. Mit Druck lässt sich hier nichts erreichen. Stattdessen können Klarheit, Vorhersehbarkeit und Kenntnis der Auslöser solchen Verhaltens Besserung bringen. Dazu kommt, dass viele Kinder mit AuDHS nicht durchgehend gleich reagieren. An einem Tag geht etwas gut, am nächsten kaum etwas. Das Umfeld erkennt hier oft Unwillen, Bequemlichkeit oder mangelnde Konsequenz. Für Eltern ist das schwer auszuhalten, weil sie spüren, dass mehr dahintersteckt, und gleichzeitig immer wieder in die Rolle geraten, dies auch anderen vermitteln zu müssen.

In der Pubertät erleben viele Familien die typischen Themen noch einmal zugespitzt.[99] Körperliche und persönliche Entwicklung, Belastungen unterschiedlichster Art und Neurodivergenz greifen in dieser Phase besonders eng ineinander. Der Wunsch nach Selbstständigkeit wird größer, gleichzeitig bleiben beim Kind Überforderung, Impulsivität, Reizempfindlichkeit oder ein hoher Bedarf an Orientierung bestehen. Körperliche Veränderungen, soziale Unsicherheit und neue Anforderungen kommen hinzu, und das in einer Lebensphase, in der Rückzug, Gegenwehr oder starke Stimmungsschwankungen von außen schnell als reiner Trotz gewertet werden.[100] Für Eltern kann das sehr herausfordernd sein, weil ihr Kind Nähe, Schutz und Orientierung braucht und gleichzeitig mehr Abstand und Eigenständigkeit einfordert.

Viele Eltern verspüren zudem starken Druck durch implizite oder sehr direkte Vorwürfe in der Familie, der Schule und Gesprächen mit anderen Eltern oder Fachpersonen.[191] Schnell steht dann das Gefühl im Raum, zu nachgiebig, zu wenig strukturiert oder nicht konsequent genug zu sein. Solche Rückmeldungen können stark verunsichern, vor allem dann, wenn die Eltern selbst längst versuchen, unter schwierigen Bedingungen tragfähige Lösungen zu finden. Bist du in einer solchen Situation, ist es wichtig, bei dir zu bleiben und nicht jede Anmerkung oder Kritik vorschnell als Wahrheit über dich oder dein Kind anzunehmen.

Bei meiner Arbeit mit Eltern von Kindern mit AuDHS zeigt sich immer wieder, dass Auseinandersetzungen mit dem Kind dazu führen, dass Eltern sich selbst anders sehen. Bestimmte Reaktionen, Überforderung oder Muster im Familienalltag haben dann nicht mehr nur mit dem Kind zu tun, sondern wecken eigene Erinnerungen an etwas, für das sie lange keinen Namen hatten. Manchmal bringen solche Momente die Erkenntnis, dass Neurodivergenz nicht nur beim Kind eine Rolle spielt.

Dir als Elternteil empfehle ich, dich von dem Gedanken zu lösen, dass gutes Begleiten vor allem bedeutet, mehr Druck aufzubauen oder einfach konsequenter zu sein. Kinder mit AuDHS brauchen häufig etwas anderes. Mehr Passung. Mehr Struktur, die entlastet. Mehr Verständnis dafür, wie schnell Reize, Übergänge, soziale Situationen oder innere Unruhe zu viel werden können. Das bedeutet nicht, dass alles erlaubt und jedes Verhalten in Ordnung sein sollte. Gerade Klarheit ist das, was viele Kinder mit AuDHS brauchen.

Wenn du merkst, dass du an deine Grenzen kommst, werde aktiv. Betrachte es nicht als Zeichen von Schwäche, wenn du dir Unterstützung holst. Viele Eltern tragen über lange Zeit deutlich mehr, als von außen wahrnehmbar ist. Die Auswahl an Angeboten ist groß. Prüf genau, was dir helfen kann: ein klärendes Gespräch, fachliche Begleitung, Austausch mit anderen Eltern oder eine Person, die schwierige Situationen mitträgt. Du musst nicht alles allein schaffen.

Check: Woran erkenne ich, dass mein Kind gerade überfordert ist?	✓
Situationen eskalieren schneller als von außen nachvollziehbar.	
Übergänge, Unterbrechungen oder kleine Änderungen lösen beim Kind starke Gegenwehr aus.	
Das Kind zieht sich zurück, ist gereizt, diskutiert endlos und verweigert sich ganz.	
Nach Schule, Terminen oder sozialen Situationen braucht das Kind deutlich mehr Erholung.	
Das Kind wirkt an manchen Tagen sehr angepasst, bricht dafür später zu Hause ein.	
Gespräche über das Verhalten des Kindes führen eher zu Scham oder weiterer Eskalation als zu Klärung.	
Das Kind reagiert unvorhersehbar und die Stimmung schlägt schnell um.	

Ansatzpunkte für Veränderung im Alltag

Eltern von Kindern mit AuDHS sind oft über lange Zeit stark belastet. Mach dir klar, dass es dir nicht guttut, nur noch über Anstrengung zu funktionieren. Um dauerhaft sinnvolle Lösungen für den Alltag zu finden, schau nicht allein auf das Verhalten deines Kindes, sondern auch auf die Bedingungen, die dazu führen. Genau dort können sich Ideen für nächste Schritte abzeichnen.

→ Übergänge langsamer gestalten

Wechsel von einer Situation in die nächste kosten viele Kinder mit AuDHS sehr viel Kraft. Hier kannst du Folgendes probieren:

- Kündige Übergänge einige Minuten vorher an, damit sie nicht zu plötzlich geschehen.
- Benenne nur die nächste kleine Veränderung und mach Schritt für Schritt weiter.
- Vermeide nach belastenden Situationen zusätzlichen Druck, sondern sorge für eine kurze Pause, bevor es weitergeht.

→ In einem ruhigen Moment nachsortieren

In angespannten Situationen lässt sich oft wenig ausrichten. Hilfreicher ist der Rückblick darauf, was passiert ist. Frag dich also:

- Was war dir in dem betreffenden Moment zu viel?
- Was war unklar?
- Was hätte dir geholfen?

Du brauchst nicht auf jede Frage sofort eine Antwort zu finden. Häufig reicht es zu erkennen, in welche Richtung es künftig gehen kann, um einen Großteil der Spannung herauszunehmen.

→ Belastungsmuster sammeln

Bei vielen Kindern zeigt sich Überforderung verzögert. Beobachte über einige Tage hinweg, ob du Muster erkennen kannst:

- Wann kippen Situationen besonders häufig?
- Was war davor?
- Was hilft danach wirklich?

....

....

....

→ Mit der Schule und dem Umfeld sprechen

Allgemeine Aussagen oder Bitten bleiben für Außenstehende oft unklar, da sie die Dynamik und die Abläufe in deinem Alltag nicht kennen. Hier hilft Folgendes:

- Beschreibe genau, was für dein Kind schwierig ist.
- Erkläre konkret, was ihm hilft.
- Gib Beispiele, wie Überforderung bei deinem Kind entsteht und eskaliert.

→ Für Entlastung sorgen

Eltern geraten schnell in die Rolle derjenigen, die alles auffangen müssen. Das ist auf lange Sicht kaum tragbar. Auch du brauchst Erholung und die Möglichkeit, deine Speicher zu füllen. Frag dich deshalb:

- Was liegt gerade wirklich in meiner Verantwortung?
- Wo brauche ich selbst Unterstützung?
- Wer kann die Situation mittragen?

Gute Gespräche mit deinen Kindern

Viele Eltern beschäftigt, wie sie ihrem Kind AuDHS erklären und wie sie darüber mit Geschwisterkindern sprechen sollten. Eine allgemeingültige Antwort gibt es auf diese Fragen nicht, denn jedes Kind ist anders. Viel hängt vom Alter ab, von der individuellen Entwicklung, von den bisherigen Erfahrungen und auch davon, wie in deiner Familie üblicherweise miteinander gesprochen wird. Als hilfreich hat es sich erwiesen, das Thema weder zu groß noch zu abstrakt zu machen. Kinder brauchen meist keine langen Erklärungen, sondern eindeutige Sätze, die ihnen helfen, sich selbst besser zu verstehen. Du kannst einfach sagen, dass für das Kind mit AuDHS manches schneller zu viel wird als bei anderen, Übergänge schwerer sein können, der Kopf manchmal sehr schnell und manchmal sehr voll ist. Wichtig ist auch zu erklären, dass es nicht um Schuld geht und mit dem Kind nichts falsch ist. Oft ist es gut, kleine Schritte zu gehen. Erwähne AuDHS lieber immer wieder kurz, als alles auf einmal auszusprechen. Achte dabei darauf, dass die Kinder Rückfragen stellen können. Sie müssen nicht sofort alles verstehen, aber bestenfalls merken, dass sie über Unterschiede sprechen dürfen und daraus keine Scham entstehen muss.

In Gesprächen mit Geschwisterkindern hilft es oft, die Unterschiede klar zu benennen, ohne sie zu bewerten. Nicht alle Kinder brauchen dasselbe. Nicht alle Kinder reagieren gleich. Und nicht alles, was im Familienalltag ungleich aussieht, ist ungerecht. Gleichzeitig sollten die Geschwister mit ihren Fragen, ihrem Ärger oder ihrer Irritation nicht allein bleiben. Auch sie brauchen Worte für das, was sie erleben und fühlen, und die Möglichkeit, darüber zu sprechen.

Umgang mit Geschwisterkindern

Gibt es mehrere Kinder in der Familie und hat eines davon AuDHS, wirkt sich das auch auf die Geschwister aus. Sie erleben Anspannung, Überforderung und Entlastungsmomente mit. Sie merken, wie viel Aufmerksamkeit manche Themen einnehmen, wie sich plötzlich die Stimmung verändert, wie viel erklärt werden muss und wie oft der Alltag sich um das Kind dreht, das mehr Unterstützung braucht. Das heißt nicht, dass Geschwister immer zu kurz kommen oder belastet sind. Viele erleben auch Nähe und Verbundenheit, haben Schutzinstinkte und ein feines Gespür für Bruder oder Schwester. Manche wachsen früh in eine Rolle hinein, in der sie sehr aufmerksam beobachten, mitdenken oder versuchen, Situationen mit abzufedern.

Geschwister sind nicht nur mitbetroffen, sondern es besteht auch die Gefahr, dass ihre Perspektive übersehen wird. Das passiert vor allem dann, wenn die Familie insgesamt stark mit dem Alltag rund um AuDHS beschäftigt ist und Geschwister sehr früh lernen, dass ihre Bedürfnisse weniger Platz haben, weil es immer etwas Dringenderes gibt.[102] Dann halten sie sich zurück, passen sich an, wollen möglichst unkompliziert sein und keine Umstände machen. Von außen wirken sie oft stabil. Das kann jedoch darauf hinweisen, dass Frust, Enttäuschung, Eifersucht, Schuldgefühle oder das Bedürfnis nach Rückzug wenig Raum im Außen bekommen.

Auch erleben Geschwister häufig widersprüchliche Gefühle gleichzeitig. Sie können ihren Bruder oder ihre Schwester lieben und sich trotzdem über manche Situationen ärgern.[103] Sie können Verständnis haben und gleichzeitig erschöpft sein. Oder sie fühlen mit und haben dennoch das Gefühl, dass es zu Hause oft um andere geht. Ihre innere Not kann leicht übersehen werden, wenn sich alle auf Anpassung nach außen und familiären Zusammenhalt ausrichten.

In manchen Familien übernehmen Geschwister zudem still Aufgaben, die eigentlich zu viel für sie sind. Sie beruhigen, vermitteln, verzichten, erklären oder nehmen Rücksicht, ohne dass das immer wahrgenommen wird. Auf Dauer kann dies dazu führen, dass sie sich und ihre Bedürfnisse sehr früh zurückstellen oder Verantwortung tragen, die nicht ihre sein sollte. Wichtig ist deshalb, dass

Geschwister nicht nur als Kinder wahrgenommen werden, die gut mitlaufen, sondern als Personen mit eigener Belastung, eigener Sichtweise und eigenen Grenzen. Sie brauchen nicht dieselbe Form von Unterstützung wie das Kind mit AuDHS, aber oft genauso deutlich die Erlaubnis, ihre Reaktionen zu zeigen und damit ernst genommen zu werden.[104]

Check: Woran erkenne ich, dass ein Geschwisterkind viel mitträgt?	✓
Das Geschwisterkind passt sich stark an und will möglichst wenig Aufwand verursachen.	
Es zieht sich zurück oder spricht wenig über das, was es belastet.	
Es wirkt sehr vernünftig, ist aber schnell gereizt oder erschöpft.	
Es übernimmt Verantwortung, vermittelt oder beruhigt andere häufiger, als ihm guttut.	
Es äußert Schuldgefühle, wenn es selbst Raum oder Aufmerksamkeit braucht.	
Es empfindet Eifersucht, Wut oder den Wunsch nach Rückzug und findet dafür keine Worte.	

Ansatzpunkte für Veränderung im Alltag

Geschwisterkinder müssen nicht immer verständnisvoll, geduldig oder besonders reif sein. Ärger, Überforderung, Eifersucht oder das Bedürfnis nach eigenem Raum haben ihre Berechtigung. Sobald solche Reaktionen nicht als Störung des Familienfriedens behandelt werden, sondern als wichtige Information, entsteht oft mehr Freiraum für alle.

→ Einen eigenen Gesprächsraum schaffen

Geschwisterkinder sprechen oft erst dann mehr über sich, wenn sie merken, dass es nicht sofort um Lösung oder Ausgleich gehen muss. Als Elternteil kannst du in einem ruhigen Moment fragen:

- Wie ist die Situation gerade für dich?
- Was ist dir zu Hause manchmal zu viel?
- Wovon wünschst du dir mehr?

→ Nicht nur auf laute Signale achten

Bei manchen Geschwisterkindern wird Belastung nicht deutlich nach außen sichtbar. Sie machen vieles mit sich selbst aus. Achte deshalb auf folgende Reaktionen, um Stress oder Überforderung bei Geschwistern rechtzeitig zu erkennen:

- starkes Anpassen
- übermäßiges Vernünftigsein
- Rückzug
- schneller Frust bei kleinen Dingen

→ Sich bewusst Zeit nehmen

Zeit allein mit einem Elternteil zu verbringen, kann für Geschwisterkinder sehr entlastend sein. Du musst nichts Großartiges unternehmen oder anbieten. Wichtiger ist:

- Was du mit ihm vereinbarst, hältst du verlässlich ein.
- Es gibt während der gemeinsamen Zeit keine Störungen.
- Das Geschwisterkind steht im Mittelpunkt und muss nicht wieder zurückstecken.

→ Verantwortung dort lassen, wo sie hingehört

Wenn dir auffällt, dass das Geschwisterkind mehr Belastung trägt und Verantwortung übernimmt, als ihm guttut, frag dich:

- In welchen Situationen übernimmt das Kind zu viel?
- Wo beruhigt, vermittelt oder verzichtet es regelmäßig?
- Was davon gehört eigentlich in die Verantwortung der Erwachsenen?

→ Worte für widersprüchliche Gefühle anbieten

Die meisten Geschwisterkinder spüren viel und sagen wenig, weil sie niemanden verletzen wollen. Doch das Kind sollte lernen, die eigenen Empfindungen in Worte zu fassen, und verstehen, dass mehrere Gefühle gleichzeitig da sein können. Hilfreich können Sätze sein wie:

- Du darfst deinen Bruder/deine Schwester lieb haben und trotzdem genervt sein.
- Du musst nicht immer verständig und vernünftig sein.
- Auch deine Sicht ist wichtig.

Anhang

NACHWORT

Du hast dich auf mein Buch eingelassen. Danke dafür. Vielleicht hat manches dich berührt, irritiert oder es wurde etwas benannt, das du schon lange kennst. Lass alles wirken und finde heraus, wie dein Weg mit AuDHS oder, weiter gefasst, mit Neurodivergenz aussieht und wohin er dich führt – unabhängig davon, ob du selbst betroffen bist oder eine Person in deiner Familie oder in deinem Umfeld. Lass dir Zeit, spür nach, was mit dem neuen Wissen bei dir passiert, und bleib neugierig. Denn es wird weiterhin viel passieren in diesem Bereich, die Forschung bringt in schnellem Takt neue Erkenntnisse hervor. Die Diversität der Welt wird zunehmend erkannt und dadurch sichtbarer.

Mein Wunsch an die Gesellschaft, Forschung und Politik lautet: Sprecht mit uns, nicht über uns. Dieser Satz kommt aus der Behindertenbewegung und steht für eine klare Haltung. Die Menschen, um die es geht, sollen miteinbezogen werden, ihre Perspektive zählt und ihre Erfahrung hat Gewicht. Vielleicht kennst du das auch: Jemand spricht über dich oder über Menschen wie dich und du merkst, dass etwas nicht passt, weil ein Teil deines Erlebens fehlt. Du wirst einsortiert, ohne dass du wirklich vorkommst. Solche Momente können verletzen. Und vielleicht hältst du dich dann zurück, obwohl du etwas zu sagen hättest. Ich möchte dazu beitragen, dass sich hier etwas verändert.

Ein weiterer Aspekt ist mir wichtig: der Umgang mit Unterschiedlichkeit. Der Satz »Du bist anders, aber nicht falsch« ist für mich zentral. Er benennt Unterschiede, ohne eine Bewertung vorzunehmen, und das ist die Basis für Selbstakzeptanz. Wenn du lernst, deine Muster, deine Wahrnehmung und deine Gefühle anzunehmen, ohne sie zu bewerten, spürst du weniger Druck. Oder du holst dir Unterstützung und schämst dich nicht dafür. Dein Blick auf dich wird freundlicher, auch wenn nicht alles sofort einfach wird.

In diesem Sinne alles Gute für dich

Florian Malicke

DANKSAGUNG

Dieses Buch ist nicht nur entstanden, während ich allein am Schreibtisch saß. Vielmehr beruht es auf vielen Jahren Erfahrung, fachlicher Arbeit, Recherchen, meiner eigenen Auseinandersetzung mi Neurodivergenz und vielen Gesprächen mit Menschen, die ihr Erleben, ihre Fragen und ihre Geschichten mit mir geteilt haben.

Mein besonderer Dank gilt Angelika Wechselberger. Sie hat mich in meiner Gründungsphase begleitet und mir geholfen, meine berufliche Expertise und meine eigene neurodivergente Perspektive nicht getrennt voneinander zu betrachten. Sie gab mir den wichtigen Impuls, dass gerade diese Verbindung auch in der Beratung von Unternehmen besonders hilfreich ist.

Hans Wiens danke ich für den regelmäßigen Austausch in der Gründungsphase, für das Mitdenken, Sortieren und Dranbleiben in einer Zeit, in der vieles offen war. Die Gespräche mit ihm verliefen ruhig und klar. So entstand Raum, in dem Entscheidungen erst möglich wurden.

Prof. Dr. André Frank Zimpel danke ich für seine Arbeit, die mir geholfen hat, Neurodivergenz anders zu verstehen und mich selbst nicht länger abzuwerten. Seine Gedanken haben dazu beigetragen, dass ich meinen beruflichen Weg mit größerer Klarheit gehen konnte.

Stephanie Meer-Walter danke ich ebenfalls für ihre Arbeit. Sie hat mir geholfen, mich selbst besser anzunehmen und meine neurodivergente Perspektive als Teil meines beruflichen Weges ernster zu nehmen.

Cornelia Rüping danke ich für die lektorierende Begleitung dieses Buches, für ihren genauen Blick, ihre klugen Fragen und dafür, wie sie dieses Projekt fachlich und sprachlich mitgetragen hat. Besonders geholfen haben mir ihr Verständnis dafür, wie ich denke und arbeite, und ihr Humor im richtigen Moment.

Ich danke Yes Publishing und besonders Pascale Breitenstein. Sie ist mit der Idee für dieses Buch auf mich zugekommen und hat von Anfang an Vertrauen in meine Perspektive gesetzt. Für die Möglichkeit, meine Erfahrungen und Gedanken zu AuDHS und Neurodiversität in dieser Form zu teilen, bin ich sehr dankbar.

Mein Dank gilt außerdem allen Menschen, die mir in Coachings, Gesprächen, Nachrichten und Rückmeldungen Einblick in ihr Erleben gegeben haben. Viele Gedanken in diesem Buch sind durch diese Offenheit konkreter geworden. Ich danke allen, die Fragen gestellt, widersprochen, ergänzt, vertraut und ihre Erfahrungen geteilt haben.

Und ich danke den Menschen, die dieses Buch lesen, weil sie sich selbst oder einen nahestehenden Menschen besser verstehen oder neurodivergente Menschen in ihrer Arbeit besser begleiten möchten.

BERATUNG, SELBSTHILFE UND WEITERE INFORMATIONEN

Orientierung und unabhängige Beratung

EUTB (Ergänzende unabhängige Teilhabeberatung)
Guter Kontakt, wenn du dich im Hilfesystem orientieren möchtest, Fragen zu Rechten, Anträgen oder Zuständigkeiten hast oder erst einmal herausfinden möchtest, welcher Weg für dich sinnvoll sein könnte. Die zentrale Homepage ist nicht erreichbar, im Internet findest du über die Suche das EUTB-Angebot in deiner Region.

NAKOS (Nationale Kontakt- und Informationsstelle für Selbsthilfe)
Gute Anlaufstelle, wenn du Selbsthilfegruppen oder passende Kontakte suchst und noch nicht weißt, wo du ansetzen sollst.

www.nakos.de

Verband Neurodiversität
Bietet eine übergreifende Perspektive auf Neurodiversität sowie Vernetzung, Impulse und Veranstaltungen im gesamten deutschsprachigen Raum.

www.neurodivers-dach.org

Selbsthilfe, Communitys und Austausch

Wohnzimmer Neurodivers
Selbsthilfe, Community, Veranstaltungen und Body-Doubling.

www.wohnzimmer-neurodivers.de

Aspies e. V.
Selbsthilfegruppen, Onlineangebote, Angehörigenarbeit sowie Übersichten zu Diagnostik, Beratung, Alltag und Krisen.

www.aspies.de

AuDHS Community
ADHS- und Autismusaustausch und gegenseitige Unterstützung auf der Plattform skool.com.

www.skool.com/bunte-brains-unite-8259

Materialien, Broschüren und Downloads

autismus Deutschland e. V. – Bundesverband zur Förderung von Menschen mit Autismus
Selbsthilfeverband, der Aufklärung zu Autismus betreibt, Kongresse veranstaltet und Informationen zu verschiedenen Lebensbereichen zur Verfügung stellt, zum Beispiel Schule, Gesundheit, Arbeit und Alltag.

www.autismus.de

autismus – einfach anders e. V.
Verband, der Selbsthilfegruppen und Events organisiert. Er bietet zudem einen Downloadbereich mit Materialien für unterschiedliche Lebenslagen. Dazu gehören auch Angebote für Erwachsene, etwa zu Arztbesuchen, Amtskontakten und Klinikaufenthalten, sowie Materialien zu Schule, Kommunikation und Struktur im Alltag.

www.autismuseinfachanders.de

Screenings und Selbsttests

ADxS e. V.
Ermöglicht eine erste Orientierung und unterstützt bei der Vorbereitung auf Gespräche oder Diagnostik im Zusammenhang mit ADHS. Screenings und Selbsttests können Hinweise geben, ersetzen jedoch keine fachliche Diagnose.

www.adxs.org

CAT-Q
Der Camouflaging Autistic Traits Questionnaire bezieht sich auf Camouflaging bei Autismus. Auch hier gilt: Ein Screening kann Hinweise geben, ersetzt jedoch keine fachliche Diagnose. Der Fragebogen ist auf mehreren Websites im Internet zu finden.

Social Media, Podcasts und Videos

Diese Formate können hilfreich sein, wenn du kurze Impulse suchst, mehr über ähnliches Erleben wie deines erfahren oder Worte für deine Erfahrungen finden möchtest.

Die NeurodivergEnten (Podcast)
Gespräche über Neurodivergenz mit alltagsnahen Beispielen und Einordnungen.

Spektrakulär (Podcast)
Podcast zu Autismus mit unterschiedlichen Perspektiven aus Alltag, Angehörigenkontext und Fachwelt.

Stephanie Meer-Walter (Podcast)
Inhalte zu Autismus, Schule und Alltag mit Fokus auf Verständnis und Einordnung.

André Frank Zimpel (YouTube)
Vorträge und Beiträge zu Neurodiversität, Lernen und Entwicklung.

@kapierfehler (Instagram)
Inhalte zu ADHS und Autismus im schulischen Kontext mit Beispielen aus dem Alltag.

@spektrum.support (Instagram)
Beiträge zu AuDHS, Spätdiagnostik und Selbstverständnis.

guardianofmind (Instagram)
Impulse zu mentaler Gesundheit, Selbstwahrnehmung und Alltag.

audhs_coaching (Instagram)
Einblicke in Coaching-Themen zu AuDHS, Alltag und Struktur.

@stille_stunde_com (Instagram)
Inhalte zu Reizreduktion und ruhigen Umgebungen im Alltag.

@aninafreudiger (Instagram)
Einblicke in neurodivergente Erfahrungen mit Fokus auf Alltag und Wahrnehmung.

@monka_world (Instagram)
Begriffe, Sprachgebrauch und Wissen rund um Neurodiversität, Autismus und ADHS.

@SimoneEppler (Youtube)
Inhalte zu AuDHS in Alltag, Beruf und Selbstständigkeit.

@ehhh_magdalena (Youtube)
Einblicke in ein Leben mit Autismus und ADHS.

@acolorfulmind (Youtube)
Tipps und Einblicke in ein Leben mit Autismus und ADHS.

@AutismusImJob (Youtube)
Tipps für neurodivergente Selbstständige.

Buchtipps

Elfe, Corina: *Kinder, die durchs Raster fallen. Wie neurodivergente Kinder in der Schule leiden und was sich für alle ändern muss.* Yes Publishing 2026.

Meer-Walter, Stephanie: *Schüler/innen im Autismusspektrum verstehen. Praxishilfe zu autistischen Besonderheiten in Schule und Unterricht.* 2. Auflage, Beltz 2024.

Praslova, Ludmila N.: *The Canary Code. A Guide to Neurodiversity, Dignity, and Intersectional Belonging at Work.* Berrett-Koehler Publishers 2024.

Schirmer, Brita: *Nur dabei zu sein reicht nicht. Lernen im inklusiven schulischen Setting.* Kohlhammer 2019.

Smith, Theo, und Amanda Kirby: *Neurodiversity at Work. Drive Innovation, Performance and Productivity with a Neurodiverse Workforce.* Kogan Page 2021.

Schreiter, Daniela: *Schattenspringer. Band 1: Wie es ist, anders zu sein.* Panini Verlags GmbH 2014.

Schreiter, Daniela: *Schattenspringer. Band 2: Per Anhalter durch die Pubertät.* Panini Verlags GmbH 2015.

Schreiter, Daniela: *Schattenspringer. Band 3: Spektralfarben.* Panini Verlags GmbH 2019.

Zimpel, André Frank: *Wahnsinnig intelligent. Die verborgenen Potentiale neurodivergenter Menschen.* Goldmann Verlag 2025.

FAQ – Häufige Fragen zu AuDHS

DIAGNOSTIK

Ist AuDHS eine anerkannte Diagnose?

Nein, AuDHS ist keine eigenständige offizielle Diagnose. Medizinisch werden Autismus und ADHS getrennt diagnostiziert. In Deutschland erfolgt das derzeit nach ICD-10 und zunehmend nach ICD-11. Dort gibt es eine Diagnose für Autismus und eine für ADHS, aber keinen gemeinsamen Code für AuDHS. Lange Zeit galt es als ausgeschlossen, dass beide Profile gleichzeitig vorkommen. Heute ist anerkannt, dass Autismus und ADHS gemeinsam auftreten können.

Woher weiß ich, ob ich AuDHS haben könnte?

Entscheidend ist, ob die typischen Muster über viele Lebensbereiche hinweg dauerhaft vorliegen. Typisch sind innere Gegensätze: Du brauchst Struktur und fühlst dich gleichzeitig schnell eingeengt. Du kannst extrem fokussiert sein und kommst bei Alltäglichem kaum ins Tun. Du reagierst sensibel auf Reize und wirkst in anderen Situationen sehr belastbar.

Wie bekomme ich eine Diagnose?

Diagnosen werden von Ärzt:innen oder Psychologischen Psychotherapeut:innen gestellt. Die Diagnostik umfasst ausführliche Gespräche, standardisierte Fragebögen und eine Betrachtung der Lebensgeschichte. Oft rückt die Kindheit in den Fokus, da viele Merkmale früh vorhanden waren, jedoch nicht eingeordnet werden konnten.

Woran erkenne ich, ob eine Praxis neurodivergenzsensibel diagnostiziert?

Ein Blick auf die Website kann Hinweise geben. Wird Masking erwähnt? Wird beschrieben, dass auch Erwachsene diagnostiziert werden? Wird das gemeinsame Auftreten von Autismus und ADHS berücksichtigt? Zeitgemäße Diagnostik berücksichtigt, dass viele Menschen lange unauffällig erscheinen, weil sie sich stark angepasst haben. Bei Zweifeln lohnt sich ein Anruf in der Praxis, um einen ersten Eindruck zu erhalten.

Brauche ich überhaupt eine Diagnose?
Das ist individuell. Eine Diagnose kann entlasten, weil sie Zusammenhänge erklärt und das Selbstbild verändern kann. Sie ermöglicht unter Umständen auch Zugang zu Unterstützung. Manche finden auch ohne eine Diagnose ihren Weg.

ALLTAG UND ENERGIE

Warum weiß ich, was mir guttut, handle aber trotzdem anders?
Viele Menschen mit AuDHS sind sehr reflektiert. Sie kennen ihre Grenzen. Unter Druck oder innerer Anspannung übernimmt jedoch häufig der Funktionsmodus. In diesem Moment geht es vor allem darum durchzuhalten. Das Wissen ist nicht weg, aber kaum zugänglich. Das hat mit der inneren Steuerung unter Stress zu tun.

Warum merke ich Erschöpfung oft erst, wenn es zu spät ist?
Überlastung baut sich häufig schleichend auf. Ein dauerhaft erhöhtes Spannungsniveau kann für Betroffene normal wirken. Erst wenn der äußere Druck nachlässt, reagiert der Körper deutlicher. Dann kommen Müdigkeit, Rückzug oder Gereiztheit oft mit voller Wucht. Der Zusammenbruch wirkt abrupt, ist aber meist das Ergebnis einer längeren Phase von Anspannung.

Nach außen klappt alles, zu Hause geht nichts mehr. Wie passt das zusammen?
Im Außen sind die Erwartungen eindeutig. Es ist klar, wie man auftreten muss, was gesagt werden soll, wie alles abläuft. Das gibt Halt, auch wenn die Umsetzung Energie kostet. Zu Hause fällt die Spannung weg. Dann zeigt sich, wie leer der eigene Akku ist. Funktionieren und Belastbar-Sein bedeuten nicht dasselbe.

Warum bin ich gerne unter Menschen und fühle mich danach trotzdem ausgelaugt?
Freude und Energieverbrauch schließen sich nicht aus. Bei einem Treffen mit anderen Menschen verarbeitet das Gehirn viele Informationen gleichzeitig. Erst später zeigt sich, wie viel Kraft das gekostet hat, denn das Nervensystem arbeitet in solchen Situationen sehr intensiv.

Warum fällt mir Alltägliches so schwer, obwohl ich komplexe Dinge bewältigen kann?
Komplexe Themen sind oft klar strukturiert oder wecken inhaltliches Interesse. Der Alltag hingegen besteht aus vielen kleinen Schritten, Übergängen, Wechseln und Entscheidungen. Das zu bewältigen, kann anstrengender sein, als eine große Aufgabe zu erledigen.

Warum verschiebe ich Dinge so lange?
Solange eine Aufgabe keine innere Dringlichkeit auslöst, entsteht oft wenig Antrieb. Erst Zeitdruck aktiviert Energie. Das hat mit der individuellen Motivationsregulation zu tun.

Warum bringen mich spontane Änderungen so stark aus dem Gleichgewicht?
Viele Menschen mit AuDHS bereiten sich innerlich auf Situationen vor. Wenn sich dann kurzfristig etwas ändert, fehlt diese Möglichkeit. Unerwartete Situationen mit ihren Reizen können eine körperliche Stressreaktion auslösen, auch wenn objektiv nicht viel passiert.

EMOTIONEN UND REIZVERARBEITUNG

Warum wirkt bei mir vieles intensiver?
Reize und Emotionen werden oft direkter verarbeitet. Geräusche, Licht oder soziale Spannungen können schneller und intensiver wahrgenommen werden. Auch Gefühle können stärker erlebt werden, egal ob positiv oder belastend.

Warum reagiere ich so empfindlich auf Ablehnung oder Kritik?
Viele Menschen mit AuDHS kennen sehr starke emotionale Reaktionen auf Zurückweisung. Häufig wird das als Zurückweisungssensibilität oder RSD bezeichnet. Schon kleine Hinweise auf Kritik können intensive Gefühle auslösen: Scham, Wut, Rückzug oder starkes Grübeln. Die Reaktion ist oft schneller und stärker, als es die Situation objektiv erwarten ließe. Das bedeutet nicht, dass du »überempfindlich« bist. Es beschreibt eine erhöhte Sensibilität für soziale Unsicherheit.

Ist ein Spezialinteresse immer extrem oder ungewöhnlich?
Ein Spezialinteresse bedeutet vor allem, dass ein Thema sehr viel Raum einnimmt und intensiv verfolgt wird. Es kann für andere ungewöhnlich erscheinen, muss es aber nicht. Entscheidend sind Tiefe und Bedeutung. Das Interesse sorgt für Struktur, Orientierung und löst oft auch Freude aus. Problematisch wird es, wenn andere Lebensbereiche vollständig verdrängt werden oder das Umfeld mit starker Abwertung reagiert.

Warum fühle ich mich oft schuldig oder »zu viel«?
Viele Menschen mit AuDHS bekommen von früh an immer wieder Rückmeldungen, sie seien empfindlich, schwierig oder eben »zu viel«. Solche Botschaften prägen das Selbstbild. Selbstzweifel entstehen oft aus wiederholten Erfahrungen.

Warum brauche ich so viel Rückzug?
Rückzug dient der Regulation. Das Bedürfnis danach entsteht, wenn das Nervensystem Erholung braucht, um Reize zu verarbeiten.

BEZIEHUNGEN UND KOMMUNIKATION

Warum werde ich als zu direkt erlebt?
Menschen mit AuDHS sprechen oft ohne Umschweife Dinge an, die ihnen wichtig sind. Das Gegenüber reagiert jedoch nicht nur auf den Inhalt. Auch die Tonalität sowie nonverbale Signale wie Mimik, Gesten, Beziehungsdynamik oder Kontext wirken mit. So kann eine sachliche Klärung schnell als Angriff missverstanden werden, obwohl das Gesagte nicht so gemeint war.

Warum fällt mir Small Talk schwer?
Small Talk dient unter anderem dem Aufbau von Beziehungssicherheit. Es geht weniger um Information als um soziale Signale. Das kann unklar oder wenig sinnvoll wirken, wenn ein Mensch mit AuDHS stärker inhaltlich orientiert ist.

Wie erkläre ich meinem Umfeld, was mit mir los ist?
Um zu verdeutlichen, was gerade los ist, eignen sich konkrete Ansagen oft besser als Fachbegriffe, zum Beispiel Formulierungen wie »Nach vielen Terminen brauche ich Ruhe« oder »Ich brauche klare Absprachen«. Du entscheidest selbst, wem du wie viel mitteilen möchtest.

IDENTITÄT UND ENTWICKLUNG

Warum habe ich manchmal das Gefühl, nicht zu wissen, wer ich eigentlich bin?
Wenn sich ein Mensch über Jahre hinweg stark anpasst, kann sich der Zugang zu den eigenen Bedürfnissen abschwächen. Er verliert den Bezug dazu, was er selbst will und braucht. Dadurch geht der Kontakt zu sich selbst verloren. Das damit verbundene Gefühl entsteht meist schleichend.

Warum habe ich immer wieder Phasen, in denen ich alles verändern will?
Neues kann sehr spannend wirken. Veränderung bringt Energie und Hoffnung. Wenn jedoch regelmäßig radikale Neuanfänge stattfinden, kann dahinter auch der Versuch stehen, innerer Unruhe oder Überforderung zu entkommen.

Warum fühle ich mich oft grundsätzlich anders als andere?
Viele neurodivergente Menschen kennen dieses Gefühl aus der Kindheit. Es betrifft Wahrnehmung, Tempo, Interessen oder soziale Dynamiken. Dieses Anderssein ist nicht zwingend negativ, kann jedoch einsam machen, wenn es lange keine Erklärung dafür gibt und niemand im Umfeld Verständnis aufbringt.

LEBENSPHASEN UND KONTEXT

Kann AuDHS im Lauf des Lebens stärker werden?
Die Art, wie ein Gehirn arbeitet, verändert sich meist nicht plötzlich. Aber das eigene Leben, der Körper und die Wahrnehmung können sich verändern. Wenn mehr Verantwortung hinzukommt, Struktur wegfällt oder Stress über längere Zeit anhält, wird vieles anstrengender. Dinge, die eine ganze Zeit lang funktioniert haben, kosten plötzlich deutlich mehr Kraft oder sind nicht mehr umsetzbar.

Welche Rolle spielt das Umfeld?
Ob etwas als schwierig erlebt wird, hängt stark vom Kontext ab. Dauerreiz, widersprüchliche Erwartungen oder fehlende Struktur erhöhen die Belastung für Menschen mit AuDHS. In einem Umfeld, das besser passt, können Eigenschaften, die zuvor hinderlich waren, Stärken sein oder gar nicht ins Gewicht fallen.

Was passiert emotional nach einer späten Diagnose?
Neben Erleichterung können sich Trauer, Wut oder Unsicherheit zeigen. Manche Menschen blicken zurück und fragen sich, wie es gewesen wäre, wenn sie früher gewusst hätten, was bei ihnen los ist. Vielleicht wäre vieles anders gelaufen. Eine Diagnose kann den Blick auf die eigene Biografie verändern. Neue Erkenntnisse brauchen Zeit, um integriert zu werden.

KRISE UND UNTERSTÜTZUNG

Wo bekomme ich Hilfe, wenn es mir akut schlecht geht?
Wenn du dich in einer akuten psychischen Krise befindest, Suizidgedanken hast oder dich nicht mehr sicher fühlst, wende dich an den **Notruf 112**.

Bei dringenden, aber nicht lebensbedrohlichen Situationen kannst du den ärztlichen Bereitschaftsdienst unter **116 117** kontaktieren.

Die Telefonseelsorge erreichst du anonym und rund um die Uhr unter **0800 111 0 111** oder **0800 111 0 222**.

Diese Angebote ersetzen keine langfristige Begleitung und Therapie, können aber in akuten Momenten Stabilität geben.

Welche Unterstützungsangebote gibt es jenseits einer akuten Krise?
Neben ärztlicher oder psychotherapeutischer Begleitung gibt es weitere Formen von Unterstützung. Dazu gehören Selbsthilfegruppen, Onlinecommunitys, Beratungsstellen, Autismus-Therapiezentren sowie spezialisierte Fachärzt:innen. Manche Menschen profitieren zusätzlich von Coaching, insbesondere bei Fragen zu Alltag, Struktur oder Selbststeuerung. Viele erleben den Austausch mit anderen neurodivergenten Menschen als besonders entlastend. Häufig fühlen sie sich zum ersten Mal wirklich verstanden.

Wie finde ich passende Netzwerke?
Selbsthilfeverbände, regionale Autismuszentren oder ADHS-Netzwerke stellen oft Listen mit Gruppen und Kontakten bereit. Auch Onlineplattformen können Unterstützung bieten, besonders wenn es vor Ort keine Angebote gibt. Zunehmend gibt es speziell auf AuDHS zugeschnittene Angebote. Der respektvolle Umgang mit den Menschen, ihrer Neurodivergenz und ihrem Erleben sollte selbstverständlich sein.

Glossar

A

ADHS

ADHS steht für Aufmerksamkeitsdefizit-/Hyperaktivitätsstörung und ist eine medizinische Diagnose. Es handelt sich um eine neurobiologische Variante der Selbst- und Reizregulation. Sie betrifft exekutive Funktionen wie die Regulation von Aufmerksamkeit oder die Impulskontrolle. Viele Menschen erleben ein schwankendes Aktivierungsniveau mit Phasen von Unter- und Überstimulation. In bestimmten Umgebungen kann dies mit erheblicher Beeinträchtigung einhergehen.

Alexithymie

Alexithymie beschreibt die eingeschränkte Fähigkeit, eigene Gefühle bewusst wahrzunehmen und zu benennen. Emotionen sind vorhanden, aber die kognitive Zuordnung und sprachliche Einordnung fällt schwer. Alexithymie tritt bei autistischen Menschen häufiger auf, ist jedoch kein Kernmerkmal von Autismus.

Allostatic Load

Unser Nervensystem passt sich ständig an Anforderungen an. Stress, Aktivierung und Erholung wechseln sich ab. Allostatic Load beschreibt die kumulative Belastung, die entsteht, wenn Aktivierungen aufeinanderfolgen, ohne dass ausreichend Erholung dazwischenliegt. Der Körper bleibt länger in einem erhöhten Spannungszustand, auch wenn einzelne Auslöser für sich genommen überschaubar waren. Bei AuDHS ist dieser Prozess besonders relevant, weil das Nervensystem viele Eindrücke gleichzeitig verarbeitet und mehr Zeit braucht, um wieder in einen ruhigeren Zustand zu kommen.

Autismus

Autismus ist eine neurologische Variante von Wahrnehmung, Informationsverarbeitung und Reizregulation. Sie beeinflusst unter anderem die sensorische Verarbeitung, den Aufmerksamkeitsfokus, die Interessenstruktur und soziale Interaktionen. Autistische Kommunikationsformen entsprechen häufig nicht den Mustern der neuronormativ geprägten Umwelt, etwa was Blickkontakt, Small Talk, implizite Erwartungen oder nonverbale Codes angeht. So entstehen wechselseitig Missverständnisse und starke Belastungen im Alltag. Das Autismusspektrum umfasst sehr unterschiedliche Ausprägungen. Manche autistische Menschen sprechen flüssig und reflektiert, andere sind zeitweise oder dauerhaft nonverbal.

Autismusspektrum

Der Spektrumbegriff beschreibt die Vielfalt autistischer Ausprägungen. Typische Merkmale treten in unterschiedlicher Intensität und Kombination auf. Frühere Unterteilungen wie »Asperger-Syndrom« oder »frühkindlicher Autismus« kommen in aktuellen Klassifikationssystemen nicht mehr vor.

AuDHS

AuDHS bezeichnet das gleichzeitige Vorliegen von Autismus und ADHS, das mit einer eigenen, komplexen Erlebenswelt einhergeht. Es handelt sich nicht um einen eigenständigen diagnostischen Begriff, er wird jedoch zunehmend in Communitys, im öffentlichen Austausch und im Fachdiskurs verwendet.

B

Behinderung

Behinderung bezeichnet allgemein eine langfristige Einschränkung der gesellschaftlichen Teilhabe, die im Zusammenspiel zwischen individueller Funktionsweise und Umweltbedingungen entsteht. Im medizinischen Modell wird sie als Beeinträchtigung innerhalb einer Person definiert. Das soziale Modell betont Barrieren bei Strukturen, Kommunikation und Erwartungen. In der Lebensrealität greifen diese Ebenen ineinander.

Autismus und ADHS können Behinderungen darstellen, wenn Regulation, Reizverarbeitung oder exekutive Funktionen dauerhaft zu erheblichen Einschränkungen führen. Der Begriff vermittelt eine rechtliche und gesellschaftliche Aussage und darf nicht als Wertung einer Person verstanden werden.

BEM

Betriebliches Eingliederungsmanagement (BEM) ist ein Verfahren, das eingeleitet werden kann, wenn Beschäftigte innerhalb eines Jahres länger als sechs

Wochen am Stück oder mehrmals innerhalb eines Jahres arbeitsunfähig waren. Ziel ist es, gemeinsam zu überlegen, wie die Arbeitsfähigkeit erhalten, verbessert oder wiederhergestellt werden kann. Dazu können Gespräche über Belastungen, Arbeitsbedingungen, Anpassungen oder unterstützende Maßnahmen gehören. Ein BEM ist kein Disziplinierungsinstrument, sondern soll dazu dienen, tragfähige Lösungen für die weitere Beschäftigung zu finden.

Body-Doubling

Body-Doubling bezeichnet eine Form der Unterstützung, bei der eine andere Person online oder vor Ort anwesend ist, wenn eine Aufgabe zu erledigen ist. Sie greift nicht ein, sondern ist einfach da. Viele Menschen mit ADHS oder AuDHS können so eher starten, länger bei einer Aufgabe bleiben oder sich weniger ablenken lassen.

C

Camouflaging

Camouflaging bezeichnet bewusste oder unbewusste Strategien, mit denen autistische Menschen ihr Verhalten an neuronormative Erwartungen anpassen. Dazu gehören das Einüben sozialer Skripte, das bewusste Regulieren von Blickkontakt, das Unterdrücken von Stimming oder das Nachahmen nonverbaler Muster. Dieses Verhalten hat den Zweck, in neuronormativ geprägten Kontexten weniger aufzufallen oder leichter akzeptiert zu werden. Gleichzeitig ist es häufig mit erheblicher innerer Anstrengung verbunden und kann langfristig zur Erschöpfung beitragen. Eine Form von Camouflaging ist Masking, das Unterdrücken neurodivergenter Merkmale – beide Begriffe werden jedoch häufig synonym verwendet.

Cluster

Cluster beschreibt das gehäufte gemeinsame Auftreten bestimmter Merkmale oder Diagnosen. Bei AuDHS zum Beispiel treten sensorische Besonderheiten, Impulsivität und emotionale Instabilität häufig gemeinsam auf.

Co-Regulation

Co-Regulation beschreibt die wechselseitige Stabilisierung von Nervensystemen in Beziehung. Durch eine ruhige Präsenz, klare Sprache oder strukturierende Unterstützung kann das Aktivierungsniveau sinken oder sich stabilisieren. Co-Regulation spielt eine zentrale Rolle für emotionale Sicherheit und Entwicklung.

D

Delay Aversion

Delay Aversion beschreibt eine erhöhte Empfindlichkeit gegenüber Verzögerung, Wartezeiten oder als kontrollierend erlebtem Zeitdruck. Der Begriff stammt aus der ADHS-Forschung. Er geht über Ungeduld im umgangssprachlichen Sinn hinaus und bezeichnet eine messbare Stressreaktion auf Situationen, in denen der eigene Handlungsspielraum eingeschränkt wirkt.

DSM-5

DSM-5 ist die fünfte Auflage des *Diagnostic and Statistical Manual of Mental Disorders* der American Psychiatric Association. Seit 2013 wird Autismus dort als Spektrum geführt. Die aktuelle Textüberarbeitung trägt als Titel *DSM-5-TR*.

Double-Empathy-Problem

Das Double-Empathy-Problem beschreibt wechselseitige Verständigungsprobleme zwischen Menschen mit und ohne Autismus. Missverständnisse entstehen wegen unterschiedlicher Wahrnehmungsweisen, Erwartungssysteme und Kommunikationsstile. In neuronormativ geprägten Kontexten wird die Verantwortung dafür häufig den autistischen Menschen zugeschrieben.

Dysregulation

Dysregulation bezeichnet einen Zustand verminderter emotionaler oder körperlicher Stabilität. Das Nervensystem wird in solchen Phasen schneller und stärker aktiviert und die Aktivierung klingt langsamer wieder ab. Das kann sich als intensive Gefühlsreaktionen, Reizüberforderung oder impulsives Verhalten äußern.

E

Embodied Emotion Regulation

Emotionen werden im ganzen Körper spürbar, zum Beispiel als veränderte Atmung, Anspannung in den Schultern, Enge im Brustkorb oder beschleunigter Herzschlag. Embodied Emotion Regulation nutzt diesen Zusammenhang, um durch Atmung, Körperübungen, Haltung, Mimik und Gestik die eigenen Emotionen zu regulieren. Das kann bei AuDHS ein wirksamer Ansatz sein, um mit starker emotionaler oder nervlicher Aktivierung umzugehen.

Exekutive Funktionen

Exekutive Funktionen sind Steuerungsprozesse im Gehirn. Sie betreffen unter anderem Planung, Priorisierung, Aufgabenbeginn, Impulskontrolle, Flexibilität und Arbeitsgedächtnis. Bei Autismus und ADHS können diese Funktionen weniger zuverlässig verfügbar sein, was mit besonderen Anforderungen im privaten und beruflichen Alltag einhergeht.

G

GdB

Der Grad der Behinderung ist ein Maß dafür, wie stark eine Beeinträchtigung sich auf die Teilhabe am Leben in der Gesellschaft auswirkt. Er wird in Zehnerschritten festgestellt und kann zum Beispiel für Nachteilsausgleiche, Schutzrechte oder bestimmte Unterstützungsleistungen relevant sein. Der GdB sagt nichts über den Wert eines Menschen aus und erlaubt keine Aussage darüber, wie schwer eine Beeinträchtigung subjektiv erlebt wird. Er ist eine rechtliche Einordnung mit praktischen Folgen.

Menschen mit einem GdB von 30 oder 40 können im Arbeitskontext unter bestimmten Voraussetzungen Menschen mit Schwerbehinderung gleichgestellt werden. Das hat vor allem im Berufsleben Bedeutung, etwa beim Kündigungsschutz oder bei Unterstützung durch die Arbeitsagentur. Eine Gleichstellung ist keine Schwerbehinderung, kann im Arbeitsalltag aber ähnliche Schutzwirkungen entfalten.

H

Hyperfokus

Hyperfokus bezeichnet eine stark gebündelte Aufmerksamkeit auf ein bestimmtes Thema oder eine Tätigkeit. In diesem Zustand treten äußere Reize, Zeitgefühl oder körperliche Bedürfnisse in den Hintergrund. Hyperfokus kann sich produktiv und erfüllend anfühlen, erschwert jedoch mitunter den Wechsel zwischen Aufgaben und das Priorisieren.

Hyperempathie

Hyperempathie beschreibt eine besonders ausgeprägte affektive Resonanz – also ein intensives, unmittelbares Mitfühlen mit anderen Menschen. Das Nervensystem reagiert dabei stark auf emotionale Signale wie Tonfall, Körperhaltung oder Stimmungsschwankungen, oft bevor diese bewusst eingeordnet werden können. Bei AuDHS wird Hyperempathie häufig beschrieben. Sie kann Verbundenheit schaffen, gleichzeitig aber auch zur Erschöpfung beitragen, weil die eigene Regulation stärker beansprucht wird. Hyperempathie ist keine Fehlfunktion, sondern eine ausgeprägte Fähigkeit, emotionale Zustände anderer wahrzunehmen und mitzufühlen.

Hypersensibilität

Hypersensibilität beschreibt eine erhöhte Empfindlichkeit gegenüber sensorischen Reizen wie Geräuschen, Licht, Gerüchen oder Berührungen. Reize können schneller als intensiv oder sogar überwältigend erlebt werden. Diese Wahrnehmung ist real und Ausdruck einer anderen Reizverarbeitung.

Hyposensibilität

Hyposensibilität beschreibt eine verminderte Wahrnehmung bestimmter Reize. Schmerz, Temperatur oder Körpersignale treten dabei weniger deutlich ins Bewusstsein. Manche Menschen suchen stärkere Reize, um den eigenen Körper mehr zu spüren.

I

ICD-10/ICD-11

ICD-10 ist die zehnte Ausgabe der Internationalen Klassifikation der Krankheiten der Weltgesundheitsorganisation, ICD-11 die elfte. Die ICD ist das weltweit wichtigste System zur Verschlüsselung von medizinischen Diagnosen. In Deutschland wird in vielen Bereichen noch die alte Version angewendet, auf die neue wird schrittweise umgestellt.

Impostor-Gefühl

Mit dem Impostor-Gefühl geht einher, dass eigene Fähigkeiten, Leistungen oder Erfolge innerlich nicht als verdient oder stabil erlebt werden. Gelungenes wird relativiert oder dem Zufall zugeschrieben. Es besteht die Sorge, irgendwann als weniger kompetent entlarvt zu werden, als aktuell im Außen wahrgenommen. Bei neurodivergenten Menschen kann dieses Gefühl durch wiederholte Kritik, schwankenden Zugriff auf Leistung, viele Missverständnisse und lange Anpassungsarbeit verstärkt werden.

Interessenbasiertes Nervensystem

Während bei vielen Menschen Konzentration durch Pflichtgefühl, Deadlines oder Belohnung entsteht, funktioniert das bei AuDHS häufig anders. Konzentration beruht vor allem auf echtem Interesse, Neugier oder der persönlichen Bedeutung eines Themas. Dieses Muster wird als interessenbasiertes Nervensystem bezeichnet und beschreibt, wie bei AuDHS Energie und Aufmerksamkeit verteilt werden.

Interozeption

Interozeption bezeichnet die Wahrnehmung innerer Körpersignale wie Hunger, Durst, Herzschlag, Erschöpfung oder Anspannung. Bei Autismus und ADHS kann diese Wahrnehmung weniger eindeutig oder zeitverzögert sein, was die Selbstfürsorge erschwert.

K

Komorbidität

Komorbidität bezeichnet das gleichzeitige Auftreten mehrerer Diagnosen oder Merkmalscluster. Bei Autismus und ADHS treten häufig zusätzliche psychische oder körperliche Diagnosen auf. Der Begriff beschreibt eine Häufung, nicht zwangsläufig eine gemeinsame Ursache.

Kompensation

Kompensation beschreibt Strategien, mit denen Menschen Unterschiede, Belastungen oder Einschränkungen ausgleichen. Dazu gehören Routinen, Strukturierung, bewusst eingeübte soziale Muster oder Hilfsmittel. Kompensation kann hilfreich sein, ist jedoch oft mit hohem Energieaufwand verbunden.

M

Masking

Masking bezeichnet das bewusste oder unbewusste Zurückhalten, Kontrollieren oder Verbergen eigener Reaktionen, Bedürfnisse oder neurodivergenter Merkmale. Dazu kann gehören, Überforderung nicht zu zeigen, Impulse zu unterdrücken oder emotionale Reaktionen anzupassen. Masking ist häufig mit hohem Energieaufwand verbunden und kann langfristig zu Erschöpfung führen.

Meltdown

Ein Meltdown ist eine akute Stressreaktion des Nervensystems, bei der die Selbststeuerung vorübergehend zusammenbricht. Er entsteht, wenn Anforderungen oder Reize die aktuelle Regulationsfähigkeit überschreiten, und äußert sich in intensiven emotionalen oder körperlichen Reaktionen.

Methylphenidat

Methylphenidat ist ein Medikament zur Behandlung von ADHS. Es hemmt vor allem die Wiederaufnahme der Botenstoffe Dopamin und Noradrenalin im Gehirn und kann dadurch Aufmerksamkeit, Impulskontrolle und Selbststeuerung stabilisieren. Wirkung, Dosierung und Nebenwirkungen unterscheiden sich individuell. Die Einnahme muss ärztlich verordnet und begleitet werden.

Monotropismus

Monotropismus beschreibt die Tendenz, Aufmerksamkeit stark auf wenige Themen oder Reize zu bündeln. Interessen können sehr intensiv verfolgt werden, während anderen Anforderungen schwerer nachzukommen ist. Monotropismus kann zu tiefer Expertise führen und gleichzeitig Aufgabenwechsel, Reizfilterung oder Priorisierung erschweren.

N

Neurodivergent

Als neurodivergent werden Menschen bezeichnet, deren neurologische Funktionsweise von gesellschaftlich gesetzten Normen abweicht. Unter anderem Autismus, ADHS, Dyslexie, Dyspraxie, Tourette oder Dyskalkulie fallen unter den Begriff »Neurodivergenz«. Nach einem erweiterten Verständnis werden manchmal auch erworbene neurologische Veränderungen hinzugezählt. Wie viele Menschen neurodivergent sind, lässt sich nicht präzise beziffern. Häufig genannte Schätzungen von bis zu 20 % der Bevölkerung entstehen durch Addition von Einzelprävalenzraten, berücksichtigen dabei jedoch nicht, dass viele Menschen mehrere Neurodivergenzen gleichzeitig haben und in verschiedenen Prävalenzraten doppelt gezählt werden.

Neurodivers

Als neurodivers gilt eine Gruppe, die neurodivergente Menschen einschließt, oder die Gesamtheit der Menschen in ihrer natürlichen Vielfalt neurologischer Funktionsweisen. Der Begriff bezieht sich auf die ganze Gruppe, nicht nur auf ihre neurodivergenten Mitglieder.

Neurodiversitätsparadigma

Das Neurodiversitätsparadigma versteht neurologische Unterschiede als Teil menschlicher Vielfalt. Es verschiebt den Fokus weg von Defizitbeschreibungen hin zu Passung, Barrieren und strukturellen Bedingungen. Die individuelle Belastung und der Unterstützungsbedarf werden dabei nicht als Schwäche betrachtet, sondern als neutrales Merkmal.

Neurotypisch

Neurotypisch bezeichnet Menschen, deren neurologische Funktionsweise gesellschaftlich als Norm gilt. Der Begriff beschreibt eine statistische Mehrheit und enthält keine qualitative Bewertung.

Neuronormativ

Neuronormativ beschreibt gesellschaftliche Strukturen, Erwartungen und Bewertungsmaßstäbe, die eine bestimmte neurologische Funktionsweise als selbstverständlich voraussetzen. Der Begriff richtet den Blick auf Normen und Systeme, nicht auf einzelne Personen.

O

Overload

Overload bezeichnet einen Zustand akuter sensorischer oder emotionaler Überlastung. Reize, Anforderungen oder soziale Erwartungen überschreiten die aktuelle Regulationsfähigkeit. Ein Overload kann einem Meltdown oder Shutdown vorausgehen, muss jedoch nicht zwangsläufig zu einer äußerlich sichtbaren Reaktion führen.

P

PDA

Pathological Demand Avoidance (PDA) steht im Autismuskontext für ein stark ausgeprägtes Vermeiden von Anforderungen, häufig verbunden mit einem hohen Bedürfnis nach Autonomie und Kontrolle. Anforderungen werden dabei häufig als innerer Druck oder Bedrohung erlebt, auch wenn sie objektiv niedrig erscheinen. PDA ist kein eigenständiger Diagnosebegriff in ICD oder DSM und wird im Fachdiskurs unterschiedlich bewertet. Teilweise werden alternative Bezeichnungen wie Persistent Drive for Autonomy (anhaltendes Streben nach Autonomie) verwendet, um den defizitär klingenden Begriff »pathological« zu vermeiden.

People Pleasing

People Pleasing bezeichnet das starke Bemühen, es anderen recht zu machen, Spannungen zu vermeiden und Zustimmung zu sichern, oft auch dann, wenn dabei eigene Bedürfnisse, Grenzen oder Warnzeichen in den Hintergrund geraten. Im Alltag kann sich das zum Beispiel darin zeigen, dass Zusagen gemacht, zusätzliche Aufgaben übernommen oder Konflikte vermieden werden, obwohl bereits Überforderung spürbar ist. Für viele neurodivergente Menschen steht People Pleasing in engem Zusammenhang mit Anpassungsdruck, Unsicherheit in sozialen Situationen, Masking und der Erfahrung, dass Zugehörigkeit oder Ruhe häufig daran geknüpft waren, möglichst wenig Irritation auszulösen.

PEP

Post-Event Processing (PEP) beschreibt, was viele Menschen mit AuDHS nach sozialen Begegnungen erleben: Gespräche, Situationen oder einzelne Momente tauchen später wieder im Kopf auf und werden detailliert noch einmal durchgespielt. Dieser Prozess geschieht häufig parallel zu anderen Tätigkeiten und bindet Aufmerksamkeit. In der Forschung wird Post-Event Processing sowohl bei sozialer Angst als auch bei AuDHS beschrieben.

Prävalenz

Prävalenz bezeichnet die Häufigkeit, mit der eine bestimmte Diagnose oder ein Merkmal in der Bevölkerung vorkommt. Prävalenzzahlen beruhen auf statistischen Erhebungen und hängen von Definition, Diagnostikpraxis und Untersuchungsmethoden ab.

Prokrastination

Prokrastination bezeichnet das wiederholte Aufschieben von Aufgaben trotz der Absicht, sie zu erledigen. Im Kontext von ADHS steht Prokrastination häufig nicht für mangelnden Willen, sondern für Schwierigkeiten bei Aufgabenbeginn, Priorisierung oder Aktivierungsregulation.

R

Reizfilter

Der Reizfilter beschreibt die Fähigkeit des Nervensystems, relevante von irrelevanten Reizen zu unterscheiden und unwichtige Informationen auszublenden. Bei Autismus und ADHS kann dieser Filter weniger stabil arbeiten. Geräusche,

Licht oder Gespräche im Hintergrund werden dann nicht automatisch ausgeblendet und können in Summe schneller zu Überforderung führen.

Reizüberflutung

Reizüberflutung bezeichnet eine Situation, in der die Menge oder Intensität von Reizen die aktuelle Verarbeitungskapazität überschreitet. Sie kann sich als Unruhe, Rückzug, Gereiztheit oder körperliche Anspannung äußern. Reizüberflutung ist häufig ein Auslöser für Overload.

RSD

Der Begriff »Rejection Sensitive Dysphoria« (RSD) beschreibt sehr intensive emotionale und körperliche Reaktionen auf wahrgenommene Zurückweisung, Kritik oder Ablehnung. Bereits kleine Hinweise können starke Scham, Traurigkeit, Wut oder Rückzug auslösen. RSD ist kein offizieller Diagnosebegriff und wissenschaftlich bisher nicht einheitlich definiert. Er wird vor allem in neurodivergenten Communitys verwendet, besonders im Zusammenhang mit ADHS, Autismus und AuDHS, und knüpft an Forschung zu emotionaler Dysregulation und Rejection Sensitivity an. Der Begriff beschreibt ein subjektives Erleben, das viele Menschen als überproportional ausgeprägt, kaum steuerbar oder körperlich überwältigend wahrnehmen.

S

Selbstregulation

Selbstregulation bezeichnet die Fähigkeit, den eigenen emotionalen, körperlichen oder kognitiven Zustand zu steuern und an Anforderungen anzupassen. Sie umfasst unter anderem Emotionsregulation, Impulskontrolle und Stressverarbeitung. Wie gut Selbstregulation gelingt, ist stark kontextabhängig. Umgebung, Reizbelastung und soziale Bedingungen spielen dabei eine wichtige Rolle.

Sensorische Verarbeitung

Sensorische Verarbeitung umfasst das Aufnehmen, Filtern und Einordnen von Sinneseindrücken durch das Nervensystem. Unterschiede in der sensorischen Verarbeitung zeigen sich als Hypersensibilität, Hyposensibilität oder Reizverarbeitung, die je nach Kontext zwischen beiden schwankt.

Shutdown

Shutdown ist eine Rückzugsreaktion des Nervensystems, die dem Schutz vor weiterer Überlastung dient. Im Unterschied zum Meltdown zeigt er sich häufig als Erstarren, Sprachverlust, starke Erschöpfung oder sozialer Rückzug.

Somatische Marker

Somatische Marker sind körperliche Rückmeldungen, die bei der Bewertung einer Situation entstehen. Dazu gehören Veränderungen des Herzschlags, der Muskelspannung oder der Atmung. Sie helfen dabei, Entscheidungen zu treffen, noch bevor die Gedanken bewusst vollständig formuliert werden. Der Begriff geht auf den Neurowissenschaftler Antonio Damasio zurück.

Soziale Skripte

Soziale Skripte sind gelernte Abläufe für wiederkehrende soziale Situationen, etwa Begrüßungen, Small Talk oder berufliche Gespräche. Sie können Sicherheit geben und die Orientierung in solchen Momenten erleichtern.

Stimming

Stimming bezeichnet selbststimulierende Bewegungen oder Handlungen wie Wippen, Klopfen, Summen oder das Spielen mit Gegenständen. Es dient häufig der Selbstregulation, Spannungsreduktion oder Reizverarbeitung.

T

Trauma

Trauma bezeichnet eine seelische Verletzung infolge eines überwältigenden Ereignisses oder anhaltender Belastung. Traumatische Erfahrungen können Wahrnehmung, Regulation und Stressverarbeitung langfristig beeinflussen. Neurodivergenz und traumatische Erfahrungen können sich gegenseitig verstärken, sind jedoch nicht gleichzusetzen.

U

Universal Design

Universal Design beschreibt einen Gestaltungsansatz, bei dem Produkte, Räume, Abläufe oder Informationen von Anfang an so entwickelt werden, dass sie für möglichst viele Menschen gut nutzbar sind. Im Arbeitskontext kann das zum Beispiel bedeuten, Informationen klar aufzubereiten, Reizbelastung zu reduzieren, unterschiedliche Arbeitsweisen mitzudenken und Strukturen so zu gestalten, dass Unterstützung nicht erst im Einzelfall etabliert oder erkämpft werden muss.

Z

Zeigarnik-Effekt

Unabgeschlossene Aufgaben bleiben im Gedächtnis aktiver präsent als abgeschlossene. Das Gehirn hält sie im Hintergrund offen, als würde es auf einen Schlusspunkt warten. Bei AuDHS kann dieser sogenannte Zeigarnik-Effekt besonders spürbar sein, weil ohnehin viele Eindrücke gleichzeitig verarbeitet werden. Wenn dann mehrere Aufgaben offenbleiben, summiert sich die kognitive Hintergrundaktivität.

QUELLEN UND ANMERKUNGEN

1 Singer, J. 1998. *Odd People In. The Birth of Community Amongst People on the Autistic Spectrum.* Honours Thesis, University of Technology Sydney.

2 Vgl. Blume, H. 1998. »Neurodiversity: On the Neurological Underpinnings of Geekdom«. In: *The Atlantic.*

3 Diagnostisches Handbuch der American Psychiatric Association, das vor allem in den USA verwendet wird.

4 Internationales Klassifikationssystem der Weltgesundheitsorganisation (WHO), das weltweit genutzt wird.

5 Vgl. Zeidan, J., et al. 2022. »Global Prevalence of Autism: A Systematic Review Update«. In: *Autism Research* 15(5), 778–790.

6 Vgl. Polanczyk, G. V., et al. 2014. »ADHD Prevalence Estimates Across Three Decades. An Updated Systematic Review and Meta-regression Analysis«. In: *International Journal of Epidemiology* 43(2), 434–442.

7 Vgl. Snowling, M. J., et al. 2020. »Defining and Understanding Dyslexia: Past, Present and Future«. In: *Psychological Science in the Public Interest* 21(3).

8 Vgl. Doyle, N. 2020. »Neurodiversity at Work: A Biopsychosocial Model and the Impact on Working Adults«. In: *BMC Psychology* 8(1).

9 ADHS-Diagnosen. Deutlicher Anstieg bei Erwachsenen. *Pharmazeutische Zeitung*, 12.12.2025, www.pharmazeutische-zeitung.de/deutlicher-anstieg-bei-erwachsenen-161171, zuletzt abgerufen am 29.5.2026.

10 Vgl. Milton, D. E. M. 2012. »On the Ontological Status of Autism: the ›Double Empathy Problem‹«. In: *Disability & Society* 27(6), 883–887.

11 Vgl. Sasson, N., et al. 2017. »Neurotypical Peers are Less Willing to Interact with Those with Autism Based on Thin Slice Judgments«. In: *Scientific Reports* 7.

12 Vgl. Bleuler, E. 1910. »Zur Theorie des schizophrenen Negativismus«. In: *Psychiatrisch-Neurologische Wochenschrift* 12.

13 Vgl. Kanner, L. 1944. »Early Infantile Autism«. In: *Journal of Pediatrics* 25, 211–217.

14 Vgl. Asperger, H. 1944. »Die ›Autistischen Psychopathen‹ im Kindesalter«. In: *Archiv für Psychiatrie und Nervenkrankheiten* 117, 76.

15 Aspergers historische Rolle wird inzwischen differenzierter betrachtet. Neuere Forschungen zeigen, dass er in das nationalsozialistische Gesundheitssystem eingebunden war. In mehreren dokumentierten Fällen begutachtete oder überwies er Kinder an Einrichtungen wie den Wiener «Spiegelgrund«. Dort wurden im Rahmen der sogenannten Kinder-Euthanasie zahlreiche Kinder ermordet; vgl. Czech, H. 2018. »Hans Asperger, National Socialism, and ›Race Hygiene‹ in Nazi-era Vienna«. In: *Molecular Autism* 9.

16 Auch in der Nachkriegszeit prägten problematische Vorstellungen das Bild von Autismus. Zeitweise wurde angenommen, er könne mit emotionaler Distanz in der Erziehung zusammenhängen. Mit der sogenannten Kühlschrankmutter-These wurden vor allem Müttern die Verantwortung zugeschoben, was viel Leid mit sich brachte.

17 Vgl. Wing, L. 1981. »Asperger's Syndrome: a Clinical Account«. In: *Psychological Medicine* 11(1), 115–129.

18 Vgl. Sucharewa, G. E. 1926. »Die schizoiden Psychopathien im Kindesalter«. In: *Monatsschrift für Psychiatrie und Neurologie* 60, 235–261.

19 Vgl. Sucharewa, G. E. 1927. »Die Besonderheiten der schizoiden Psychopathien bei den Mädchen«. In: *Monatsschrift für Psychiatrie und Neurologie* 62.

20 Vgl. Kramer, F. / Pollnow, H. 1932. »Über eine hyperkinetische Erkrankung im Kindesalter«. In: *Monatsschrift für Psychiatrie und Neurologie* 82.

21 Vgl. Laufer, M. W. / Denhoff, E. 1957. »Hyperkinetic Behavior Syndrome in Children«. In: *Journal of Pediatrics* 50.

22 Vgl. Lange, K. W., et al. 2010. »The History of Attention Deficit Hyperactivity Disorder«. In: *ADHD Attention Deficit and Hyperactivity Disorders* 2(4), 241–255.

23 Vgl. Norman, L. J., et al. 2025. »Cross-Sectional Mega-analysis of Resting-State Alterations Associated with Autism and Attention-Deficit/Hyperactivity Disorder in Children and Adolescents«. In: *Nature Mental Health* 3, 709–723.

24 Vgl. Segura, P., et al. 2026. »Connectome-Based Symptom Mapping and in Silico Related Gene Expression in Children with Autism and/or Attention-Deficit/Hyperactivity Disorder«. In: *Molecular Psychiatry* 31, 282–295.

25 Vgl. Wang, S., et al. 2023. »Comorbidity and Characteristics of Autism Spectrum Disorders and ADHD in Children: A Clinically-Based Study«. In: *Journal of Attention Disorders* 27(13), 1504–1511.

26 Vgl. Khachadourian, V., et al. 2023. »Comorbidities in Autism Spectrum Disorder and Their Etiologies«. In: *Translational Psychiatry* 13.

27 Vgl. Capp, G., et al. 2025. »Depression and Anxiety are Increased in Autism and ADHD: Evidence From a Young Adult Community-Based Sample«. In: *JCPP Advances*.

28 Vgl. Montaser, A., et al. 2023. »Correlations Between the Development of Social Anxiety and Individuals with Autism Spectrum Disorder: A Systematic Review«. In: *Cureus* 15(9).

29 Vgl. Tamilson, B., et al. 2025. »The Experiences of Autistic Adults Who Were Previously Diagnosed with Borderline or Emotionally Unstable Personality Disorder: A Phenomenological Study«. In: *Autism*.

30 Siehe hierzu auch die Konsultationsfassung der S3-Leitlinie »Aufmerksamkeitsdefizit-/Hyperaktivitätsstörung (ADHS) im Kindes-, Jugend- und Erwachsenenalter«, Deutsche Gesellschaft für Psychiatrie und Psychotherapie, Psychosomatik und Nervenheilkunde (DGPPN) e. V., www.dgppn.de/publikationen/leitlinien.html, zuletzt abgerufen am 9.6.2026.

31 Vgl. Pan, P.-Y., et al. 2023. »Genetic and Environmental Contributions to Co-Occurring Physical Health Conditions in Autism Spectrum Condition and Attention-Deficit/Hyperactivity Disorder«. In: *Molecular Autism* 14.

32 Vgl. Li, X. et al. 2025. »Efficacy of gut microbiota-based therapy for autism spectrum disorder and attention deficit hyperactivity disorder: a systematic review and meta-analysis«. In: *Psychology, Health & Medicine*.

33 Vgl. Chua, R. X. Y., et al. 2021. »Understanding the Link Between Allergy and Neurodevelopmental Disorders: A Current Review of Factors and Mechanisms«. In: *Frontiers in Neurology* 11.

34 Vgl. Williams, Z. J., et al. 2021. »Prevalence of Decreased Sound Tolerance (Hyperacusis) in Individuals with Autism Spectrum Disorder: A Meta-Analysis«. In: *Ear and Hearing* 42(5), 1137–1150.

35 Vgl. Jurek, L., et al. 2025. »Sensory Processing in Individuals with Attention-Deficit/Hyperactivity Disorder Compared with Control Populations: A Systematic Review and Meta-Analysis«. In: *Journal of the American Academy of Child & Adolescent Psychiatry*.

36 Vgl. Marschall, A., zit. n. Schön, K.: »AuDHS Burnout erkennen & behandeln«. *Pharmazeutische Zeitung*, 13.5.2025, www.pharmazeutische-zeitung.de/burnout-bei-adhs-und-autismus-verhindern-155807, zuletzt abgerufen am 29.5.2026.

37 Vgl. Pruner, M., et al. 2025. »Social Cognition in Autism and ADHD«. In: *Neuroscience & Biobehavioral Reviews* 170.

38 Vgl. Ali, D., et al. 2025. »Burnout as Experienced by Autistic People: A Systematic Review«. In: *Research in Autism Spectrum Disorders*, www.researchgate.net/publication/397236526, zuletzt abgerufen am 29.5.2026.

39 Vgl. Damasio, A. R. 1996. »The Somatic Marker Hypothesis and the Possible Functions of the Prefrontal Cortex«. In: *Philosophical Transactions of the Royal Society of London. Series B: Biological Sciences* 351, 1413–1420.

40 Vgl. Strömberg, M., et al. 2022. »Experiences of Sensory Overload and Communication Barriers by Autistic Adults in Health Care Settings«. In: *Autism in Adulthood* 4(1), 66–75.

41 Vgl. Paris, K., et al. 2025. »›Shutdowns Are Like You're Stuck on the Blue Screen of Death‹: A Metaphor Analysis of Autistic Shutdowns«. In: *Autism in Adulthood.*

42 Vgl. Modestino, E. J., et al. 2024. »Rejection Sensitivity Dysphoria in Attention-Deficit/Hyperactivity Disorder: A Case Series«. In: *Acta Scientific Neurology* 7(8), 23–30.

43 Vgl. van Asselt, A., et al. 2026. »Rejection Sensitivity Dysphoria in Autistic Adults: A Scoping Review«. In: *Neurodiversity* 4, 1–12.

44 Vgl. Ginapp, C. M., et al. 2023. »›Dysregulated not Deficit‹: A Qualitative Study on Symptomatology of ADHD in Young Adults«. In: *PLOS ONE* 18(10).

45 Vgl. Soler-Gutiérrez, A.-M., et al. 2023. »Evidence of Emotion Dysregulation as a Core Symptom of Adult ADHD: A Systematic Review«. In: *PLOS ONE* 18(1).

46 Vgl. Matzk, M.: »AuDHS: ADHS und Autismus«. neurodive.de, 13.10.2025, www.neurodive.de/lexikon/audhs, zuletzt abgerufen am 29.5.2026.

47 Vgl. Grossman, A./Avital, A. 2023. »Emotional and Sensory Dysregulation as a Possible Missing Link in Attention Deficit Hyperactivity Disorder«. In: *Frontiers in Behavioral Neuroscience* 17.

48 Miebach, B.: »AuDHD erklärt: Die Schnittstelle von Autismus und ADHS«. tiimoapp.com, 12.2.2025, www.tiimoapp.com/de/resource-hub/audhd-autistic-adhd-explained, zuletzt abgerufen am 29.5.2026.

49 Vgl. Zeigarnik, B. 1927. »Über das Behalten erledigter und unerledigter Handlungen«. In: *Psychologische Forschung* 9, 1–85.

50 Vgl. Truman, R., et al. 2024. »Methods of Studying Pathological Demand Avoidance in Children and Adolescents: a Scoping Review«. In: *Frontiers in Education.*

51 Vgl. Sonuga-Barke, E. J. S. 2003. »The Dual Pathway Model of AD/HD: An Elaboration of Neuro-Developmental Characteristics«. In: *Neuroscience & Biobehavioral Reviews* 27(7), 593–604.

52 Vgl. Makris, G., et al. 2022. »Stress System Activation in Children and Adolescents with Autism Spectrum Disorder«. In: *Frontiers in Neuroscience* 15.

53 Vgl. Le Cunff, A.-L., et al. 2024. »Neurophysiological Measures and Correlates of Cognitive Load in ADHD, ASD and Dyslexia: A Scoping Review«. In: *European Journal of Neuroscience* 59(3), 468–494.

54 Vgl. Theodoratou, M., et al. 2024. »Communication Issues in Co-Occurring ADHD and Autism Spectrum Disorders«. In: *Postępy Psychiatrii i Neurologii* 33(3), 188–195.

55 Vgl. Milton, D., et al. 2022. »The ›Double Empathy Problem‹: Ten Years on«. In: *Autism* 26(8), 1901–1903.

56 Vgl. Scheeren, A. M., et al. 2025. »Masking, Social Context and Perceived Stress in Autistic Adults: An Ecological Momentary Assessment Study«. In: *Autism*.

57 Vgl. van der Putten, W. J., et al. 2024. »Is Camouflaging Unique for Autism? A Comparison of Camouflaging Between Adults with Autism and ADHD«. In: *Autism Research* 17(4), 812–823.

58 Vgl. Pandey, S., et al. 2025. »Facial Expression Databases and Autism Spectrum Disorder: A Scoping Review«. In: *Autism Research* 18.

59 Vgl. Cuve, H. C., et al. 2025. »Communication in Autistic Adults: An Action-Focused Review«. In: *Current Psychiatry Reports* 27.

60 Vgl. Högstedt, E., et al. 2023. »›It's Like it is Designed to Keep Me Stressed‹ – Working Sustainably with ADHD or Autism«. In: *Scandinavian Journal of Occupational Therapy* 30(8), 1280–1291.

61 Vgl. Shalev, I., et al. 2022. »Reexamining Empathy in Autism: Empathic Disequilibrium as a Novel Predictor of Autism Diagnosis and Autistic Traits«. In: *Autism Research* 15(6), 1148–1159.

62 Vgl. Cusson, N. M., et al. 2025. »A Systematic Review and Meta-analysis of Empathy in Autism: The Influence of Measures«. In: *Clinical Psychology Review* 120.

63 Vgl. Evans, J. A., et al. 2024. »What You Are Hiding Could Be Hurting You: Autistic Masking in Relation to Mental Health, Interpersonal Trauma, Authenticity, and Self-Esteem«. In: *Autism in Adulthood* 6(2), 229–240.

64 Vgl. Rynkiewicz, A., et al. 2025. »Underdiagnosed and Misunderstood: Clinical Challenges and Educational Needs of Healthcare Professionals in Identifying Autism Spectrum Disorder in Women«. In: *Frontiers in Psychiatry* 16.

65 Vgl. Warrier, V., et al. 2020. »Elevated Rates of Autism, other Neurodevelopmental and Psychiatric Diagnoses, and Autistic Traits in Transgender and Gender-diverse Individuals«. In: *Nature Communications* 11.

66 Vgl. Milner, V., et al. 2024. »Does Camouflaging Predict Age at Autism Diagnosis? A Comparison of Autistic Men and Women«. In: *Autism Research* 17(3), 626–636.

67 Vgl. Harrop, C., et al. 2024. »Are the Diagnostic Rates of Autistic Females Increasing? An Examination of State-Wide Trends«. In: *Journal of Child Psychology and Psychiatry* 65(7), 973–983.

68 Vgl. Eng, A. G., et al. 2024. »Attention-Deficit/Hyperactivity Disorder and the Menstrual Cycle: Theory and Evidence«. In: *Hormones and Behavior* 158.

69 Vgl. Armstrong, M., et al. 2023. »Physiology, Thyroid Function«. In: *StatPearls [Internet]*. StatPearls Publishing, Treasure Island (FL).

70 Vgl. Eng, A. G., et al. 2024. »Attention-Deficit/Hyperactivity Disorder and the Menstrual Cycle: Theory and Evidence«. In: *Hormones and Behavior* 158.

71 Vgl. Dorani, F., et al. 2025. »Menstrual Cycle-Related Hormonal Fluctuations in ADHD: Effect on Cognitive Functioning – A Narrative Review«. In: *Journal of Clinical Medicine* 15(1).

72 Vgl. Andersson, A., et al. 2023. »Depression and Anxiety Disorders During the Postpartum Period in Women Diagnosed with Attention Deficit Hyperactivity Disorder«. In: *Journal of Affective Disorders* 325, 817–823.

73 Vgl. Dorani, F., et al. 2021. »Prevalence of Hormone-related Mood Disorder Symptoms in Women with ADHD«. In: *Journal of Psychiatric Research* 133, 10–15.

74 Vgl. Hampton, S., et al. 2023. »Autistic People's Perinatal Experiences II: A Survey of Childbirth and Postnatal Experiences«. In: *Journal of Autism and Developmental Disorders* 53(7), 2749–2763.

75 Vgl. Chapman, L., et al. 2025. »Examining the Link Between ADHD Symptoms and Menopausal Experiences«. In: *Journal of Attention Disorders*.

76 Vgl. Jenkins, C. A., et al. 2024. »›Struggling for Years‹: An International Survey on Autistic Experiences of Menopause«. In: *Neurodiversity* 2.

77 Vgl. Sartorius, G., et al. 2022. »Testosterone, Cognitive Decline and Dementia in Ageing Men«. In: *Reviews in Endocrine and Metabolic Disorders* 23(6), 1243–1257.

78 Vgl. Haufe, A., et al. 2022. »The Role of Ovarian Hormones in the Pathophysiology of Perimenopausal Sleep Disturbances«. In: *Sleep Medicine Reviews* 66.

79 Vgl. Lugo, J., et al. 2020. »Sleep in Adults with Autism Spectrum Disorder and Attention Deficit/Hyperactivity Disorder: A Systematic Review and Meta-analysis«. In: *European Neuropsychopharmacology* 38, 1–24.

80 Vgl. Bandura, A. 1977. »Self-Efficacy: Toward a Unifying Theory of Behavioral Change«. In: *Psychological Review* 84(2), 191–215.

81 Ein Fidget Tool ist ein kleines, handliches Objekt, das gedrückt, gedreht oder geknetet wird. Solche kleinen Bewegungen helfen, Anspannung zu regulieren, Aufmerksamkeit zu bündeln und überschüssige Energie abzubauen.

82 Vgl. Warrier, V., et al. 2020. »Elevated Rates of Autism, Other Neurodevelopmental and Psychiatric Diagnoses, and Autistic Traits in Transgender and Gender-diverse Individuals«. In: *Nature Communications* 11(1).

83 Vgl. Evans, J. A., et al. 2024. »What You Are Hiding Could Be Hurting You: Autistic Masking in Relation to Mental Health, Interpersonal Trauma, Authenticity, and Self-Esteem«. In: *Autism in Adulthood* 6(2), 229–240.

84 Vgl. Zhuang, S., et al. 2023. »Psychosocial Factors Associated with Camouflaging in Autistic People and Its Relationship with Mental Health and Well-being: A Mixed Methods Systematic Review«. In: *Clinical Psychology Review* 105.

85 Vgl. Cumyn, L., et al. 2024. »Self-Esteem in Adults with ADHD Using the Rosenberg Self-Esteem Scale: A Systematic Review«. In: *Frontiers in Psychiatry* 15.

86 Vgl. Gillespie-Lynch, K., et al. 2017. »Whose Expertise Is It? Evidence for Autistic Adults as Critical Autism Experts«. In: *Frontiers in Psychology* 8.

87 Vgl. Heasman, B./Gillespie, A. 2019. »Neurodivergent Intersubjectivity: Distinctive Features of How Autistic People Create Shared Understanding«. In: *Autism* 23, 910–921.

88 Vgl. Cortese, S., et al. 2018. »Comparative Efficacy and Tolerability of Medications for Attention-Deficit Hyperactivity Disorder in Children, Adolescents, and Adults: A Systematic Review and Network Meta-Analysis«. In: *The Lancet Psychiatry* 5, 727–738.

89 Vgl. National Institute for Health and Care Excellence (NICE): »Autism Spectrum Disorder in Adults: Diagnosis and Management« (CG142), Update 2021.

90 Vgl. Kooij, J. J. S., et al. 2019. »Updated European Consensus Statement on Diagnosis and Treatment of Adult ADHD«. In: *European Psychiatry* 56, 14–34.

91 Vgl. Silver, K./Parsons, S. 2022. »Perspectives of Autistic Adults on the Strategies that Help or Hinder Successful Conversations«. In: *Autism in Adulthood* 4.

92 Vgl. Doherty, M., et al. 2022. »Barriers to Healthcare and Self-Reported Adverse Outcomes for Autistic Adults: A Cross-Sectional Study«. In: *BMJ Open* 12.

93 Vgl. Calleja, S., et al. 2020. »Healthcare Access for Autistic Adults: A Systematic Review«. In: *Review Journal of Autism and Developmental Disorders*.

94 Vgl. Silver, E. R., et al. 2023. »Beyond the Business Case: Universally Designing the Workplace for Neurodiversity and Inclusion«. In: *Industrial and Organizational Psychology* 16(1), 45–49.

95 Vgl. Weber, L., et al. 2024. »Physical Workplace Adjustments to Support Neurodivergent Workers: A Systematic Review«. In: *Applied Psychology: An International Review* 73(3), 1055–1107.

96 Vgl. Romualdez, A. M., et al. 2021. »Autistic Adults' Experiences of Diagnostic Disclosure in the Workplace: Decision-Making and Factors Associated with Outcomes«. In: *Autism & Developmental Language Impairments* 6.

97 Vgl. Neece, C. L., et al. 2019. »Experience of Stress in Parents of Children with ADHD: A Qualitative Study«. In: *PLOS ONE* 14(11).

98 Vgl. Cortese, S., et al. 2025. »Parenting Stress in Autistic and ADHD Children: Implications of Social Support and Child Characteristics«. In: *Current Psychology*.

99 Vgl. Groenman, A. P., et al. 2024. »Navigating Adolescence: Pubertal Development in Autism Spectrum Conditions and Its Relation to Mental Health«. In: *Archives of Women's Mental Health* 27(6), 913–921.

100 Vgl. Wilmot, A., et al. 2025. »Neurodevelopmental and Psychosocial Outcomes in Adolescence of Children with Early Diagnoses of ADHD, Autism, Dyscalculia and Dyslexia«. In: *Research on Child and Adolescent Psychopathology*.

101 Vgl. Mikolajczak, M., et al. 2023. »Parental Burnout in the Context of Special Needs, Adoption, and Single Parenthood«. In: *International Journal of Environmental Research and Public Health* 20(14).

102 Vgl. Mpho-Entle, P. L. 2016. »Siblings' Perceptions of Their ADHD-Diagnosed Sibling's Impact on the Family System«. In: *Journal of Child & Adolescent Mental Health* 28(2), 99–110.

103 Vgl. Petalas, M. A., et al. 2019. »A Thematic Synthesis of Siblings' Lived Experiences of Autism: Distress, Responsibilities, Compassion and Connection«. In: *Research in Developmental Disabilities* 34(12), 103715.

104 Vgl. Lemoigne, S. et al. 2025: »Functioning of Neurotypical Siblings of Individuals with Autism Spectrum Disorder: A Systematic Review«. In: *Psychiatry International* 6, Nr. 2, Art. 52

ZUSÄTZLICH VERWENDETE QUELLEN

Alaghband-Rad, J., et al. 2023. »Camouflage and Masking Behavior in Adult Autism«. In: *Frontiers in Psychiatry* 14.

Ali, D., et al. 2025. »Burnout As Experienced by Autistic People: A Systematic Review«. In: *Clinical Psychological Review* 122.

Andersen, S.: *Sensorik bei Autismus und ADHS.* 4.12.2024. autismusinfo.com, www.autismusinfo.com/sensorik-bei-autismus-und-adhs, zuletzt abgerufen am 29.5.2026.

Arnold, S. R. C., et al. 2023. »Confirming the Nature Of Autistic Burnout«. In: *Autism* 27(7), 1906–1918.

Baumeister, S., et al.: »Processing Of Social and Monetary Rewards in Autism Spectrum Disorders«. In: *The British Journal of Psychiatry* 222(3).

Benfield, J., et al. 2025. »Self-Directed Speech and Attention Deficit Hyperactive Disorder-Like Behaviours«. In: *British Journal of Psychology* 117(1), 301–313.

Cage, E., et al. 2018. »Experiences of Autism Acceptance and Mental Health in Autistic Adults«. In: *Journal of Autism and Developmental Disorders* 48, 473–484.

Capuozzo, A., et al. 2024. »A Systematic Review on Social Cognition in ADHD: The Role of Language, *Theory of Mind, and Executive Functions*«. In: *Brain Sciences* 14(11), 1117.

Champ, R. E., et al. 2023. »Seeking Connection, Autonomy, and Emotional Feedback: A Self-Determination Theory of Self-Regulation in Attention-Deficit Hyperactivity Disorder«. In: *Psychological Review* 130(3), 569–603.

Cortese, S., et al. 2025. »Sensory Processing in Individuals with Attention-Deficit/Hyperactivity Disorder Compared with Control Populations: A Systematic Review and Meta-Analysis«. In: *Journal of the American Academy of Child & Adolescent Psychiatry* 64(10), 1132–1147.

Crompton, C. J., et al. 2020. »Neurotype-Matching, but Not Being Autistic, Influences Self and Observer Ratings of Interpersonal Rapport«. In: *Frontiers in Psychology* 11.

Douglas, P. / Sedgewick, F. 2023. »Experiences of Interpersonal Victimization and Abuse Among Autistic People«. In: *Autism* 27(3), 595–607.

Feldman, J. I., et al. 2023. »A Meta-Analysis of Language and Communication in Autism and ADHD«. In: *Psychological Bulletin* 149(9), 226–263.

Fimiani, R., et al. 2024. »Guilt over Success, Impostor Phenomenon, and Self-Sabotaging Behaviors«. In: *Current Psychology* 43, 19081–19090.

Finch, T., et al. 2022. »A Qualitative Study of the Lived Experiences of Autistic Adults Diagnosed in Adulthood in the United Kingdom«. In: *Autism* 26, 135–146.

Fusar-Poli, L., et al. 2022. »Missed Diagnoses and Misdiagnoses of Adults with Autism Spectrum Disorder«. In: *European Archives of Psychiatry and Clinical Neuroscience* 272(2), 187–198.

Groenman, A. P., et al. 2024. »Navigating Adolescence: Pubertal Development in Autism Spectrum Conditions and Its Relation to Mental Health«. In: *Archives of Women's Mental Health* 27(6).

Huo, Y., et al. 2021. »The Role of Estrogen Receptors and Their Signaling Across Psychiatric Disorders«. In: *International Journal of Molecular Sciences* 22(1).

Jones, D. R., et al. 2024. »Non-Autistic Observers Both Detect and Demonstrate the Double Empathy Problem when Evaluating Interactions Between Autistic and Non-Autistic Adults«. In: *Autism* 28(3), 615–626.

Khudiakova, V., et al. 2024. »A Systematic Review and Meta-Analysis of Mental Health Outcomes Associated with Camouflaging in Autistic People«. In: *Research in Autism Spectrum Disorders* 118.

Kildahl, A. N., et al. 2021. »Pathological Demand Avoidance in Children and Adolescents: A Systematic Review«. In: *Autism* 25(8), 2162–2176.

Lerner, M. D., et al. 2023. »Social Knowledge and Performance in Autism: A Critical Review and Recommendations«. In: *Clinical Child and Family Psychology Review* 26(3), 665–689.

Lewis, L. F. 2023. »The Lived Experience of Meltdowns for Autistic Adults«. In: *Autism* 27(6), 1817–1825.

Linden, S. C., et al. 2024. »Perceived Misdiagnosis of Psychiatric Conditions in Autistic Adults«. In: *Autism* 28(5).

Loureiro, F., et al. 2024. »Interoception in Autism: A Narrative Review of Behavioral and Neurobiological Data«. In: *Psychology Research and Behavior Management* 17, 1841–1853.

Mahony, C. / O'Ryan, C. 2022. »A Molecular Framework for Autistic Experiences: Mitochondrial Allostatic Load as a Mediator Between Autism and Psychopathology«. In: *Frontiers in Psychiatry* 13.

Mantzalas, J., et al. 2022. »What Is Autistic Burnout? A Thematic Analysis of Posts on Two Online Platforms«. In: *Autism in Adulthood* 4(1), 52–65.

Mason, D., et al. 2019. »A Systematic Review of What Barriers and Facilitators Prevent and Enable Physical Healthcare Services Access for Autistic Adults«. In: *Journal of Autism and Developmental Disorders* 49, 3387–3400.

McKinney, C., et al. 2024. »Camouflaging Strategies in Neurodivergent and Neurotypical Adolescent Girls Aged 11–14«. In: *JCPP Advances* 4(4).

Millin, R., et al. 2022. »Habituation Differences in Autism: A Systematic Review and Meta-Analysis«. In: *Neuroscience & Biobehavioral Reviews*.

Mueller, L.: *Autismus: Wahrnehmung und Wahrnehmungsverarbeitung*. 13.4.2023, autismus-kultur.de, www.autismus-kultur.de/wahrnehmung-autistischer-menschen, zuletzt abgerufen am 29.5.2026.

National Institute for Health and Care Excellence (NICE): *Autism Spectrum Disorder in Adults: Diagnosis and Management.* 2021.

Nayyar, A., et al. 2025. »Exploring Lived Experiences of Receiving a Diagnosis of Autism in Adulthood. A Systematic Review. In: *Autism Adulthood* 7(1), 1–12.

Neff, M. A.: *Autism, ADHD, and Interoception,* neurodivergentinsights.com, 15.3.2023, www.neurodivergentinsights.com/autism-adhd-interoception-profiles, zuletzt abgerufen am 29.5.2026.

Osianlis, E., et al. 2023. »ADHD and Sex Hormones in Females: A Systematic Review«. In: *Journal of Attention Disorders* 29(9), 706–723.

Pákozdy, C., et al. 2025. »Feeling Like a Fraud: Exploring How the Impostor Phenomenon Manifests in Neurotypical and Neurodivergent First-Year Undergraduate Students in the UK Using the Impostor Phenomenon Assessment«. In: *Journal of Neurodiversity in Higher Education.*

Pruner, M., et al. 2025. »Social Cognition in Autism and ADHD«. In: *Neuroscience & Biobehavioral Reviews* 170.

Raymaker, D. M., et al. 2020. »›Having All of Your Internal Resources Exhausted Beyond Measure and Being Left with No Clean-Up Crew‹: Defining Autistic Burnout«. In: *Autism in Adulthood* 2(2), 132–143.

Shoval G.-S. / Maeir, A. 2023. »Cognitive Functional Remote Group Intervention for Adults with Attention Deficit Hyperactivity Disorder: A Feasibility Study«. In: *British Journal of Occupational Therapy* 86.

Stemper, D.: AUDHS: Autismus und ADHS – Eine komplexe Kombination, 25.11.2025, www.praxis-psychologie-berlin.de/wikiblog/articles/audhs-autismus-und-adhs-eine-komplexe-kombination, zuletzt abgerufen am 29.5.2026.

Tabone, J. K., et al. 2026. »Attention-Deficit/Hyperactivity Disorder, Imposter Phenomenon, and Identity Distress: The Mediating Indirect Effects of Self-Esteem, Social Camouflaging, and Social Media Connections«. In: *Brain Sciences.*

van Asselt, A., et al. 2025. »›Feeling Constantly Kicked Down‹: A Qualitative Phenomenological Study Exploring Rejection Sensitivity in Autistic Adults«. In: *Autism* 29(11), 2703–2714.

van der Putten, W. J., et al. 2024. »Is Camouflaging Unique for Autism? A Comparison of Camouflaging Between Adults with Autism and ADHD«. In: *Autism Research* 17(4), 812–823.

Williams, Z. J., et al. 2023. »Characterizing Interoceptive Differences in Autism: A Systematic Review and Meta-analysis of Case-Control Studies«. In: *Journal of Autism and Developmental Disorders* 53, 947–962.

Williams, Z. J., et al. 2021. »Investigating the Structure of Trait Rumination in Autistic Adults: A Network Analysis«. In: *Autism* 25(7), 2048–2063.

Zhuang, S., et al. 2023. »Psychosocial Factors Associated with Camouflaging in Autistic People and Its Relationship with Mental Health and Well-being: A Mixed Methods Systematic Review«. In: *Clinical Psychology Review* 105.

DER AUTOR

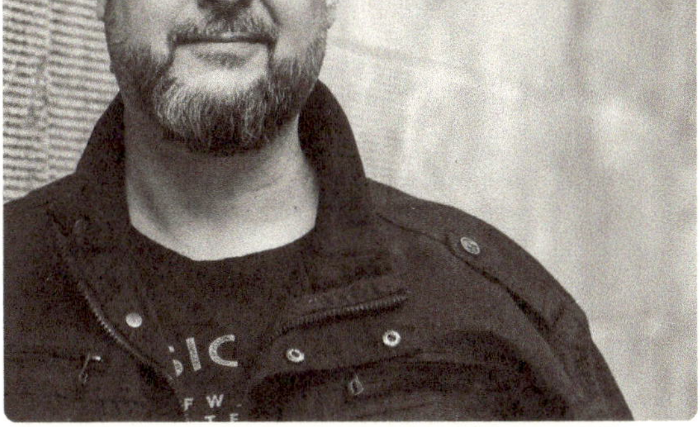

© Farideh Diehl

Florian Malicke ist Autist und hat ADHS. Seit 30 Jahren arbeitet er als Coach, Berater und Referent mit neurodivergenten Personen und für sie. In Workshops, Keynotes und Vorträgen zeigt er, wie Inklusion gelingen kann, und begleitet Unternehmen dabei, Strukturen neurodiversitätssensibel zu gestalten.

Er ist auch in den sozialen Medien aktiv, vor allem bei LinkedIn und Instagram, und teilt dort Einblicke in das Leben mit AuDHS. Seine Arbeit verbindet eigene Erfahrungen mit fachlichem Wissen und richtet sich an Menschen, die Orientierung suchen – sei es im Alltag, im Beruf oder im persönlichen Miteinander.

Neben seiner Arbeit gilt seine Leidenschaft der Musik und dem Film, besonders Schallplatten und Synthesizern sowie alten Horrorstreifen. Florian Malicke lebt in Baden-Württemberg.

www.autismus-coaching-rheinmain.de